CLINIQUE

OPHTHALMOLOGIQUE

Paris.— Imprimerie de E. MARTINET, rue Mignon, 2.

CLINIQUE
OPHTHALMOLOGIQUE

PAR

A. DE GRAEFE

Professeur à la Faculté de médecine de l'université de Berlin
Membre honoraire des Facultés de médecine de Vienne et de Saint-Pétersbourg
Président de la Société de médecine de Berlin

ÉDITION FRANÇAISE

PUBLIÉE AVEC LE CONCOURS DE L'AUTEUR

PAR

ÉDOUARD MEYER

Docteur en médecine des Facultés de Berlin et de Paris
Professeur d'Ophthalmologie à l'École pratique de la Faculté de médecine de Paris
Chevalier de la Légion d'honneur

Avec figures intercalées dans le texte.

PARIS

J. B. BAILLIÈRE ET FILS

LIBRAIRES DE L'ACADÉMIE IMPÉRIALE DE MÉDECINE
Rue Hautefeuille, 19.

Londres,	Madrid,	New-York,
Hippolyte Baillière.	C. Bailly-Baillière.	Baillière Brothers.

LEIPZIG, E. JUNG-TREUTTEL, QUERSTRASSE, 10.

1866

PRÉFACE

Les études ophthalmologiques ont pris dans ces derniers temps en France un développement considérable. L'attrait qu'offrent ces études s'explique principalement par l'exactitude souvent mathématique avec laquelle nous y voyons, d'une part établi le diagnostic, d'autre part appliqués les moyens curatifs. Je n'ai qu'à rappeler à cette occasion les affections de la réfraction et de l'accommodation, pour justifier, s'il était besoin, ce que je viens de dire. Grâce aux moyens d'exploration qui nous permettent d'examiner l'organe visuel jusque dans ses parties les plus profondes; grâce aux perfectionnements que les études modernes ont apportés à l'examen des fonctions, il a été possible de restreindre de plus en plus le nombre de ces affections oculaires qui jusqu'ici recouvertes d'un voile impénétrable, semblaient porter un défi à la sagacité des praticiens.

Il a fallu, pour arriver à ce but, que quelques hommes, embrassant d'ailleurs de leur vaste intelligence l'ensemble des sciences médicales, eussent concentré avec une abnégation admirable leurs études sur cette partie des sciences médicales. Ce terrain, qui semblait d'abord si restreint, est devenu petit à petit un vaste champ, aussi fertile pour la connaissance des maladies oculaires que pour la pathologie générale, qui y a trouvé de précieuses ressources.

Dans les derniers temps, les études ophthalmologiques ont été surtout cultivées à l'étranger, et c'est à l'introduction en France des notions nées à l'étranger que ces études doivent chez nous leur force et leur progrès. C'est ce que peuvent déclarer de bonne foi tous ceux qui ont su s'approprier les études modernes qui constituent l'ophthalmologie scientifique.

Parmi ces travaux, nous trouvons en première ligne ceux de M. de Graefe, le chef de l'École de Berlin. Ses études se sont tournées alternativement sur chaque partie de l'organe dont les différentes fonctions concourent à la vision. Chacune de ses études est devenue le point de départ d'autant de travaux classiques destinés souvent à répandre un jour nouveau sur des états pathologiques tantôt peu connus avant lui dans leurs causes et dans leur essence, tantôt réputés jusqu'alors incurables. Si nous avions à tâche de rappeler ici tous les travaux de M. de Graefe, nous aurions à énumérer toutes les parties de l'œil et leurs maladies. Il suffira de citer ici : 1° les ophthalmies externes, où il a tracé de main de maître la pathologie et la thérapeutique d'une maladie terrible, la diphthérite des paupières ; 2° les anomalies du système musculaire, où nous lui devons la connaissance exacte des paralysies, l'étude du strabisme, qui restera à jamais comme un travail classique sur le sujet ; 3° les maladies profondes de l'œil, où je n'ai qu'à rappeler ses études sur le glaucome, qui à elles seules pourraient suffire à éterniser son nom. Si de là nous tournons nos regards vers le domaine si longtemps inconnu et obscur des amauroses et des asthénopies, nous reconnaissons encore sa main qui, profitant de toutes les notions de la physiologie, de la médecine et de la chirurgie, a su les appliquer avec tant de profit à l'étude des maladies que l'on réunit sous ces noms. Les publications modernes en matière d'ophthalmologie doivent en grande partie leur éclat à la reproduction des études que nous venons d'énumérer, et en les parcourant on se rappelle involontairement les paroles du poëte allemand :

Wenn die Koenige bauen, haben die Kaerrner zu thun.

Tant que le public médical français ne sera pas familiarisé complétement avec la langue dans laquelle ces travaux ont été publiés, il lui sera impossible de les apprécier comme ils le méritent. Il sera également difficile de rendre justice à leurs auteurs, souvent passés sous silence involontairement, nous voulons bien le croire, dans des écrits dont la plus grande valeur réside dans la reproduction plus ou moins exacte d'études étrangères.

La plupart des travaux de M. de Graefe ne sont connus en France que par leurs résultats pratiques. Les analyses données dans les journaux, la reproduction des

opinions du professeur de Berlin dans tous les traités
d'ophthalmologie, ne rendent souvent qu'imparfaitement
la marche de ses études dont nous admirons tous la profondeur, la science et les brillants résultats.

Il nous paraît presque inutile d'en dire davantage pour
expliquer la publication française des travaux les plus
importants de M. de Graefe.

L'utilité de cette publication nous paraissait tellement
évidente, que nous n'avons pas hésité à accepter la
grande responsabilité de rendre dans une autre langue
des écrits aussi distingués par leurs idées que parfaits
dans leur forme. Une publication de ce genre répond
d'ailleurs entièrement à notre désir de contribuer pour
notre part à la divulgation des connaissances qui ont
fait de l'ophthalmologie moderne une science digne de
ce nom, et si nous réussissons dans cette tâche, nous
serons amplement récompensé de notre peine.

Nous nous proposons donc de faire de la *Clinique
ophthalmologique* un recueil des mémoires de M. de
Graefe sur le strabisme, le glaucome, la diphthérite,
l'amaurose, les entozoaires du globe oculaire, etc.

Il nous tient à cœur de remercier ici M. de Graefe de
la faveur qu'il nous fait en voulant bien concourir à cette
publication, en apportant lui-même, aux articles qui ont
paru déjà il y a quelques années, les modifications devenues nécessaires par le progrès continuel de ces études.

Nous donnons comme première partie le *traitement
de la cataracte par l'extraction linéaire modifiée*, travail
qui a paru, vers la fin de 1865, dans l'*Archiv für*

Ophthalmologie, et auquel M. de Graefe a ajouté pour l'édition française une introduction et un appendice contenant le résultat de ses observations cliniques depuis l'apparition de la publication allemande.

Nous espérons que la *Clinique ophthalmologique* trouvera un accueil sympathique parmi nos confrères, et contribuera pour sa faible part au triomphe définitif de la grande cause du libre échange scientifique.

ÉDOUARD MEYER.

Paris, avril 1866.

CLINIQUE

OPHTHALMOLOGIQUE

DU TRAITEMENT DE LA CATARACTE

PAR L'EXTRACTION LINÉAIRE MODIFIÉE

INTRODUCTION

Depuis que Daviel a érigé en méthode vivante l'extraction, opération avant lui mal esquissée et à laquelle on ne connaissait que des applications isolées, le problème de l'opération des cataractes est entré dans une phase de développement plus élevée. Mais la nouvelle voie ne devait être frayée qu'à travers de graves difficultés : la délicatesse de l'organe, en regard de l'étendue indispensable de la plaie ; les dimensions restreintes du terrain convenable au passage de la cataracte, en regard du volume de la cataracte elle-même, ont apporté des obstacles contre lesquels l'étude a dû employer toutes les armes d'une analyse approfondie et d'une observation minutieuse. Enfin, les vrais connaisseurs finirent par avoir la conviction que l'extraction, profitant des innovations successivement introduites, fournissait, pour la généralité des cas de cataractes séniles, des résultats décidément supérieurs à ceux de l'abaissement. Ce ne fut qu'une

minorité d'esprits inertes et de chirurgiens timides qui
persévéra à s'opposer à ce principe, en se fondant, soit
sur des raisonnements à priori, soit sur des résultats
statistiques, déduits de chiffres illusoires. La première de
ces raisons, nous la passons sous silence, puisque aujourd'hui, à juste titre, on ne concède qu'aux faits le
droit de prouver ce qui tombe dans le domaine de l'expérience; quant à la seconde, nous nous permettons de
rappeler ce qui suit :

On a coutume de noter les résultats des opérations
quelques semaines ou au plus tard quelques mois après
leur exécution. Or, s'il est vrai que pour tous les procédés, les effets numériques ainsi posés diffèrent des
effets définitifs, il est aussi vrai que cette différence
varie beaucoup suivant les divers procédés.

Après l'extraction à lambeau, la guérison une fois
accomplie, nous observons en général rarement des accidents graves. Il est très-exceptionnel de constater des
ramollissements de la substance cicatricielle, si du moins
une réunion immédiate des bords de la plaie s'est accomplie et maintenue pendant les premières semaines. Même
quand la guérison s'opère moins favorablement par suite
d'un enclavement ou d'une procidence de l'iris, nous
sommes assez certains d'éviter de tels accidents, dès que
la substance de nouvelle formation intercalée entre les
bords de la plaie est entrée dans la phase de rétraction
cicatricielle. Quant aux inflammations sécrétoires des
membranes internes, que nous embrassons sous le nom
d'affections glaucomateuses, en tant qu'elles exagèrent la
pression intra-oculaire et retentissent sur le nerf optique,
nous constatons que les yeux opérés d'extraction y sont

peu enclins, à moins que, par exemple, un fort tiraille-
ment de l'iris, après procidence, ne devienne la source
d'irritation et d'hypersécrétion de liquides. L'iritis et la
prolifération plus abondante des cellules capsulaires (iridophakite), qui est en effet un des accidents les plus
redoutés immédiatement après l'opération, ne s'observent
de même que fort rarement après que les premières trois
ou quatre semaines sont une fois heureusement passées.

Il ne reste qu'une seule conséquence d'importance
majeure, que l'on observe dans une proportion plus
étendue d'opérés, et qui produit une diminution de
l'acuité de vision gagnée par l'opération : c'est la clôture
ultérieure des brèches capsulaires. Cet accident, qui en
général porte le nom de formation de cataracte secondaire, et qui se développe d'une manière très-insen-
sible, n'est pas dû, comme on l'a cru d'abord, à un
nouveau contact des bords de la plaie capsulaire, mais à
la formation d'une substance hyaline entre ces bords. Il
faut d'ailleurs bien distinguer ce développement insensible des cataractes secondaires, de celui qui suit immédiatement les processus inflammatoires des membranes
internes. Dans ce dernier cas, il se produit des couches
d'un tissu cellulaire bien organisé, tapissant la capsule ;
couches dont la dilacération ou l'extraction ultérieure
présente des obstacles ou même des dangers. Dans le cas
précité au contraire, les pellicules qui ferment les trous
capsulaires sont des plus transparentes et des plus
ténues, de manière que l'acuité de la vision n'en souffre
que modérément et que la discision en est toujours des
plus faciles.

En résumé, nous pouvons établir en principe que les

résultats de l'extraction, notés en chiffres deux mois après l'opération, ne diffèrent pas d'une manière très-sensible des résultats définitifs, notés après une année ou plus tard. Le déclin de l'acuité de la vision, produit dans une première série de cas par la formation insensible de cataractes secondaires, peut être facilement neutralisé, et se trouve même à moitié contre-balancé par des améliorations lentes, observées dans une autre série, dans laquelle la surface intérieure de la capsule, encore primitivement ternie de débris corticaux et de proliférations cellulaires, s'en délivre progressivement.

Pour l'abaissement, nous arrivons à une tout autre conclusion. Il est incontestable que des chiffres de guérison notés deux mois après l'opération doivent subir des corrections très-prononcées. Je veux donner par ma propre expérience une preuve de l'étendue de ces corrections. Parmi les cataractés qui réclament mes soins, il y en a plus de 20 pour 100 qui avaient été opérés du premier œil avec insuccès, et pour la majeure partie par abaissement, méthode dont la pratique est encore assez en vigueur dans nos provinces et malheureusement même dans quelques institutions cliniques. En conséquence, j'étais à même d'interroger sur l'histoire de leur infortune plusieurs centaines d'individus qui avaient essuyé les revers de l'aiguille, et de rassembler des dates sur l'époque où la vision s'était éteinte. Des données bien enregistrées m'ont prouvé que plus de la moitié de ces malheureux avaient quitté leur chirurgien un ou deux mois après l'opération, avec une vue assez nette, et n'avaient éprouvé les accidents désastreux qu'après s'être livrés de nouveau à leurs occupations. Il y en avait même une partie assez considérable (plus de 10 pour 100) dont la vue n'avait commencé à se perdre qu'après plus de six mois à dater de l'opération. Si je combine ces résultats avec les données statistiques, rassemblées peu de temps après l'opération, qui ont causé les erreurs susmentionnées, et si pour cette combinaison je profite de tous les matériaux fournis par les auteurs exacts et véridiques, j'arrive à la conviction que l'abaissement ne procure une vision durable qu'à environ 60 pour 100 des opérés. En comparant ce chiffre aux effets de l'extraction à lambeau (voyez ce mémoire même, page 20), qui, y compris les opérations consécutives, donnent environ 90 pour 100 de succès durables, on ne peut guère douter qu'en général l'extraction mérite la préférence.

Et qui s'étonnerait de ce résultat que nous donne l'expérience, en pensant à l'effet qu'exerce la lentille sortie de sa capsule sur les parties internes de l'œil! Si nous faisons abstraction de toutes les contrariétés causées par la réascension d'une telle lentille, nous pouvons constater surtout trois séries de phénomènes morbides qui tendent à compromettre le succès obtenu. Ce sont, en premier lieu, les inflammations plastiques et suppuratives des membranes internes; ce sont, en second lieu, des infiltrations du tissu même du corps vitré, dans lequel la cataracte a été enfoncée; ce sont enfin les inflammations sécrétoires avec un caractère glaucomateux.

Les symptômes de la première espèce sont assez connus des médecins. Ce sont eux surtout qui font échouer la guérison dans l'époque qui suit immédiatement l'opération, et si dans d'autres cas ils ne se développent que plus tard, la raison, selon mon avis, en doit être cherchée dans la circonstance que la cataracte abaissée, dont le noyau résiste à la résorption pendant un temps indéterminé, éprouve des oscillations ou de petits changements de lieu. Ces déplacements, lorsqu'ils dépassent une certaine limite, font cesser l'accommodation apparente des parties internes au corps qui cause l'irritation.

Quant à la vitalité plus grande du tissu vitré, ce sont les recherches récentes qui l'ont mieux mise en lumière. Il est hors de doute que les éléments celluleux dont l'intérieur de cette remarquable substance est parsemé, peuvent devenir des foyers de prolifération tout à fait indépendamment des membranes internes. Or, les produits qui résultent de telles proliférations constituent en eux-mêmes des désordres optiques ; ils peuvent en outre conduire par un travail de diffusion à une destruction plus générale de la substance vitrée, et étendre leur influence sur les membranes internes. De la même manière que nous observons des couches de prolifération ainsi formées se développer autour de cysticerques et de corps étrangers, nous en observons la formation à un degré très-variable, il est vrai, autour de la cataracte disloquée. Les poches incapsulantes que déjà d'anciens observateurs avaient signalées autour des cristallins abaissés, prouvent que de telles proliférations, quoique bien prononcées, peuvent rester circonscrites. D'un autre côté, les observations cliniques démontrent d'une manière incontestable que des processus venant de la même source prennent quelquefois un développement funeste, soit peu après l'opération, soit plus tard.

Enfin, nos études sur l'essence des affections glaucomateuses ont mis en lumière une série d'états destructifs pour la vue, lesquels se manifestent à une période assez tardive après l'abaissement. Ces états, sans se traduire par des altérations anatomiques très-remarquables de quelques tissus, sont constitués par une hypersécrétion de liquides intra-oculaires, résultat de l'effet irritant de la cataracte. Un excès de pression intra-oculaire en est la conséquence, et une excavation du nerf optique, avec atrophie, compromet lentement la vision recouvrée.

Une multitude de circonstances accessoires rendent doublement funestes ces revers de l'abaissement. Avant tout, il faut avouer que nous sommes tout à fait dépourvus de moyens pour en calculer ou en soupçonner d'avance l'apparition dans les cas individuels. Tandis qu'un abaissement fait dans les plus mauvaises conditions générales et locales aboutit souvent à un succès très-satisfaisant et durable, nous ne pouvons pas prétendre que la chance de rester libre des conséquences funestes énumérées plus haut s'accroisse d'une façon rassurante pour des conditions modèles. Est-ce que l'œil à opérer jouira à la longue de l'indifférence souhaitable vis-à-vis du corps irritant que nous lui imposons, ou réagira-t-il de manière à entraver notre but? Voilà une question à laquelle nous pouvons aussi peu répondre qu'en général nous pouvons peu prévoir la réaction des parties organiques contre quelque corps étranger. Et s'il est vrai que pour y répondre nous soyons tout aussi embarrassés que pour prophétiser le bon et le mauvais temps, il n'est, en fin de compte, ni encourageant pour notre esprit de travailler sur des données aussi inconnues, ni satisfaisant pour notre art de soumettre à un pareil jeu de hasard chaque malade qui nous confie son bonheur.

Et comme il est impossible de pronostiquer même approximativement ces dangers, il n'est pas moins incertain de les combattre après leur apparition. Les inflammations violentes des membranes internes, lesquelles parfois sont une conséquence immédiate de la présence de la cataracte disloquée, cèdent en partie à une antiphlogose énergique; mais abstraction faite des dangers que ce procédé amène chez des individus avancés en âge et n'abondant pas ordinairement en forces, nous échouons dans beaucoup d'autres cas, et presque régulièrement lorsque les accidents se développent plus tard et d'une manière plus insensible. Somme toute, on voit les malades, une fois saisis des accidents, sortir pour la plupart, des mains de leurs chirurgiens, exténués et rapprochés visiblement de la tombe, sans que l'organe pour lequel ils ont fait de si grands sacrifices leur ait été rendu.

Même les inflammations sécrétoires de caractère glaucomateux ne sont pas maîtrisées dans ces circonstances par l'iridectomie. On a toutefois raison de la pratiquer, si l'œil devient dur, si la papille s'excave et si le champ visuel se rétrécit; mais cette opération fournit ici un remède bien douteux, puisqu'elle ne tarit pas directement la source de l'hypersécrétion. Une influence indirecte peut s'exercer analoguement aux cas de cicatrices extatiques de la cornée, quand le cristallin prolabé ou disloqué cause une hypersécrétion de liquides. Mais il reste entre les deux cas l'énorme différence que dans le dernier nous pouvons, l'iridectomie échouant, éteindre la cause par l'extraction du cristallin.

Les maladies consécutives à l'abaissement acquièrent assez souvent un caractère des plus pénibles par leur

durée indéterminée, par les douleurs qui les accompagnent, et qui, en privant les malades de sommeil, finissent par miner la santé générale. Pour arracher les
malades à ces souffrances, je me suis vu quelquefois
dans la triste nécessité de leur pratiquer l'ablation de
l'œil opéré.

Nous aurions tort de ne pas mentionner ici l'influence
qu'exerce parfois sur le second œil l'irritation causée
par la cataracte abaissée. Les formes d'iridocyclite pro-
longées, avec grande sensibilité de la région ciliaire au
toucher, soit avec excès de tension ou atrophie commençante de l'œil, qu'on voit si souvent survenir, sont un sol
fertile pour l'affection sympathique. J'avoue qu'un œil
opéré d'extraction peut aussi devenir la source d'une
affection sympathique; il ne s'agit pas alors d'une fonte
purulente de l'œil opéré, forme qui ne retentit jamais
sur le second œil, il s'agit au contraire d'une irido-
cyclite chronique allumée par une suppuration partielle
de la plaie. Une telle issue est cependant fort rare après
l'extraction, tandis qu'elle arrive après l'abaissement dans
des proportions assez considérables pour imposer le principe de ne pas opérer avec l'aiguille un œil aussi longtemps que l'autre jouit encore d'une vue de quelque
importance. La différence, sous ce rapport, entre les
deux opérations, prouvée par l'expérience, doit d'ailleurs
se faire comprendre à quiconque connaît les particularités des états consécutifs. Après l'extraction, les processus morbides en général atteignent bientôt leur terme,
et si, contre cette règle, ils se prolongent, c'est que par
exception les produits morbides, comme exsudations
rétractiles, dépôts calcaires, etc., sont devenus des causes

d'irritation persistante. Après l'abaissement, au contraire, une pareille cause d'irritation persistante existe normalement : c'est la présence du cristallin disloqué.

Enfin, je dois apprécier ici un fait qui avait déjà frappé les anciens observateurs, surtout Beer, à savoir, que les opérations supplémentaires, quelque peu *vulnérantes* qu'elles soient, ne sont pas sans danger sur des yeux opérés par abaissement. Si, par exemple, nous pratiquons par kératonyxis, et avec les plus grandes précautions, la discision d'une mince cataracte capsulaire, nous risquons de causer des inflammations internes peut-être destructives. L'explication en est bien facile. Ce n'est pas la discision comme telle qui amène les accidents, mais ce sont encore de petits soulèvements ou déplacements quelconques de la cataracte abaissée, qui peuvent suivre même une perte très-incomplète de l'humeur aqueuse, et qui abolissent l'état d'indifférence que l'œil paraissait avoir acquis. En présence de tels faits, je ne puis qu'appuyer le conseil que pour les yeux opérés d'abaissement, qui ont gagné même une vision assez incomplète, on doit hésiter à entreprendre des opérations complémentaires. Au contraire, je ne crains pas ces actes bien dirigés sur des yeux opérés d'extraction, même quand il s'agit de suppléer à une vision déjà assez satisfaisante. Seulement, à cette occasion, je recommande aux chirurgiens de ne pas pratiquer la discision de la capsule après un intervalle trop court, mais au plus tôt après quatre mois, puisque sans cela l'activité des cellules intra-capsulaires n'étant pas encore éteinte, on risque de voir les brèches nouvellement ouvertes se fermer comme après la première opération.

L'ensemble de toutes ces considérations doit renforcer nos convictions relativement à la supériorité générale de l'extraction sur l'abaissement, convictions que nous avions puisées dans la comparaison numérique des succès obtenus.

Abordons maintenant une autre question qui, jusqu'à présent, n'a pas été si nettement tranchée que la précédente, et pour laquelle le mémoire qui suit nous fournit des matériaux.

Il pourrait très-bien arriver que dans une application générale, l'une des méthodes remporte des lauriers, tandis que dans des circonstances spéciales, les avantages seraient du côté opposé. En effet, un jugement de ce genre a été porté par la plupart des chirurgiens expérimentés par rapport aux méthodes en question. Je ne veux pas m'occuper ici des nombreuses contre-indications de l'extraction à lambeau qui ont été établies à tort ou à raison; mais je dois avouer que dans certaines conditions de la santé générale, de l'état des yeux, et que dans certaines circonstances extérieures, les bonnes chances de l'extraction à lambeau s'amoindrissent tellement, que les chiffres de probabilité tirés des résultats généraux ne peuvent plus nous donner un point d'appui, tandis que les mêmes circonstances affectent beaucoup moins le pronostic général de l'abaissement. En conséquence, quelque grand adversaire de l'abaissement que j'eusse été, je n'ai pu, jusque dans ces dernières années, lui disputer le rang d'un procédé d'exception. Lorsque je commençai à mettre en pratique l'extraction linéaire modifiée; je conçus bien l'idée que cette méthode pourrait enlever à l'abaissement le terrain restreint que les contre-indications de l'extraction à lambeau lui laissaient encore, mais je n'ai pas osé me prononcer dans ce sens, parce que l'extraction linéaire modifiée, dans sa forme originaire, ne me paraissait jouir de ses avantages que dans les cataractes avec noyau douées d'une substance corticale volumineuse et molle.

Aujourd'hui, je pense pouvoir établir, et voilà à quoi tend le mémoire suivant, une forme de l'extraction linéaire modifiée qui est également bien applicable à toutes les consistances et phases de la cataracte, et qui ne partage pas les dangers de l'extraction à lambeau, même dans les circonstances les plus défavorables. Cette méthode s'élèvera-t-elle dans sa forme actuelle au rang d'une méthode dominante? sera-t-elle substituée à l'extraction par lambeau même dans les cas les plus favorables à cette dernière? Voilà une question que j'ai refusé de trancher dans les pages qui suivent. Au moment où j'écris ces lignes, mes expériences se sont en effet tellement multipliées et consolidées en faveur du nouveau procédé, que j'hésiterai moins à y répondre d'une manière affirmative. Cependant, dans un objet qui touche de si près un point capital de la pratique, on ne pèche certainement pas en suspendant la décision en faveur des droits de l'avenir.

Une chose pourtant me paraît inébranlablement établie, c'est que la nouvelle méthode nous guide si bien dans les cas redoutés pour l'extraction à lambeau, que dorénavant il est du devoir du chirurgien de congédier l'aiguille d'abaissement, et de déclarer gagnée sur tous les points la victoire du procédé de l'extraction, contestée jusqu'à présent pour des conditions spéciales. Ce serait

certainement un acte téméraire de condamner un procédé par lequel, depuis le commencement de notre ère,
des myriades d'hommes ont recouvré la vue, et de le
rayer du nombre des opérations vivantes pour le refouler
dans le domaine de l'histoire, si le cercle d'activité de ce
procédé ne s'était successivement rétréci depuis un siècle,
et si le souffle de sa vie ne s'était pas déjà presque éteint,
du moins au point de vue de l'ophthalmologie scientifique. Le pont qui lui apportait encore le sang et la vie
était en vérité assez chétif pour être coupé par le couteau
bien mince que je me permets de recommander.

Berlin, 1er mars 1866.

I

Procédés antérieurs.

L'extraction linéaire modifiée, c'est-à-dire la combinaison de l'iridectomie avec l'extraction linéaire selon les règles de l'art, est devenue, depuis que j'en ai fait une méthode de l'opération de cataracte (1), l'objet d'études suivies. Beaucoup d'opinions contradictoires ont été émises. Pendant que j'y voyais seulement une application du procédé linéaire aux cataractes ayant un noyau et une substance corticale copieuse et molle, Waldau fit bientôt après (2) la proposition de l'élever à une méthode générale pour les cataractes des vieillards. Il en trouve la raison dans l'invention de ses curettes, s'étant assuré qu'à leur aide, il pourrait extraire les cataractes les plus dures même, des incisions restreintes employées à cette époque. Je m'empressai de reconnaître (3) le progrès remarquable résultant de l'usage de meilleurs instruments pour saisir la cataracte (4), sans

(1) Voyez *Archiv für Ophthalmologie*, 1859, vol. V, 1, p. 161.
(2) *Extraction de la cataracte par curette*, 1860.
(3) *Archiv für Ophthalmologie*, vol. VI, 2, p. 155.
(4) Dans ma méthode primitive, je ne m'étais pas servi, comme on l'a cru quelquefois après, de la curette de Daviel, mais d'un instrument qui se rapproche beaucoup des instruments actuels servant à saisir la cataracte. Cette erreur vient peut-être de ce que j'avais désigné cet

pouvoir cependant me décider à abandonner mes indications primitives.

Quand on force une cataracte dure à traverser une
incision faite par un couteau lancéolaire, incision qui,
d'après le procédé d'alors, ne pouvait guère porter sur
plus d'un quart de la périphérie de la cornée, il doit en
résulter nécessairement, ou une forte contusion, ou une
perte des masses lenticulaires. Ceci est évident, quand on
compare le diamètre des grands noyaux cristalliniens
(3''' 3/4 et plus) avec les dimensions de ces incisions (plaie
externe, 3''' 1/2 à peu près; plaie interne, à peine plus
de 3''', même après l'avoir suffisamment dilatée en retirant le couteau de la plaie). Une plus forte contusion
de la cornée, le long du canal de la plaie, est déjà un
grand défaut; la perte des parties nucléaires latérales
oblige, ou à abandonner ces parties déjà refoulées
pendant le passage de la cataracte par la plaie, ou à
employer d'autres manœuvres qui certainement ne sont
pas indifférentes pour l'opération en général. Déjà, à
cause de ces circonstances inévitables, et en faisant
abstraction complète d'instruments tracteurs, l'opération
du lambeau me parut mériter la préférence pour les
cataractes dures, conviction qui, après leurs expériences,
fut partagée par presque tous nos collègues allemands.
Seulement, dans les cas où les noyaux sont plus petits ou
compressibles dans leurs couches périphériques, cette

---

instrument comme une curette de Daviel agrandie, peu disposé que je
suis à donner aux instruments des noms nouveaux. J'en parlais ainsi dans
ma description (*loc. cit.*, p. 162) : « Une curette *plus large, moins creuse
et un peu plus amincie à son bout* que la curette ordinaire de Daviel, est
poussée, entre l'équateur cristallinien et le plus grand cercle du noyau
compacte, dans les masses corticales postérieures, jusqu'à ce que son bout
dépasse un peu le pôle postérieur du noyau. »

disproportion n'a pas lieu; et, pour ceux-ci, ma recommandation primitive a été justifiée par la plupart des opérateurs.

Ainsi était l'état des choses, lorsque l'attention générale fut attirée, il y a deux ans, par les études de nos confrères de l'hôpital Moorfield. Ils avaient exécuté d'abord l'extraction par les curettes de Waldau, et y avaient apporté petit à petit des modifications telles, que l'opération prenait à la fin une autre physionomie. La description de Critchett (1), généralement connue, fit d'autant plus de sensation, que ce confrère, si expérimenté dans l'extraction à lambeau, exprime, comme Waldau l'avait fait auparavant, sa conviction que ce procédé mérite généralement d'être préféré à l'autre.

Ce sont surtout deux choses qui distinguent le procédé anglais du procédé primitif :

1° Une incision plus grande; 2° un meilleur instrument pour saisir la cataracte.

La longueur de l'incision, que j'avais fixée à 1/4 de la périphérie de la cornée pour une corticale molle, s'étend à 1/3 dans le procédé de Critchett; ce qui fait à peu près disparaître la disproportion entre l'incision et la cataracte, même, pour les formes dures (accepté que la plaie externe arrive à 4''' 1/2, la plaie interne à 3''' 3/4). On obtient cette étendue par des couteaux lancéolaires un peu plus larges encore que les nôtres, et par une dilatation consécutive avec des ciseaux qui permettent d'agrandir surtout la plaie interne. Par cette manière d'étendre l'incision, le procédé « *scoop extraction* » surpasse, en effet,

(1) Rapports des séances de la Société ophthalmologique de Heidelberg, 1864, p. 55. — *Annales d'oculistique,* 1864, p. 115.

les limites d'une extraction linéaire. Quand on circonscrit un tiers de la périphérie de la cornée, l'arc de 120° dévie déjà fortement de sa corde (voyez plus bas: hauteur du lambeau). Il s'agit mathématiquement d'un lambeau qui se distingue du lambeau ordinaire par son ouverture plus petite (120°; dans l'autre, 150°-180°), et un rayon plus grand (3‴; dans l'autre, 2‴ 1/4 à peine). On ne saurait pourtant nier que, vu la hauteur modérée du lambeau, la plaie n'est pas béante, qu'elle s'ouvre seulement comme une fente, et conserve ainsi, en partie, les avantages d'une incision linéaire.

La curette de Critchett, n'ayant pas, comme celle de Waldau, un bord escarpé, a l'avantage sur celle-ci, d'exiger moins de place; elle trouve ainsi moins de résistance, et glisse plus facilement dans une masse corticale peu profonde. Son effet principal, en saisissant et sortant la cataracte, est d'attirer, tandis que le bord de la curette de Waldau presse d'arrière en avant sur le cristallin, et par celui-ci, indirectement, sur les parois postérieures de la cornée et de l'iris. Ces différences se font sentir presque exclusivement dans les cataractes dures, tandis qu'une masse corticale molle laisse l'espace libre pour la hauteur de la curette de Waldau, et donne la possibilité d'entourer doucement le noyau, sans enfoncer le bord, sans refouler quelques parties du cristallin. En dehors des deux différences principales pour l'incision et l'instrument tracteur, le procédé anglais offrait encore (à l'égard de notre opération primitive) d'autres détails nouveaux et remarquables. Je compte, parmi ceux-ci, l'emploi d'un élévateur des paupières à ressort, et la possibilité de faire l'incision juste en haut, tandis que nous avions opéré d'abord en dehors, et, plus tard, ordinairement, obliquement en haut et en dehors. J'appuie moins sur la différence qui existe dans le mode d'exciser l'iris, dont je n'ai pu reconnaître les avantages.

La valeur de l'extraction anglaise par curette, comme procédé général, ne pouvait naturellement être décidée à priori. On ne peut guère prévoir quelle doit être la juste mesure, dans la grandeur et dans la forme de l'incision, qui donnerait les avantages suffisants pour la sortie du cristallin, sans trop participer d'un autre côté aux dangers du lambeau. Plus l'incision s'ouvre, plus la facilité donnée au cristallin pour sortir est grande, plus aussi nous pouvons nous passer de tout instrument pour faciliter cette sortie ; mais le danger d'une mauvaise guérison (suppuration de la cornée) s'accroît dans les mêmes proportions. Moins l'incision s'ouvre, plus la sortie du cristallin est généralement pénible, plus l'usage d'instruments pour le saisir est nécessaire ; plus enfin la contusion et ses conséquences sont remarquables (principalement des affections iritiques et iridophakitiques). Passer heureusement entre Charybde et Scylla est le problème. Il appartenait aux études empiriques de décider si ce problème était résolu par l'extraction anglaise avec curette, de manière à rendre l'extraction à lambeau inutile.

Quand on veut juger consciencieusement une méthode opératoire, on doit suivre jusque dans les plus petits détails le manuel opératoire de l'auteur que l'on veut imiter ; aussi je n'ai pas négligé de voir par moi-même, pendant l'automne de 1864, les opérations exécutées de main de maître par Bowman et Critchett.

J'ai appliqué leur procédé 118 fois pendant le dernier semestre d'hiver ; il m'est devenu bientôt familier, puisqu'il coïncide en beaucoup de points avec mon procédé primitif. Pendant les mois de novembre et de décembre 1864, je ne l'appliquai pas à toutes les cataractes qui s'offrirent dans la clinique; je réservai à peu près la moitié des cas pour l'extraction à lambeau. Pendant les mois de janvier, février, mars, avril, et la moitié du mois de mai, je ne fis que quatre extractions à lambeau ; j'appliquai donc le procédé anglais, presque exclusivement, à toutes les consistances de cataractes.

Parmi les 118 yeux opérés, 7 se perdirent, détruits en partie par la panophthalmite suppurative, en partie désorganisés par iridocyclite, au point qu'une opération secondaire ne parut pas indiquée. En outre, je trouve encore 4 yeux notés comme « presque perdus », qui, après l'inflammation, avaient conservé, il est vrai, une bonne sensibilité quantitative de la lumière, mais dans lesquels l'altération avancée de l'iris, et en partie la diminution de la consistance du globe, ainsi que la mauvaise projection des sensations de lumière, avaient rendu l'effet d'une opération ultérieure douteux au plus haut degré. Parmi les autres yeux (107), 28 à 30 exigèrent des opérations consécutives (iridectomie ou discision de la capsule) pour amener les malades à lire couramment une écriture fine. Douze de ces yeux n'étaient même pas capables, après la première opération, de suffire à une orientation satisfaisante. Parmi les 118 cas, en somme, j'avais noté 19 fois des anomalies dans le courant de l'opération, c'est-à-dire procidence du corps vitré (11 fois), et rétention ou sortie

extrêmement pénible des masses corticales. Quatre de
ces cas se trouvent dans les 7 yeux perdus; 2 parmi les
4 presque perdus, tandis que dans les 13 autres cas, en
faisant abstraction d'une plus grande proportion d'opérations complémentaires, l'effet fut favorable. Pour trois
des yeux perdus et pour deux presque perdus, la cause
ne pouvait être trouvée dans la marche de l'opération.
Il en résulte que même après une opération normale,
il y avait insuccès complet dans 4 pour 100 des cas, à
peu près.

Je dois ajouter encore que toutes les opérations ont été
faites dans les saisons pendant lesquelles nous opérons
avec le plus de chance de succès par rapport au climat de
Berlin. Depuis des années déjà, je considère comme un
devoir de conseiller aux malades, qui peuvent disposer
de leur temps, de ne pas se faire opérer pendant les
mois de grande chaleur ; aussi ces malades nous arrivent
surtout dans la dernière partie de l'automne, en hiver, et
dans la première partie du printemps. Pendant les mois
de juin et de juillet, j'opère surtout, dans des salles d'hôpital remplies outre mesure, des individus débilités qui,
à tort ou à raison, craignent de voyager pendant les mois
plus froids.

Si je résume le résultat fourni par l'extraction par
curette, et si je le compare à celui de l'extraction à lambeau (1), j'arrive aux conclusions suivantes :

(1) Je veux donner ici, pour le coup d'œil général, quelques chiffres
pris dans un plus grand travail statistique sur l'extraction à lambeaux
(travail qui n'a pas encore paru). Parmi 1600 yeux que j'ai opérés par
extraction, pendant une pratique de onze ans, il y eut insuccès dans
7 pour 100 des cas. Je comprends parmi les insuccès aussi bien les yeux
perdus par fonte purulente que ceux qui n'avaient pas de force visuelle
qualitative, et n'offraient pas la chance d'une seconde opération faite avec

1° Le nombre des yeux entièrement ou presque perdus ne différa pas essentiellement dans les deux méthodes.

2° Le nombre des guérisons imparfaites est beaucoup plus grand dans l'extraction par curette que dans l'extraction à lambeau : tandis que dans cette dernière, 10 pour 100 des cas seulement réclamèrent des opérations consécutives pour procurer aux malades une bonne force visuelle, l'extraction par curette les rendait nécessaires dans 24 pour 100 des cas.

3° La durée de la guérison fut plus courte pour l'extraction par curette, mais la différence ne fut pas aussi remarquable que l'étendue de l'incision le faisait espérer. Dans les cas les mieux réussis même, la légère irritation, ou l'hypérémie de l'iris avec prolifération des cellules capsulaires, ne s'éteignit le plus souvent que pendant la troisième semaine. Il était rare qu'un malade fût renvoyé avant le dixième jour ; la durée moyenne du repos à l'hôpital fut de dix-huit jours, tandis qu'elle était de vingt-cinq jours après l'extraction à lambeau. Je n'hésite pas à conclure, de la pratique de nos confrères an-

succès. J'eus 13 pour 100 de succès imparfaits, c'est-à-dire force visuelle insuffisante pour la lecture des types ordinaires. Parmi ces derniers, 3 pour 100 comptent pour les complications préexistantes de la cataracte; 10 pour 100 laissèrent l'espoir de suppléer au succès complet par des opérations ultérieures. Dans 80 pour 100, j'obtins un résultat satisfaisant par une seule opération. — Depuis l'introduction du bandage compressif, les résultats sont devenus plus favorables. Je compte sur 900 yeux, 5 pour 100 seulement d'insuccès, 11 pour 100 de demi-succès, 84 pour 100 de succès complet. Dans les chambres particulières, j'opère en général avec beaucoup plus de succès que dans les salles d'hôpital, ce qui s'explique en partie par le meilleur air, mais surtout par le meilleur état de santé des individus opérés. Ainsi, dans les six dernières années, j'eus pour les malades particuliers (250), 91 pour 100 de succès complet, 6 pour 100 de demi-succès, 3 pour 100 d'insuccès, tandis que dans l'hôpital les proportions furent moins favorables que le résultat moyen.

glais, que les conditions sont plus favorables en Angleterre, de sorte que les malades supportent plutôt les
influences atmosphériques. Chez nous, la permission de
sortir plus tôt que nous ne l'avons indiqué plus haut fut
généralement suivie d'une aggravation.

4° Il faut accorder qu'après l'extraction par la curette,
le *traitement consécutif* est beaucoup plus simple qu'après
l'extraction à lambeau; il exige moins d'attention de la
part du médecin, et moins de soins de la part du garde-
malade.

Quelles sont maintenant les règles à tirer de ces conclusions pour l'admissibilité du procédé? Je ne crois pas
qu'il soit permis de se prononcer catégoriquement d'après
un nombre de cas si restreint, et j'aurais différé tout jugement jusqu'après le résultat d'études plus nombreuses,
si je n'étais arrivé, pour des motifs indiqués ci-après, à
renoncer à ce procédé. D'abord, je dois concéder à la
méthode anglaise, ce que j'avais refusé à mon procédé
primitif, qu'elle fournit pour les formes de cataractes
dures une quantité assez grande de résultats favorables
pour justifier des études comparatives avec l'extraction
à lambeau, surtout dans certaines circonstances extérieures.

On ne saurait nier qu'on peut acquérir une plus grande
habileté dans un procédé tout récent encore, et obtenir
des résultats plus généraux par des améliorations succes-
sives. Par exemple, s'il eût été possible de réduire les
dix-neuf opérations anormales de la moitié, le nombre
des yeux perdus et presque perdus aurait été réduit, selon
le calcul de probabilité, de 9,3 pour 100 à 7,8 pour 100.
Dans tous les cas, je recommanderais le procédé dans

certaines conditions que nous rencontrons souvent, et dans lesquelles l'état individuel des malades ou de leurs yeux diminue les chances de succès de l'extraction à lambeau. Je préférerais aussi le procédé à l'extraction à lambeau pour certaines formes de cataractes : par exemple, pour les cataractes blanchâtres à consistance visqueuse, sans noyau ambré, chez des personnes entre trente et quarante-cinq ans; pour les cataractes de Morgagni à noyau descendu; enfin pour toutes les cataractes dont les parties corticales sont ramollies (en bouillie).

Je ne recommanderais pas le procédé pour certaines autres formes de cataractes : par exemple, pour les cataractes tout à fait dures, trop mûres, aplaties et à bords tranchants; d'abord, parce que la sortie est moins douce, moins glissante, ensuite parce que la corticale postérieure et le cristallin sont trop intimement unis pour permettre à la curette de passer librement et sûrement. Je ne pourrais concéder que l'opération soit généralement propre à faire abandonner l'extraction à lambeau; elle donne, dans une application exclusive, pour un trop grand nombre de cas, des résultats imparfaits qui rendent nécessaire une opération ultérieure, abstraction faite de l'iridectomie qui, exécutée en haut, ne modifie pas les conditions optiques d'une manière remarquable, mais n'est pas exempte de quelque inconvénient dans certains cas.

Si, malgré ce jugement relativement favorable, j'ai abandonné complétement le procédé anglais, c'est qu'en retournant dans ces derniers temps à mes études primitives sur les sections linéaires, j'ai été amené à une autre opération qui me paraît réunir d'une manière plus parfaite les avantages de cette incision et de la sortie du cristallin. Il est vrai que le résultat de son application repose jusqu'ici sur des chiffres bien modestes (69); cependant je me crois autorisé, dans une certaine mesure (et j'indiquerai pourquoi), à en tirer des conclusions comparatives. Dans tous les cas, l'étude me paraît assez mûre pour la recommander à l'attention de mes collègues. Avant de faire la description du procédé, je veux traiter de la forme de l'incision, de la direction du canal de la plaie, de la position de la plaie interne, et de la sortie du cristallin.

II

Incision linéaire et direction du canal de la plaie.

On a désigné jusqu'à présent sous le nom d'*incision linéaire* les petites incisions faites avec le couteau à cataracte par simple ponction, sans contre-ponction, et celles faites avec le couteau lancéolaire. Cette définition n'est pas assez restreinte, en ce qu'elle considère seulement la dimension de la plaie. Lorsque je recommandais, pour l'opération linéaire modifiée, une incision qui circonscrivît un quart de la cornée, l'expression « incision linéaire » me semblait déjà une licence un peu hasardée; mais s'il s'agit d'un tiers de la périphérie de la cornée, comme dans l'opération anglaise, il serait plus juste, comme je l'ai expliqué précédemment, de parler d'un lambeau particulier ayant une hauteur relativement petite. Aussi nos confrères anglais ne se sont pas servis, que je sache, de l'expression « incision linéaire »; ils désignent seulement leur incision comme s'ouvrant en forme de fente, sans être béante comme le lambeau usité.

Si nous nous efforçons d'arriver à une définition plus précise, et ceci, non pas pour nous perdre dans des théories, mais pour bien établir le point de départ de notre pratique actuelle, nous dirons que l'incision linéaire doit être une incision telle que les bords de la plaie, livrés à eux-mêmes, se rapprochent et se réunissent le plus intimement possible. Si l'on suppose que la cornée est un segment de sphère (ce que l'on admettra pour nos considérations), la condition du rapprochement intime des bords de la plaie sera remplie quand le canal de la plaie tombera dans le plan d'un plus grand cercle; par conséquent, quand la direction de l'incision coïncidera complétement avec celui des plus grands cercles qui réunit les deux angles de la plaie. Il est connu que le chemin le plus court entre deux points d'une surface sphérique est situé dans le plus grand cercle qui passe par ces deux points; il est également vrai que les parties organiques séparées dans leur continuité se contractent par leur propre élasticité, et ont une tendance à se rapprocher du plus court chemin. Dans le cas où l'incision tombe dans ce chemin, les bords de la plaie auront le moins de disposition à se séparer. Ces circonstances offrent, d'après un principe chirurgical inébranlable, les conditions les plus favorables pour une guérison nette et prompte.

Il est également manifeste que, si l'incision tombe dans un des plus grands cercles, l'influence de la pression intra-oculaire sur les deux bords de la plaie sera parfaitement identique. Par conséquent, il n'y aura pas de tendance de

soulèvement de l'un des bords au-dessus du niveau de
l'autre, tendance que nous remarquons d'une manière si
désavantageuse dans le procédé à lambeau où, par des
raisons de mécanique très-simples, le bord du lambeau
présente moins de résistance à la pression intra-oculaire
que le bord appartenant à la périphérie de la cornée.

Comment pourrons-nous obtenir une telle incision par
ponction avec un couteau lancéolaire ou à cataracte?
Uniquement en dirigeant, pendant l'opération, le plan de
l'instrument dans le plan du plus grand cercle, pendant
que la pointe visera nécessairement vers le centre de la
sphère idéale de la cornée. Or, ceci ne pourra se faire
que pour de petites plaies dans les régions centrales de
la cornée. Pour en obtenir de plus grandes au même
endroit, nous sommes déjà obligés de quitter cette direction pour ne pas entamer le cristallin. Quand il s'agit
de ponction à la périphérie de la cornée, ou au bord
sclérotical, une direction presque perpendiculaire de
l'instrument est possible, pour un opérateur exercé, tout au
plus jusqu'à l'arrivée du couteau dans l'humeur aqueuse;
aussitôt l'instrument doit être incliné à plat, parallèle à
la surface de l'iris, ou même encore plus en avant : cette
direction le fait sortir du plan du plus grand cercle, et
fait dévier l'incision de la direction linéaire. Il en résulte
que toute incision, telle que nous la faisions pour une
iridectomie périphérique, ou pour l'extraction linéaire
modifiée, usitée jusqu'ici, ne forme pas une incision linéaire stricte, mais plutôt une incision dont la forme se
rapproche de celle du lambeau. Quand les incisions sont
petites, la déviation n'est pas remarquable, par la même
raison qui fait qu'un arc de petite ouverture ne s'éloigne

qu'un peu de sa corde. L'augmentation de son étendue fait croître la déviation. Si nous désignons sous l'expression *hauteur du lambeau* la distance du centre de l'incision au centre du plus grand cercle qui réunit les angles de la plaie, nous trouvons les valeurs suivantes:

Pour une incision au bord de la cornée de 2′′′ 1/2 (distance des angles de la plaie), telle que nous la faisons pour les iridectomies ordinaires, la hauteur du lambeau, dans une opération exécutée selon les règles de l'art, est à peine de 1/4 de ligne. Elle est de 5/8′′′ pour une incision de 3′′′ 1/2 qui circonscrit presque un quart de la cornée ; — pour une incision qui prend un tiers de la périphérie de la cornée, comme dans la méthode anglaise, elle est déjà au-dessus de 1′′′ ; et enfin, pour le lambeau ordinaire, elle est de 2′′′ à 2′′′ 1/2, selon que nous le voulons plus ou moins grand. Si l'on tient le plat de l'instrument parallèle à l'iris, on comprend que la hauteur du lambeau, pour la même grandeur de la plaie, croît d'autant plus, que l'incision se rapproche du centre de la cornée ; décroît au contraire d'autant plus, qu'elle se rapproche du bord sclérotical, car la base de la cornée est relativement le plus rapprochée de celui des plus grands cercles imaginaires qui est parallèle à l'iris et perpendiculaire à l'axe de la cornée. Si l'on faisait, par exemple, selon le mode ordinaire de l'extraction à lambeau, une incision semi-circulaire, à une ligne de distance du bord de la cornée, dans laquelle les angles de la plaie soient éloignés de 3′′′, la hauteur du lambeau serait de 1′′′ 1/2 ; une incision de la même étendue, faite au bord de la cornée, ne donnerait qu'une hauteur de 2/5′′′. Ce sont justement ces considérations qui ont suggéré le désir de faire des incisions qui donnent une grande distance des angles de la plaie, en même temps qu'une petite hauteur du lambeau, le plus près possible de la périphérie de la cornée, ou même dans le bord sclérotical. Plus la hauteur du lambeau est petite, plus la tendance des bords de la plaie à s'écarter disparaît, si les rapports de l'élasticité et de la pression intra-oculaire restent les mêmes.

Si, d'un autre côté, la situation périphérique de la plaie a diminué la hauteur du lambeau, il me paraît pourtant que pour des distances considérables des angles de la plaie, comme elles sont nécessaires pour faire sortir d'une manière satisfaisante les cataractes dures, le problème n'était résolu que d'une manière imparfaite. Cette considération me conduisit à substituer dans ce procédé, aux incisions par ponction, une incision avec contre-ponction, comme nous la faisons dans l'extraction ordinaire à lambeau, avec la différence essentielle pourtant, que je me sers d'un couteau très-étroit, ayant à peine 1‴ de largeur. Aussitôt que la pointe est arrivée à la contre-ponction, le couteau peut être incliné vers la surface de la cornée, de manière qu'il s'avance presque dans le plan du plus grand cercle qui réunit les angles de la plaie. Un simple mouvement de scie (un seul mouvement de va-et-vient) exécute dans le même plan une incision de direction presque linéaire. Si la plaie externe a 4‴ 1/2 (incision qui donnerait une hauteur de lambeau de plus d'une ligne, si elle était faite par un couteau lancéolaire), la hauteur du lambeau devient presque nulle, c'est-à-dire n'atteint pas même un quart de ligne. Les figures ci-jointes rendront les rapports plus clairs.

La figure 1 représente, dans sa ligne unie, l'incision

faite par le couteau lancéolaire ; celle-ci, dessinée exactement dans le bord sclérotical, et non dans la conjonctive,
n'est même pas parallèle à la périphérie de la cornée ; elle
a une hauteur de lambeau encore plus grande qu'elle

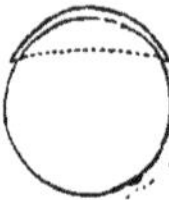

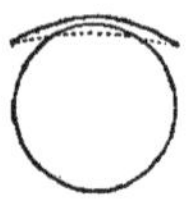

FIG. 1. — Incision faite avec   FIG. 2. — Incision faite d'après
le couteau lancéolaire.   le nouveau procédé.

n'aurait avec ce parallélisme. Ceci s'explique par la nécessité de diriger, après une ponction aussi périphérique, le
couteau lancéolaire un peu en avant, au lieu de le pousser
parallèlement à la base de la cornée. La figure 2 représente au contraire (dans sa ligne unie) l'incision usitée
actuellement par moi. La ligne pointillée indique, dans
les deux figures, le plus grand cercle qui réunit les
angles de la plaie, en supposant que la sclérotique soit le
complément direct de la cornée, supposition qui paraît
admissible, puisque la plaie interne, qui doit surtout
être prise en considération, tombe encore, même pour la
figure 2, dans le bord extrême de la cornée.

Le canal même de la plaie prend, dans ce dernier mode
de section, une direction beaucoup plus escarpée, presque perpendiculaire à la surface de la cornée ; tandis qu'il
est plus incliné dans l'incision faite par le couteau lancéolaire. Cette différence n'a apparemment pas d'influence
directe sur la guérison ; mais il est certain que la direc_
tion perpendiculaire du canal est plus favorable que la
direction inclinée à la sortie du cristallin sans instrument,

ou à l'aide des instruments peu offensifs (voy. plus bas).
Ceci est surtout évident, si nous pensons en même temps
à la situation de la plaie interne : elle coïncide, dans l'incision par le couteau étroit, avec le bord de la cornée (ce
dont je me suis convaincu par des examens anatomiques),
et entre dans la cornée tout au plus vers le sommet de
l'incision, de quelques dixièmes de millimètre. Dans l'incision avec le couteau lancéolaire, au contraire, la plaie
interne s'écarte dans toute son étendue de 3/4 à 1 millimètre — plus qu'on ne croirait à priori — du bord interne de la cornée. Cette dernière considération explique
pourquoi l'équateur du cristallin ne se présente pas spontanément, pour ainsi dire, au canal de la plaie, par l'effet
de la pression intra-oculaire, ou par l'effet d'une douce
pression externe, mais qu'il s'appuie plutôt contre le bord
de la cornée, en dehors de la plaie interne. Les figures
schématiques 3 et 4 expliquent ce que j'ai énoncé.

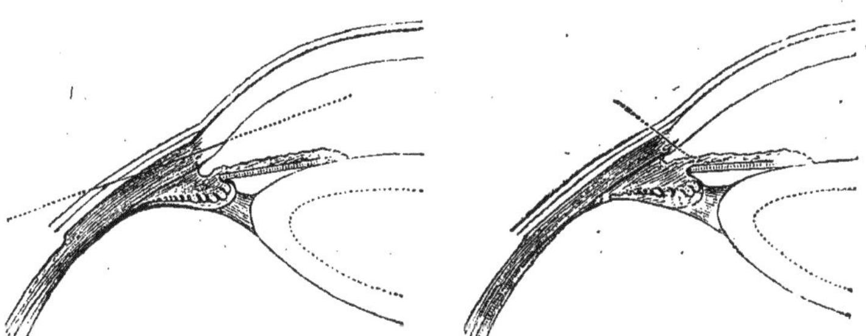

Fig. 3. — Direction du canal de la plaie
faite avec le couteau lancéolaire.

Fig. 4. — Direction du canal de la plaie
faite avec le couteau étroit.

Pour ces raisons, il devient nécessaire, après l'incision par le couteau lancéolaire, d'abaisser d'abord, en
introduisant la curette, le bord de la cornée sous l'équateur du cristallin ou du noyau, et de le tenir baissé jus-

qu'après la sortie du cristallin. De même, ce bord présente un obstacle à la sortie des masses corticales qui s'arrêtent facilement au-dessous, dans la rainure de la capsule cristallinienne. Il est évident que les effets obtenus par le couteau étroit (fig. 4) sont plus favorables, mais il est de notre devoir de signaler déjà ici un certain désavantage qui se présente à côté de ces bons effets, sans pourtant les contre-balancer. Par l'absence du bord de la cornée, la zonule perd une protection, et la tendance du corps vitré à la procidence est un peu plus grande que dans l'incision par le couteau lancéolaire. En effet, dans la méthode anglaise, le corps vitré se présenta dans 9 pour 100 des cas, tandis que dans le nouveau procédé la proportion était de 14 pour 100. Cependant je crois que cette proportion diminuera considérablement par plus d'habitude dans le manuel de l'opération, et par l'emploi plus fréquent du chloroforme, que je n'employais ici que dans des circonstances exceptionnelles. Comme le corps vitré, dans la plupart des cas, ne vint qu'après le cristallin, ou pendant les douces pressions exécutées pour faire sortir les masses corticales, je ne peux, tout en tenant compte de cette circonstance, lui attribuer une valeur décisive. Enfin, on peut, dans certaines circonstances, faire l'incision un peu moins près de la périphérie ; cette position ne lui fait pas perdre ses qualités par rapport à la direction linéaire et au canal perpendiculaire de la plaie ; elle modifie les rapports de la plaie interne avec le bord de la cornée. Ceci sera parfaitement admissible, si, par exemple, dans les cas de noyau de grandeur moyenne et de corticale molle, l'équateur du noyau reste à une distance d'un millimètre au plus de l'équateur du cristallin.

III

Sortie du cristallin. — Curette et crochet.

Malgré tous les instruments ingénieux qu'on a inventés
pour sortir le cristallin, on ne pourrait nier que la sortie
spontanée, telle qu'elle a lieu, à travers les ouvertures
béantes, soit par la pression intra-oculaire, soit par une
douce pression externe, présente le mode de sortie qui
est relativement le meilleur, et qui blesse le moins l'œil.
C'est évidemment à cette possibilité de sortie que l'extraction à lambeau doit la pureté de ses résultats. Dans
les incisions qui s'ouvrent seulement en forme de fente,
les obstacles sont plus considérables, et rendent nécessaire l'usage des instruments. Le noyau et la corticale ont
plus de tendance à se désunir, du moins dans beaucoup
de cataractes; ils se présentent l'un après l'autre, et la
corticale reste généralement en plus grande partie dans
l'œil, à moins que l'on n'introduise des instruments à
plusieurs reprises. Ceci explique déjà en partie la fréquence relative des guérisons imparfaites après l'extraction par curette ; nous en trouvons une cause encore plus
importante dans l'effet même produit par la curette.
Quand cet instrument a été poussé selon les prescriptions
dans la corticale postérieure, au delà du pôle postérieur
du noyau, un léger mouvement de levier par abaissement
du manche de la curette devient nécessaire pour embrasser le cristallin avec l'instrument. C'est seulement à
ce mouvement que succède celui qui doit attirer le cristallin : le bout saillant de la curette attire le noyau

vers la plaie et l'en fait sortir. On doit adapter le premier de ces mouvements (celui du levier) aux indications
du cas, avec circonspection et avec la plus grande délicatesse possible; toutefois on ne saurait s'en passer, si l'on
ne veut voir revenir la curette vide en glissant sur le pôle
postérieur du noyau, et par le même chemin qu'elle s'était
frayé à travers la corticale. On peut facilement se convaincre de l'étendue que doit avoir ce mouvement, et de
l'effet de la feuille de la curette, en examinant une
coupe du globe oculaire et en plaçant le profil de la curette
à l'endroit correspondant. Il y a incontestablement un
moment, parfois prolongé, de l'opération, dans lequel
l'opérateur exerce une pression d'arrière en avant contre
l'iris et la cornée. Je crois que ceci constitue un désavantage principal, surtout en cas de noyau peu compressible :
la couche des cellules intra-capsulaires, et, indirectement,
la surface postérieure de l'iris et la couche cellulaire de
la membrane de Descemet, sont blessées par la pression.
Ces couches sont justement le point de départ des proliférations qui se forment dans les cas de guérison imparfaite après l'extraction par curette. J'ai acquis cette conviction après l'examen attentif de plusieurs cas, dans
lesquels des proliférations violentes de ce genre compro-
mettaient presque complétement le résultat optique, et
dans lesquels pourtant tout le cristallin dur était sorti
d'un seul jet, et sans une anomalie quelconque de la manœuvre. Enfin, nous ne devons pas oublier que la curette,
par son grand volume, et surtout par sa largeur, refoule
plus ou moins les masses corticales vers les parties latérales, et détache du noyau une partie de ces masses dont
l'évacuation offre quelquefois des obstacles insurmontables.

Ces raisons m'ont donné la pensée d'appliquer aussi à ces opérations les instruments à crochet, qui sont si utiles dans beaucoup d'opérations. Les deux instruments, *curette* et *crochet*, ont leurs particularités, et chacun, par rapport au but qu'il doit atteindre, a ses avantages et ses inconvénients.

La *curette*, quand elle a embrassé le noyau cristallinien, donne évidemment la plus grande sécurité pour le diriger adroitement jusqu'à sa sortie : la large résistance que la feuille fournit comme support, que la partie saillante du bout offre comme point d'appui, assure contre un glissement latéral ou un mouvement de culbute, même quand l'axe de l'instrument ne correspond pas au centre de gravité. Aussi est-il incontestable que la manœuvre prend un caractère de simple traction, quand le mouvement de sortie est commencé; par cela même, les forces compressives ne s'exercent que sur la plaie tenue ouverte par l'instrument, et perdent ainsi leur influence contusive sur l'œil. L'effet ne peut manquer que dans un seul cas : c'est quand la partie nucléaire du cristallin est trop molle pour offrir à la curette la résistance nécessaire à la sortie, et qu'elle se broie. Mais justement dans ce cas, l'emploi du crochet aurait un plus grand inconvénient, puisqu'il passe encore plus facilement que la curette, quand il ne trouve pas assez de résistance. Un mode tout autre pour faire sortir le cristallin est alors nécessaire (voyez plus bas).

Si la curette est, en effet, l'instrument qui saisit le mieux, les inconvénients qu'elle offre se trouvent dans les différentes conditions d'entrée et de sortie. Il s'agit pendant l'entrée de trouver le moins possible de résistance pour conduire la curette jusqu'au delà du pôle postérieur du noyau, ou jusqu'à l'équateur nucléaire du côté opposé, sans courir le danger de luxer le cristallin ou de percer la fossette hyaloïdienne. Pour la sortie, au contraire, il s'agit de développer vers le noyau du cristallin une résistance suffisante pour l'entraîner avec sûreté vers la plaie. Cette différence des conditions a d'autant plus d'importance, que les rapports entre la périphérie postérieure du noyau et la capsule sont intimes. Dans les cas où une couche puissante de masse corticale molle, ou même liquide, se trouve entre la périphérie postérieure du noyau et la capsule, nous avons, pour l'entrée, une route large et libre sur laquelle une curette, avec une saillie même escarpée, peut entrer sans menacer l'un ou l'autre côté. Nous avons alors, par la plus grande résistance que cette saillie développe en embrassant le noyau, tous les avantages pour la sortie. La chose devient tout autre dans les cataractes complétement dures, surtout dans les formes plus que mûres, aplaties, chez lesquelles souvent la corticale a presque disparu à l'endroit des pôles cristalliniens, et dont la partie postérieure présente là plus grande adhérence à la capsule. Ici l'instrument doit, en passant, dégager ou soulever artificiellement la capsule, en occupant cependant peu de place. Donc, si, pour tel cas, la hauteur du bout de la curette doit être très-petite, nous sommes obligé de surmonter les résistances, pendant la sortie de la curette, presque uniquement par l'abaissement du manche, c'est-à-dire par le mouvement du levier dont nous avons parlé précédemment. Si l'on voulait éviter ce mouvement, il faudrait employer un instrument qui subirait une métamorphose au moment approprié : par exemple, à l'aide de l'apparition d'une paroi résistante à son extrémité, — projet conçu, mais abandonné à cause des complications techniques. Toujours résulte-t-il de ces considérations que, si l'on voulait s'arrêter au seul principe des curettes, il y aurait avantage à employer des curettes de formes différentes, selon les divers genres de cataractes.

L'effet d'un *crochet* est différent suivant que nous voulons enfoncer sa pointe dans la substance du noyau, ou que nous voulons seulement embrasser, avec la courbure d'un crochet mousse, l'équateur du noyau, ou une portion voisine de sa périphérie postérieure, et l'attirer vers la plaie. Je ne nie pas que, dans certaines circonstances, on ne puisse tirer profit du premier principe ; mais, pour le moment, il répond moins à mes idées fondamentales sur le mécanisme le plus favorable de la sortie du cristallin. S'il est vrai, comme je le pense, que c'est la contre-pression d'arrière en avant qui produit les guérisons imparfaites après les extractions par curette, l'enfoncement d'un petit crochet dans la corticale postérieure aurait un semblable inconvénient. C'est pour cette raison que je n'ai employé jusqu'ici que des crochets mousses pour embrasser et attirer la cataracte, sauf dans quelques cas de noyau très-lisse.

Quant à la sûreté avec laquelle le crochet saisit, nous ne pouvons nier qu'elle soit beaucoup moins grande qu'avec la curette. Si nous embrassons réellement, avec la concavité d'un crochet mousse de la meilleure construction possible, l'équateur du noyau, le noyau même pourra encore être dévié vers les côtés pendant la traction ; et il le sera plus ou moins facilement quand la position du crochet ne sera pas en rapport avec les lois de l'équilibre, c'est-à-dire avec la situation du noyau et avec les résistances de la plaie. Il est donc évident que le crochet exige une observation plus attentive des lois de l'équilibre, et qu'il offre moins de sûreté que la curette pour guider la cataracte. Je crois, pour cela, que le crochet mousse, malgré ses avantages que nous aurons à indiquer bientôt, ne pourrait remplacer la curette dans l'opération avec le couteau lancéolaire. Déjà la dépression uniforme du bord externe de la plaie, qui amoindrit avantageusement les résistances produites par la situation de la plaie interne (voy. plus haut), reste comme un avantage propre à la curette.

Les circonstances sont tout autres dans l'incision linéaire dont je fais usage maintenant. Ici, comme je l'ai démontré plus haut, les obstacles à la sortie du cristallin sont bien moins grands, à cause de la direction du canal de la plaie, et de la situation de la plaie interne ; l'équateur du noyau se présente spontanément dans l'incision, et la sortie n'exige qu'une légère traction. Pour celle-ci, l'effet d'un crochet mousse paraît, d'après mes expériences actuelles, suffisant, à quelques exceptions près. Les grands avantages que nous obtenons de cette manière ont leur cause dans ce qui suit. Si l'emploi de la curette offre des inconvénients, à cause des besoins de résistance différente, à l'entrée et la sortie, nous les évitons d'une manière très-simple par la rotation que nous pouvons imprimer au crochet. Il est introduit de manière que sa face soit parallèle au plan de la corticale postérieure, et ainsi la résistance à son avancement est très-peu considérable. Quand l'instrument a atteint son but, nous portons par

un mouvement de rotation sa face dans une direction
perpendiculaire, ou du moins presque perpendiculaire à
ce plan (on le relève) ; la résistance atteint ainsi le développement que nous désirons pour le mouvement de
sortie. Enfin, comme le crochet représente en sortant une
force simplement attractive, nous évitons dans tous les
actes la contre-pression, si redoutable d'arrière en avant.

D'ailleurs, je fais varier un peu la forme du crochet
selon les circonstances. Quand il existe une certaine couche
de corticale molle, mais pas assez considérable pour nous
dispenser de l'usage d'un instrument (voyez plus bas), je
prends un modèle plus large, en raison de la résistance
moins grande à l'entrée. Au contraire, dans les cataractes
complétement dures, le crochet doit être aussi mince
que possible. Enfin, je ne puis passer sous silence que,
pour quelques cas exceptionnels, la curette conserve ses
avantages. Ceci me paraît surtout vrai pour les petits
noyaux, relativement épais, des cataractes de Morgagni,
qui glissent trop facilement pour être favorables à l'effet du
crochet. On devrait croire que ces noyaux de petite dimension sortent sans instrument de l'incision prescrite ; pourtant leur dureté et leur épaisseur rendent, à ce qu'il paraît,
cette sortie plus difficile que pour les grands noyaux d'autres espèces, expérience que nos collègues ont dû faire
aussi en opérant ces cataractes par l'extraction à lambeau.
Les petites curettes dont je me sers alors correspondent
pour leurs dimensions à celles que j'employais pour
l'extraction linéaire modifiée, avant l'application des
curettes de Waldau ; seulemeut leur bout se rapproche de
celui de la curette de Critchett. En effet, quand la corticale est liquide, et le noyau dur et lisse, toutes les

circonstances sont favorables à l'effet de la curette ; il existe alors entre le noyau et la capsule postérieure un espace dans lequel les parties liquides n'offrent pas de résistance à son entrée, de sorte que nous avons même de la place pour un bout plus saillant ; de même, la dureté du noyau fait que les résistances nécessaires à la sortie se développent déjà quand le manche est peu incliné. Dans les mêmes cas, j'ai essayé un crochet tranchant et replié ; pourtant je ne suis pas encore d'accord avec moi-même sur sa forme la plus convenable.

En terminant, je veux faire ressortir ici, d'une manière toute particulière, que, pour une grande série de cataractes, par exemple pour celles qui, ayant une corticale molle et un noyau compressible, forment à peu près un tiers des cataractes des vieillards, toute introduction d'instrument dans l'intérieur de l'œil est inutile pour faire sortir le cristallin de l'incision linéaire faite selon mes prescriptions. Une manœuvre de pression légère, que je tâcherai de décrire plus bas, est suffisante dans ces cas, et je crois, en rappelant la proposition qui formait notre point de départ, que la possibilité de la sortie presque spontanée du cristallin donne un grand avantage sur l'incision faite par le couteau lancéolaire. Dans ces conditions, l'extraction linéaire, en dehors de la déformation de la pupille, offre tous les avantages de l'extraction à lambeau, sans en faire craindre les dangers.

IV

Mon procédé actuel.

Après avoir couché le malade d'une manière convenable
et avoir placé un élévateur à ressort, — je me sers de la
forme de Critchett, — on attire doucement le globe en bas,
à l'aide d'une pince à fixation appliquée juste au-dessous
du bord inférieur de la cornée, et l'opération commence.

Acte I : *Incision*. — Le couteau étroit, dont les dimensions sont données dans la figure 5, est poussé, le tran-

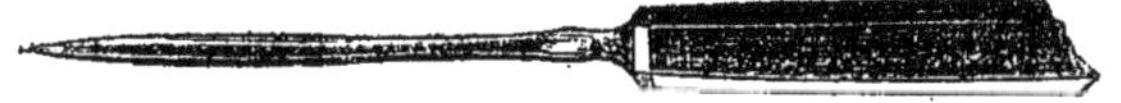

Fig. 5. — Couteau étroit.

chant en haut, le plat en avant, dans le point A (fig. 6),
de manière qu'il entre dans la partie la plus périphérique

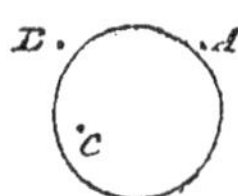

Fig. 6. — Points de direction du couteau.

de la chambre antérieure. Pour agrandir les dimensions
de la plaie interne, la pointe ne doit pas viser d'abord vers
l'endroit de la contre-ponction B, mais à peu près vers
le point C de la cornée ; ce n'est qu'après que la pointe
est entrée de 3''' 1/2 dans l'espace visible de la chambre
antérieure, qu'on doit la relever, et la pousser sous le
bord sclérotical, vers B. Quand on sent que la pointe ne

trouve plus de résistance, ce qui indique que la contre-
ponction est faite, que la conjonctive (soulevée) soit déjà
percée ou non, on donne immédiatement au couteau une
direction inclinée en avant, de manière que le dos soit
tourné vers le centre du globe cornéen imaginaire, et
l'on continue l'opération dans ce plan, en poussant d'abord
hardiment le couteau en avant, et en le retirant toujours
dans le même plan, quand sa longueur est épuisée. Ce
dernier mouvement suffit généralement pour couper complétement le bord sclérotical ; sinon on répète encore le
mouvement de scie dans une moindre étendue. Aussitôt
que le dernier point du bord sclérotical est divisé, le
couteau se trouve libre et mobile sous la conjonctive
soulevée, que l'on divise alors, pour qu'elle ne donne pas
un lambeau trop long — ce lambeau a généralement une
hauteur de 2''' — par un mouvement horizontal de scie,
en avant et en bas.

Remarques. — Pour cette opération comme pour l'extraction à
lambeau, les préparatifs doivent être aussi simples que possible.
Pour épargner toute inquiétude aux malades craintifs, on fait bien
de les opérer aussitôt après la résolution prise. Si l'on veut donner
du chloroforme, sur l'emploi duquel j'ajouterai quelques mots, le
malade devra être à jeun depuis quelques heures, selon l'usage général. Il serait bon que le malade fût allé à la garde-robe le jour
même de l'opération ; pourtant cette condition est moins importante
ici que dans le cas d'extraction à lambeau, parce que, dans mon
opération, le besoin de l'immobilité ne joue qu'un rôle secondaire.
Quant au couteau, j'ai adopté un modèle dont je me suis servi
jusqu'ici pour l'ablation des petites procidences de l'iris et des
kératocèles (1). Ce modèle, dû à Waldau, et ressemblant au cou-

____

(1) Il est connu qu'on a fait usage de couteaux à cataracte étroits
pour faire de petites incisions, par exemple, pour l'iridectomie. Frœbelius
a récemment recommandé un instrument pareil et en a décrit les avan-

teau mince dont Cheselden se servait pour l'iridectomie primitive, a été seulement allongé de quelques lignes (voy. fig. 5), pour le but de notre opération, et a reçu des surfaces un peu plus convexes pour retenir l'humeur aqueuse. Le point A doit se trouver en moyenne éloigné de 2/3''' du bord de la cornée et à la même distance au-dessous de la tangente menée au sommet de la cornée. La plaie externe obtient, par une telle ponction et une contre-ponction symétrique en B, une longueur de 4''' 1/2 à 5'''. Quand il existe une couche épaisse de masse corticale molle, je fais la ponction un peu plus haut et un peu plus près du bord de la cornée, de sorte que l'incision arrive à une dimension de 4''' à 4''' 1/2. Le lambeau de la conjonctive devient alors de beaucoup plus petit, ou même fait défaut au milieu. J'ai recommandé de diriger la pointe de l'instrument d'abord en bas, et plus tard seulement vers la contre-ponction, pour étendre la plaie interne vers le côté de la ponction. Cette manœuvre présente encore un second avantage. Elle est fort avantageuse pour permettre de bien préciser l'étendue de l'incision. On s'habitue à mesurer, par la partie du couteau que l'on présente librement dans le diamètre (AC) de la chambre, la grandeur de l'incision projetée, et à faire disparaître la pointe par un simple mouvement de levier sous le bord sclérotical. Si l'on pousse immédiatement le couteau vers B, à travers la région périphérique de la chambre, il arrive facilement, surtout quand la chambre est étroite, qu'on touche trop tôt le point terminal (dans la crainte de léser l'iris) de la plaie interne, et que l'on trouve alors des obstacles inattendus pour la sortie du cristallin. Aussitôt que la contre-ponction est faite, l'humeur aqueuse coule

tages (voy. *Arch. für Ophthalm.*, vol. VII, 2, p. 119); mais non-seulement ces couteaux sont, par leur forme, bien plus rapprochés des couteaux à cataracte ordinaires que notre but ne le permet, mais encore les intentions de l'opérateur étaient différentes des nôtres. Frœbelius prétendait qu'avec son instrument on pouvait plus facilement éviter, dans l'iridectomie, de toucher à l'ouverture pupillaire et à la capsule antérieure, qu'en se servant du couteau lancéolaire qui, pour la même étendue de l'incision, doit avancer plus loin. On dirigeait ces couteaux, autant que je sache, toujours comme dans l'extraction, dans le plan de l'iris; ce n'est qu'avant de couper le pont qu'on les relevait un peu. — Je veux d'ailleurs mentionner, à cette occasion, que le couteau dont je me sers pour l'incision linéaire se recommande aussi, avec une légère modification dans la manœuvre, pour des pupilles artificielles à l'extrême périphérie, par exemple dans les cas de leucome adhérent qui ne laissent libre qu'une très-petite partie de la périphérie de la cornée. Sans pourtant avancer beaucoup le couteau, on obtient une plaie beaucoup plus grande que par le couteau lancéolaire.

habituellement sous la conjonctive et la soulève de l'épisclère sous forme de bulle. Cette apparition, qui se montre aussi parfois pendant l'extraction à lambeau, ne doit, en aucune manière, attirer l'attention. On doit terminer tranquillement l'incision, dans le plan choisi, jusqu'à ce que le dernier pont du bord sclérotical soit divisé. Quand la muqueuse est très-extensible, il peut arriver que la pointe du couteau ne perce pas la conjonctive au niveau de la contre-ponction scléroticale, mais la pousse quelque temps devant elle pour la percer après, pendant le mouvement de scie, dans un niveau plus élevé. Si cette circonstance amenait des difficultés à bien dénuder l'iris (acte II), il faudrait inciser la conjonctive avec des ciseaux. — Si, le premier acte fini, un grand caillot de sang se montre dans la plaie, il faut l'éloigner avec la pince ; quelquefois ce caillot, d'après son adhérence et la place qu'il occupe, paraît venir, non pas de la conjonctive, mais du canal de Schlemm ; celui-ci étant traversé par l'incision généralement près des angles de la plaie interne.

ACTE II : *Excision de l'iris.* — Après avoir confié à un aide la pince à fixation, l'opérateur sépare d'abord le lambeau conjonctival de l'iris prolabé avec une pince droite à pupille ; je me sers ici d'un très-petit modèle. Ce lambeau, adhérent à la cornée par le limbus, et détaché de la conjonctive du globe oculaire dans une longue étendue, se laisse facilement renverser sur la cornée, et l'iris apparaît alors complétement à nu. On prend ensuite avec la même pince l'iris prolabé au milieu de la plaie où elle fait le plus saillie ; on l'attire doucement de manière qu'elle se développe sous forme triangulaire, et l'on coupe ce bout triangulaire à la base, d'un angle de la plaie jusqu'à l'autre, généralement par deux coups de ciseaux.

Remarques. — Si l'on néglige de renverser le lambeau conjonctival, on perd la certitude de le conserver en entier, et l'on risque de couper incomplétement l'iris, caché en partie par la conjonctive. Ces circonstances causent des guérisons plus lentes, de petites hernies de l'iris dans la plaie, quelquefois des dislocations de la pupille en haut, et par exception même, de fâcheuses irritations. Cependant je ne crois pas nécessaire de tendre l'iris pour qu'il se développe davantage. La partie de l'iris qui ne se présente pas d'elle-même si l'on développe doucement le prolapsus, se retire très-bien dans sa position naturelle, après l'iridectomie, et certainement il n'y a pas de raison pour étendre l'excision de l'iris au delà de la mesure nécessaire. Si nous pouvions, sans les inconvénients mentionnés, exciser moins encore que la partie prolabée de l'iris, nous le ferions volontiers, puisque, dans notre méthode, un coloboma, même d'une largeur modérée, suffirait pour une sortie convenable du cristallin. — Nous avons supposé que l'iris fait prolapsus de lui-même. En effet, je ne l'ai pas vu autrement, sauf dans les cas de synéchies postérieures, même chez les personnes soumises au chloroforme. Le degré du prolapsus varie selon la pression intra-oculaire et musculaire ; mais pourvu que l'iris se présente dans la plaie, on n'a qu'à se servir de la pince droite. Si, par exception, il ne se présente pas, il faudrait, comme dans l'iridectomie, introduire des pinces courbes dans la chambre antérieure.

ACTE III : *Discision de la capsule.* — Après avoir repris de nouveau la pince à fixation des mains de l'aide, on ouvre la capsule à l'aide du kystitome (mon modèle à lame triangulaire), courbé d'une manière appropriée, successivement dans deux directions qui partent de la partie inférieure de la pupille naturelle, et montent, l'une au bord nasal, l'autre au bord temporal de la pupille entière, jusqu'à l'équateur supérieur du cristallin.

Remarques. — On sait que dans les cataractes dures, une grande discision de la capsule offre beaucoup plus de difficultés que s'il existe une couche plus épaisse de substance corticale molle, à cause du danger de déplacer le cristallin, et de voir par suite sortir le corps vitré. On fait bien alors de choisir un kystitome à lame très-courte, et de le tenir très-incliné ; à la plus petite locomotion du corps cristallinien, on doit l'incliner encore davantage. En cas de substance corticale molle, on peut se servir d'un kystitome à lame plus longue et le tenir en position verticale. La première des deux incisions (ou plutôt déchirures) recommandées produit, dans toute son étendue, l'effet de déchirer et de retirer la capsule. La seconde incision est sans effet dans sa première moitié, puisque l'instrument n'y trouve ordinairement plus de capsule ; dans la seconde moitié, il retire comme un rideau la partie latérale de la capsule que la première avait laissée en place jusqu'à la base de la pupille artificielle. On pourrait aussi, par cette raison, commencer la seconde incision plus haut ; mais il est difficile, surtout pour les cataractes dures, de savoir où en commence l'effet. Il me paraît extrêmement important de prolonger les déchirures de la capsule jusque dans le voisinage de l'équateur supérieur, puisque l'équateur ne se présente librement dans la plaie que sous cette condition. La sortie spontanée du cristallin (sans instrument pour le saisir), dans les formes molles, trouve sa raison surtout dans cette condition. A la place du kystitome, je me sers d'un petit crochet, quand une opacité capsulaire de grande étendue nécessite l'extraction complète ou partielle de la capsule. Lorsqu'on se sert d'un crochet pointu pour sortir le cristallin (au lieu du crochet mousse, que j'emploie ordinairement), on peut naturellement réunir cet acte avec le suivant ; quand le petit crochet a déchiré la capsule, on le retire dans cette plaie capsulaire, même jusqu'à l'équateur du noyau, pour l'enfoncer immédiatement dans la corticale postérieure.

ACTE IV : *Extraction de la cataracte ou de son noyau.*— La sortie du cristallin varie selon l'existence ou l'absence d'une couche épaisse de substance corticale molle. Quand cette couche existe, on réussit généralement à faire sortir le cristallin sans introduire d'instrument, par la pression externe seule. On prend une curette large, à feuille un peu courbe, et l'on appuie légèrement le dos de l'instrument contre la sclérotique, à l'endroit correspondant et tout près du milieu de la plaie, pour rendre cette dernière béante. Pendant cette douce pression, les masses corticales s'avancent, et le sommet du bord nucléaire commence à se présenter. Pour faire avancer la sortie du noyau, on fait glisser le dos de la curette sur la sclérotique, en appuyant d'abord avec une pression douce et très-égale successivement d'un angle de la plaie vers l'autre, et *vice versâ;* puis, le noyau se dégageant davantage, on retire la curette sur la sclérotique, dans une ligne correspondante au milieu de la plaie de bas en haut; en même temps on appuie le bout de la curette avec une force croissante. Dès que le diamètre du noyau se présente dans la plaie, on diminue de nouveau la pression, et l'on termine la sortie en appliquant tout au plus le bout de la curette à la partie la plus avancée du bord nucléaire.

Quand il y a seulement une couche mince de corticale molle, on peut essayer également la manœuvre recommandée, « manœuvre de glissement » ; pourtant il faut l'abandonner quand on voit que le bord du noyau ne se présente pas pendant le glissement latéral. On doit alors se servir du crochet, qui doit être appliqué dès le commencement, en cas d'une cataracte complétement dure.

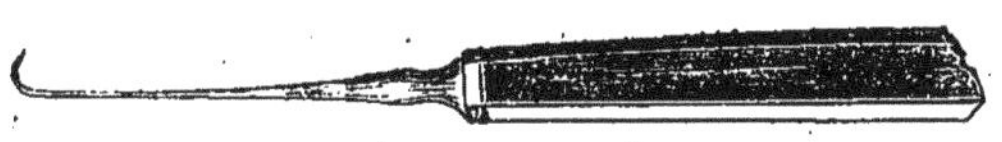

Fig. 7. — Crochet à cataracte.

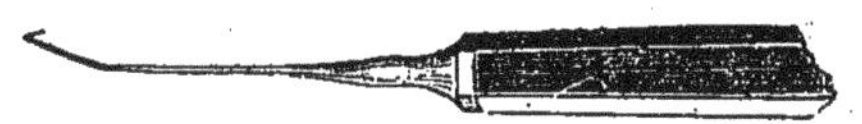

Fig. 8. — Crochet à cataracte.

Le crochet mousse dont je me sers ordinairement a la forme rendue par la figure 7, et une courbure (fig. 8) telle, qu'on peut le pousser avec facilité sous le noyau

du cristallin. On introduit ce crochet, d'abord à plat
dans la plaie de la capsule antérieure, puis on le retire
jusqu'en deçà du bord nucléaire du même côté. En soulevant comme il faut le manche, on porte le crochet
dans la direction de la corticale postérieure, et on le fait
avancer dans celle-ci à plat, jusqu'à ce que le pôle postérieur du noyau soit tourné; puis on incline le manche un
peu en arrière, en continuant cependant à pousser le crochet en avant jusqu'à ce qu'il soit arrivé presque au bord
opposé du noyau. On tourne alors l'instrument entre les
doigts autour de son axe, de sorte que le plan de la courbure du crochet soit porté de la position horizontale dans
la perpendiculaire, ou, si l'on sent la résistance augmenter
trop, dans une position oblique. Un doux mouvement
de traction attire le noyau ou le cristallin entier vers
la plaie.

Remarques. — En dehors des cataractes avec noyau et substance
corticale molle, quelques autres formes encore peuvent être soumises
à la manœuvre de glissement. Je compte parmi ces formes, d'abord
les cataractes visquéuses des personnes arrivées à l'âge moyen, les
cataractes qui ont un noyau blanchâtre, mais qui n'est pas encore
scléromateux et jaunâtre. J'y compte encore les opacités corticales
postérieures, qui sont composées d'une infinité de points et de taches
près de la capsule postérieure, mais qui laissent souvent les autres
parties du cristallin transparentes pour un temps indéterminé, et
troublent pourtant la vision suffisamment pour réclamer absolument
une opération. Ces formes m'embarrassèrent autrefois comme elles
embarrassèrent probablement aussi mes collègues. Le choix du
mode opératoire était d'autant plus difficile, que ces cataractes sont
compliquées sans aucun doute par des états morbides (quand
même on ne peut pas les reconnaître par l'ophthalmoscope) des
membranes internes, et pour cette raison moins favorables aux
opérations que les cataractes ordinaires. Les cataractes de ce genre
que j'ai opérées dernièrement par la méthode recommandée, se

trouvaient, il est vrai, chez des individus de trente à cinquante-cinq ans ; chez des personnes plus âgées, on serait probablement obligé de se servir du crochet : mais il paraît que ces formes de cataractes se développent surtout dans la période moyenne de la vie. Je dois de même recommander la manœuvre de glissement pour d'autres opacités se rapprochant jusqu'à un certain point des cataractes stratifiées, dans lesquelles une couche corticale intermédiaire se montre déjà fortement prise d'opacités striées et diffuses, tandis que le noyau reste longtemps sans participer beaucoup à la formation de la cataracte, dont la marche est d'une lenteur incalculable. Dans ces formes, la curette et le crochet, à cause de l'absence du noyau dur, passent facilement au travers, tandis que la manœuvre de pression indiquée réussit. Enfin, je recommande la même manœuvre, avec une diminution de l'étendue de la plaie, pour les cataractes du jeune âge, à substance corticale molle. J'indiquerai plus loin pourquoi j'ai abandonné l'extraction linéaire simple pour cette espèce de cataracte. — Dans les cas de cataracte non mûre que l'on veut faire sortir par la manœuvre de glissement, on fait bien, dans le troisième acte, non-seulement d'ouvrir largement la capsule jusqu'à l'équateur, comme je l'ai déjà recommandé, mais en outre d'inciser, à plusieurs reprises, dans la plaie capsulaire, la substance corticale avec le kystitome ; cette incision rend la substance du cris-tallin moins cohérente et plus mobile. Parfois on peut préparer cette manœuvre de glissement en introduisant un instrument spatulé, fin, dans la corticale postérieure ; on diminue alors sa cohérence par de petits mouvements latéraux. Ceci a pourtant certains inconvénients, surtout celui de détacher la couche la plus profonde de la substance corticale. Je ne puis, pour aucune forme de cataracte, conseiller d'introduire, dans la corticale postérieure, un crochet à discision, et de diviser avec cet instrument le cristallin en petites parties, d'arrière en avant, parce que les cataractes susceptibles, par la nature de leur consistance, d'un tel broiement, sortent mieux en entier par la manœuvre de glissement bien dirigée. Pour certaines formes d'une consistance intermédiaire, il n'est pas possible de déterminer d'avance, avec sûreté, si nous réussirons à faire sortir la cataracte par la simple pression. Il est vrai que nous pouvons connaître d'avance, avec une certaine exactitude, l'épaisseur de la substance corticale molle ; mais quant à la souplesse et à la compressibilité du noyau, nous ne pouvons les préciser qu'approximativement. J'ai recommandé plus haut d'essayer, pour ces cas, la manœuvre de glissement ; mais on aurait tort de la continuer plus que cela n'est raisonnable ; si, après le glissement latéral, et surtout après le premier glissement en arrière, la cataracte ne se présente pas immédiatement, il faut cesser la pression. Une augmentation forcée de la pression est facilement suivie de la rupture de la zonule ou de la fossette hyaloïdienne. Si l'essai de la pression jusqu'à la limite indiquée n'a pas de résultat, il reste aussi sans le moindre inconvénient pour l'œil; il produit même généralement une diminution de la cohérence qui prépare d'une manière favorable la manœuvre du crochet. Si, au contraire, la sortie de la cataracte est produite par la pression seule, la vulnération est réduite d'une manière plus parfaite, et l'évacuation du cristallin devient plus complète qu'après l'emploi d'un instrument quelconque. — Quant à la forme du crochet, j'ai déjà dit que je me sers de différents modèles, mais par exception seulement de crochets pointus. Il est important d'attirer l'instrument dans la plaie capsulaire assez loin pour que le bord du noyau puisse être facilement tourné en s'avançant, et qu'il n'y ait aucune pression sur la surface antérieure. Quand on s'aperçoit de la moindre dépression de la cataracte, il faut, avant d'enfoncer l'instrument, le retirer vers l'équateur plus encore qu'auparavant. Si, par hasard, une cataracte dure a été attirée vers la plaie par l'effet du kystitome (ce qui rendrait difficile ou presque impossible de tourner le bord du noyau), et que ce déplacement n'ait pas été immédiatement corrigé par le kystitome même, il devient nécessaire de repousser d'abord le cristallin (avec une érigne pointue) dans sa position centrale, avant d'introduire le crochet. — Pour l'avancement du crochet, on doit observer la même règle que pour l'avancement de la curette : adapter l'instrument aussi intimement que possible à la surface postérieure du noyau, sans déplacer ce dernier d'aucune manière. Quand on s'aperçoit que l'instrument communique un mouvement à la cataracte, on doit relever le manche ; d'un autre côté, on ne doit pas enfoncer trop profondément l'instrument, pour ne pas pousser son bord contre le feuillet postérieur de la capsule du cristallin. Il faut, pour cette raison, observer avec la plus grande attention la position de la cataracte, et ne relever le manche de l'instrument qu'autant qu'il le faut pour prévenir la communication du mouvement. — Quand il y a une quantité suffisante de substance corticale molle, l'entrée du crochet, comme je l'ai déjà mentionné plusieurs fois, n'éprouve pas de résistance ; on peut, à cause de cela, s'avancer avec une certaine rapidité et une certaine hardiesse, pourvu que l'on reste dans la direction juste. En cas d'absence de cette couche, il s'agit de détacher, pour ainsi dire, la capsule de la partie postérieure du cristallin et de se frayer successivement un chemin entre les deux. Cette dernière condition exige un avancement délicat et lent du crochet, pendant lequel on doit suivre, le plus strictement possible, les lois mentionnées déjà pour l'introduction de cet instrument. Je trouve souvent un avantage à imprimer à l'instrument (déjà en avançant) de légers mouvements de rotation autour de son plus grand axe, tantôt en relevant le bord, tantôt retournant dans la position horizontale pour faciliter le détachement de la substance corticale de la capsule. — Aussitôt qu'on commence le mouvement de sortie avec le crochet, il est nécessaire que le bord du cristallin se présente dans la plaie, sinon on peut en tirer la conclusion que l'effet est anormal, et, avant de continuer, il faut s'orienter avec soin. Il se peut que le crochet passe à travers le cristallin, ce qui n'arrive pourtant jamais en cas de noyau scléromateux, et ce qui indique un diagnostic inexact. Généralement, dans ce cas, la cataracte dévie d'un côté, parce que la ligne de traction tracée par l'instrument, ne correspond pas au centre de gravitation de la cataracte. Il est vrai que cette exigence, mathématiquement parlant, disparaît en grande partie, dans notre méthode, à cause de la diminution des résistances que la plaie offre au cristallin. Cependant, quand l'incision n'est pas tout à fait normale, par exemple, quand l'angle nasal de la plaie n'est pas poussé suffisamment loin sous le bord sclérotical, ou si la cataracte est d'un diamètre extraordinaire, comme dans le cas de cataractes trop mûres, entièrement dures, l'observation des lois de l'équilibre est encore d'une assez grande importance. Au commencement, je manquai le mécanisme plusieurs fois, parce que je ne faisais pas assez attention à l'effet produit par la forme coudée du crochet. Il est évident que quand on introduit l'instrument coudé dans le diamètre de la cornée, et qu'on exécute ensuite la rotation pour la sortie, cet instrument ne reste plus dans le diamètre, comme le ferait un instrument droit ; il en dévie. S'il doit rester dans le diamètre en sortant, il faut choisir, pour l'entrée, une ligne de direction qui dévie du diamètre du même angle à peu près que celui de la courbure de l'axe de l'instrument. Ce que je trouve de plus pratique, c'est d'appliquer

le crochet, avant de l'introduire dans la plaie, à la surface externe
de la cornée, dans la même position que celle qu'il doit avoir en
sortant ; puis de lui imprimer un mouvement de rotation à plat, et
d'exécuter dans cette position le mouvement d'entrée. Quand, par
une faute quelconque, l'équilibre est dérangé, on le saura immédiatement, comme je l'ai déjà mentionné, quand la cataracte ne se
présentera pas immédiatement dans la plaie. Continuer la traction
dans une fausse direction, a pour seul résultat de faire dévier le
cristallin de plus en plus vers le côté, et de rompre le corps vitré.
On doit plutôt suivre la cataracte par un mouvement latéral approprié à la circonstance, essayer de légers mouvements de traction
dans la nouvelle position, et les continuer seulement si l'on observe
que la cataracte se présente de la manière convenable dans la plaie.
Si l'on ne réussit pas à réparer la faute et à saisir la cataracte de
cette manière, on doit prendre une curette ou une érigne aiguë que
l'on enfonce dans la partie postérieure du cristallin en abandonnant
ainsi naturellement une partie des avantages du procédé. Si le corps
vitré s'écoule, on fera mieux de prendre une curette qui saisisse
sûrement ; elle trouve son chemin libre, et doit naturellement être
introduite dans la direction de la déviation du cristallin. Quand,
après les applications normales du crochet mousse, la sortie est tellement avancée que le noyau se présente par un diamètre, il faut
retirer le crochet en relevant le manche, et faire glisser son extrémité de bas en haut sur la sclérotique ; elle entraîne ainsi facilement
la cataracte, et ce mouvement me paraît aussi le plus favorable pour
faire suivre aussi complétement que possible la substance corticale,
et ne pas en perdre pendant qu'elle traverse la plaie.

Acte V : *Nettoyage de la pupille et coaptation de la plaie.*
— Si, après la sortie du noyau, des parties de la substance
corticale sont restées en arrière, comme cela arrive dans la
plupart des cas, on doit les faire sortir par de légers mouvements de pression et de glissement exécutés sur les paupières, avec le bout du doigt. Pour ces mouvements, on
doit observer toutes les règles prescrites dans la technique
de l'opération à lambeau. Dans des cas exceptionnels

seulement, on doit entrer dans la plaie avec de petites curettes pour écarter des parties particulièrement adhérentes à la capsule. Quant à des couches très-minces et diaphanes intimement liées à la capsule, il vaut quelque-fois mieux les laisser que de les faire sortir par une pression trop prolongée ; en général, pourtant, il est de grande importance de retirer la substance corticale le plus soigneusement possible. — Pour terminer, il faut enlever de la plaie les caillots de sang, et faire glisser doucement de haut en bas, sur le lambeau conjonctival, la convexité d'une petite pince courbe pour faire sortir le pigment irien et de petits débris de la substance corticale cachés sous ce lambeau. Cette manœuvre lissera en même temps d'une manière convenable le lambeau et l'adaptera à l'épisclère.

Remarques. — L'effet produit par les masses corticales qui restent dans l'œil est certainement différent suivant les différentes formes de cataractes ; mais nos connaissances sous ce rapport laissent beaucoup à désirer. Cet effet est surtout à craindre pour les formes de cataractes trop mûres (ratatinées), pour les cataractes corticales postérieures, et pour les opacités stratifiées. Dans l'impossibilité où nous sommes de déterminer d'avance, avec sûreté, l'influence de ces masses corticales, et comme, dans les cas les plus favorables même, une grande quantité de ces masses, qui resterait dans l'œil, retarderait la guérison, le principe de nettoyer soigneusement la pupille est certainement justifié. D'un autre côté, il faut éviter, pour le nettoyage de la pupille, tous les inconvénients que nous avons signalés pour la sortie du noyau. L'introduction répétée des curettes, faite même avec le plus grand soin, est à redouter. Je crains moins, dans ces manœuvres, l'irritation du canal de la plaie, quoiqu'elle ne soit pas indifférente, que la pression de l'instrument contre la couche cellulaire de la capsule et de la membrane de Descemet. Aussi je fais mon possible pour nettoyer la pupille avec de simples manœuvres de pression et de glissement, et je réussis à peu

d'exceptions près. On peut attendre aussi quelques minutes jusqu'à
la nouvelle formation d'une couche mince d'humeur aqueuse, puis
exécuter de légères frictions concentriques à travers la paupière
pour dégager les parties corticales de la capsule, et surtout du
repli capsulaire, et les préparer ainsi à la sortie par la pression
indiquée. Malgré toute l'importance de la sortie complète de la
substance corticale, on ne doit pas oublier que les couches minces et
interrompues ne provoquent généralement pas d'accidents, mais
retardent seulement un peu la guérison ; il serait donc imprudent
de prolonger, pour cela, les manœuvres d'une manière exagérée, ou
même de s'exposer à une rupture du corps vitré. Quand il s'agit au
contraire de grands amas, je conseille toujours de les enlever ; et,
dans le cas où ces amas, comme dans les cataractes trop mûres
et desséchées, n'auraient aucune mobilité sous la pression, je
conseillerais d'employer une curette à bord moyen. Quand la
cataracte n'est pas mûre, il faut explorer avec beaucoup de soin,
et même en se servant d'un verre grossissant, le champ pupillaire,
pour ne pas laisser des masses corticales transparentes. — Si une
partie du corps vitré est sortie, ou s'il en sort pendant qu'on essaye
d'ôter la substance corticale, celle-ci est beaucoup plus difficile à
enlever ; il faut cependant persister tant qu'il en reste beaucoup. Il
y a certainement moins d'inconvénients à perdre un peu plus du corps
vitré et à sortir complétement la corticale qu'il n'y aurait d'avantages
à laisser l'un et l'autre. Je crains seulement l'introduction répétée
de curettes dans le corps vitré rompu ; cette introduction devient
trop facilement la cause d'opacités épaisses du corps vitré (opacités
inflammatoires de la substance), qui, il est vrai, sont parfois résorbées, mais qui parfois aussi entrent en suppuration et compromettent le résultat. Après la perte du corps vitré, on fait bien de
fermer les yeux du malade, d'attendre une minute ; puis de réunir
les restes de la substance corticale en faisant des frictions à travers
les paupières, et de les faire sortir alors naturellement avec un peu
de substance vitrée, en pressant avec les doigts ou en employant la
manœuvre de glissement indiquée. Quand ces moyens ne réussissent
pas, on peut introduire une curette plus large ; mais on tâchera
d'atteindre le but d'un seul coup, et de ne pas réitérer ces introduc-
tions. Si, après la rupture de la fosse hyaloïdienne, la plaie contient
de la substance du corps vitré, je ne crois pas nécessaire de l'enlever avec les ciseaux, comme quelques praticiens expérimentés l'ont

prescrit. Un tel procédé pourrait amener ici, comme dans l'extraction à lambeau, de nouvelles masses de corps vitré, et, finalement,
ne produirait pas un contact plus intime des bords de la plaie que
par un plus grand collapsus du globe. Cependant ce dernier doit
être évité, si cela est possible, et il vaut mieux appliquer immédiatement le bandeau compressif pour coapter les bords de la plaie.
Au-dessous de ce bandeau, la substance qui a fait le prolapsus est,
en effet, bientôt étranglée dans la plaie, et il ne reste, comme résidu de la métamorphose du tissu, que de petits filaments muqueux
qui se détachent spontanément. Les conditions sont autres dans
quelques cas exceptionnels : sans sortir de l'œil, le corps vitré se
montre dans la plaie avec la forme convexe de la membrane hyaloïde non rompue, et il en tient, pour ainsi dire, les bords béants.
Dans l'extraction à lambeau, cet état exige absolument la ponction
du corps vitré, sans laquelle la hernie hyaloïdienne, qui n'a pas de
tendance à se retirer, ne disparaît pas, et la guérison de la plaie
reste en danger. Dans notre méthode, je n'ai observé cet état qu'une
fois ; j'ai laissé le corps vitré pendant quelques jours, après lesquels
je fus obligé de ponctionner, parce que les bords de la plaie ne se
rapprochaient pas. Je reviendrai plus tard à ce cas qui, d'ailleurs,
guérissait très-bien. Le lambeau conjonctival a une grande tendance
à s'adapter; quand même, momentanément, il se plie et se décolle
de l'épisclère, il s'y applique bientôt sous l'influence du bandeau
compressif et de la légère tension congestive. Je ne trouverais, par
conséquent, aucune raison pour l'application de sutures, à laquelle
ce lambeau pourrait inviter à priori, et je verrais dans leur usage
plus d'inconvénients que d'avantages.

Je n'ai que peu de choses à dire sur le traitement qui
suit l'opération. On applique le bandeau compressif ordinaire, que l'on renouvelle pour la première fois cinq ou
six heures après l'opération ; on le renouvelle ensuite
deux fois par jour (ou même une seule fois). Par rapport
à la lumière, il faut prendre, pendant les premiers jours,
les précautions usitées après les opérations sur les yeux.
On doit recommander le repos, mais moins rigoureuse-

ment pourtant qu'après l'opération de l'extraction à lambeau. Au besoin, les malades peuvent déjà passer les premiers jours hors du lit. Dans le régime, on peut permettre tout ce qui n'échauffe pas et ne rend pas nécessaire le mouvement des mâchoires. Dès le deuxième jour, j'instille (généralement deux fois par jour) de l'atropine, pour empêcher surtout les adhésions des deux coins du sphincter avec le sac capsulaire. Je retarde ces instillations dans les cas où la sécrétion conjonctivale est augmentée par un catarrhe préexistant ou a une tendance à augmenter après l'opération. En cas d'accidents, un examen fait avec précaution (toujours à la lumière artificielle), mais pourtant attentif, doit décider si les accidents ont leur point de départ dans la plaie, la cornée, l'iris ou les cellules capsulaires. Le traitement est conforme aux règles en vigueur après d'autres opérations. En général, on n'observe que rarement des écarts dans la marche normale, sur laquelle je reviendrai en parlant des résultats obtenus jusqu'ici.

———

V

Accidents durant l'opération. — Usage du chloroforme.

L'histoire des accidents qui surviennent pendant une opération coïncide, pour la plus grande partie, avec l'énumération des fautes commises dans le manuel opératoire. Pour cette raison, nous avons déjà nommé la plupart de ces accidents dans la description détaillée du

procédé. J'ajoute seulement encore quelques observations, qui doivent compléter et récapituler ce que j'ai
déjà dit dans le chapitre précédent.

Si pendant l'application de l'élévateur à ressort ou des
pinces à fixation, le malade se débat beaucoup ou comprime fortement les paupières, on fait mieux d'employer
le chloroforme. Quand on a mal choisi le point de ponction par rapport au bord de la cornée, et que le couteau
est déjà entré dans la chambre antérieure, on doit le retirer et s'abstenir pour le moment de faire l'opération.
La plaie, extrêmement insignifiante, est bientôt guérie; et,
après peu de jours, on peut recommencer l'opération. Si,
au contraire, la pointe du couteau n'est pas encore dans
la chambre antérieure, on peut naturellement continuer,
en choisissant un nouveau point de ponction, après avoir
retiré l'instrument. Si le point de ponction est à la juste
distance du bord de la cornée, mais trop haut ou trop
bas, on peut compenser cette différence par le choix du
point de contre-ponction, sans changer la grandeur de
l'incision; il n'en résulte d'autre inconvénient qu'une
légère déviation du coloboma, qui, selon la prescription,
devait être dirigé droit en haut.

Quand on a conduit la pointe du couteau vers un endroit de ponction autre que celui qui est prescrit, il faut
s'en apercevoir, en tout cas, avant que la pointe perce le
bord sclérotical. On peut alors retirer la pointe du couteau
jusque dans la chambre antérieure, pour la diriger ensuite
vers le vrai point de contre-ponction. Ce mouvement peut
même être exécuté ici en toute tranquillité, puisque le
couteau, par sa forme, même en se retirant, ne laisse pas
passer facilement l'humeur aqueuse. Il est connu que dans

l'extraction à lambeau, au contraire, le mouvement analogue doit être effectué rapidement et avec le moins d'étendue possible. — Il se pourrait que les imitateurs de mon procédé trouvent quelques difficultés les premières fois pour terminer le lambeau conjonctival; cependant on les évitera toujours, si l'on s'habitue à diriger le couteau, après avoir traversé le bord sclérotical, en avant et en bas, avec un mouvement hardi de va-et-vient. On pourrait éviter ces difficultés, et mesurer avec plus d'exactitude encore la forme du lambeau conjonctival, si on le terminait avec les ciseaux; cependant je n'attache pas d'importance à la petite différence de forme du lambeau, et je crois inutile un changement d'instrument.

Je n'ai guère vu d'épanchements gênants de sang. S'ils surviennent, je conseille de fermer l'œil après la section pendant quelques minutes, de presser assez vigoureusement de la charpie contre les paupières, puis d'écarter les bords de la plaie avec la curette de Daviel, et d'exercer indirectement, à travers la paupière, une légère pression sur la surface externe de la cornée. Le sang sort, en général, facilement de l'incision prescrite. — Cette opération ne présente rien de remarquable, quant aux accidents qui surviennent, pendant les deuxième, troisième, quatrième et cinquième actes.

Je veux seulement donner quelques détails sur les causes du prolapsus du corps vitré. Ces causes sont :

1° Une incision anormale. Une incision trop périphérique, qui permet à la zonule de se présenter à côté du bord cristallinien, dispose directement au prolapsus du corps vitré. Toute anomalie de la plaie peut y disposer indirectement, en modifiant les résistances et les conditions de l'équilibre de la cataracte. Si, par exemple, la contre-ponction n'est pas assez périphérique sous le bord sclérotical, il s'y forme, au commencement de la sortie, un point de résistance qui devient un centre de rotation. Pendant ce mouvement rotatoire et pénible de sortie, le cristallin perd non-seulement plus de substance corticale, mais il presse d'un côté sur la capsule équatoriale et la rompt facilement.

2° Un manque de prudence en coupant l'iris: si, par exemple, une des pointes des ciseaux ou leur convexité exerce une pression trop forte dans la direction de la zonule.

3° L'effet du kystitome dans les cas de cataractes dures. Quand l'instrument s'enfonce dans la substance résistante du cristallin, ce qu'il faut éviter, il communique chacun de ses mouvements à la cataracte, qui alors tend la zonule et la rompt facilement. De plus, en dehors de cette lésion directe, il produit facilement pendant le quatrième acte une dislocation dangereuse du cristallin. Si le cristallin est déplacé du côté de la plaie, le crochet ne trouve plus son chemin dans la substance corticale postérieure, il est poussé vers le bord qu'il aurait dû contourner, et change la position du cristallin. Si, au contraire, la cataracte est déplacée du côté opposé, le crochet, au lieu d'aller dans la substance corticale, est poussé trop facilement derrière la capsule, et ouvre ainsi le corps vitré. Les moyens de prévenir ces inconvénients ont été déjà indiqués.

4° Une pression trop forte pendant la manœuvre de glissement pour forcer la présentation du cristallin.

5° La lésion directe de la fossette hyaloïdienne par la manœuvre du crochet (mauvaise direction), et, plus fré-

quemment encore, l'asymétrie des résistances qui s'opposent à la sortie du cristallin ; la cataracte glisse alors vers
le côté, et rompt par cela même la capsule équatoriale
ou postérieure. J'ai déjà traité plus haut ce point, ainsi
que le précédent.

6° Des états morbides préexistants dans l'œil. Il n'y a
pas de doute que, dans les affections de la choroïde et du
corps vitré qui forment assez souvent le point de départ
des cataractes, la zonule est souvent atrophiée ou même
détruite en partie. Ce n'est que parfois que cet état se
trahit par le tremblement de la cataracte, symptôme qui,
probablement, ne peut se montrer qu'après une destruction de la zonule dans une partie plus étendue. Dans
d'autres cas, où ce signe manque complétement, il peut
arriver que le corps vitré sorte déjà pendant l'incision de
la cornée (1), sans que ni le malade ni l'opérateur aient
quelque chose à se reprocher. Ici il faut supposer des
défectuosités préexistantes dans la zonule, peut-être dans
une très-petite partie de son étendue. En dehors des
complications que causent les affections de la choroïde et
du corps vitré, la nature de la cataracte même peut
fournir une disposition au prolapsus du corps vitré par
des altérations dans les attaches naturelles du cristallin à
la zonule et à la fossette hyaloïdienne. Ceci se rencontre
dans quelques cas de cataractes trop mûres, ratatinées,
puis dans les cataractes corticales postérieures, stationnaires, et dans de certaines opacités stratifiées que j'ai
déjà mentionnées.

7° Une pression intra-oculaire relativement trop forte

______

(1) Je n'ai pas encore observé ce fait dans l'opération en question,
mais plusieurs fois dans l'extraction à lambeau.

(quand même encore physiologique), la forte contre-pression du muscle orbiculaire sur l'hémisphère antérieur,
la pression des muscles oculaires sur la zone équatoriale,
ou celle du tissu graisseux orbitaire sur l'hémisphère
postérieur du globe. Il est connu que cette disposition est
beaucoup plus grande dans les yeux proéminents, qui
ont les paupières tendues, que dans les yeux enfoncés
qui ont les paupières relâchées.

8° Souvent la force trop grande de contraction musculaire volontaire, ou, comme on dit quelquefois à tort,
« une conduite déraisonnable du malade ». Il est facile de
comprendre que, dans ces cas, l'énergie disparaît devant
l'irritabilité qui existe à différents degrés chez les différents individus. Il appartient en partie à l'opérateur de
profiter, pour les actes de l'opération qui sont surtout
dangereux par rapport à la sortie du cristallin, des intervalles entre les contractions musculaires ; cependant ce
choix ne réussit qu'imparfaitement dans de certaines
circonstances.

Si nous analysons les cas de prolapsus du corps vitré,
nous trouvons qu'ils résultent généralement de plusieurs
causes. Une plaie trop périphérique (1) n'aurait pas conduit au prolapsus du corps vitré, si en même temps le
malade n'avait pas trop pressé son œil (8). Une pression
un peu trop forte pendant la manœuvre du glissement (4)
n'aurait pas eu de suites fâcheuses, s'il n'avait préexisté
une anomalie de la zonule causée par la forme de la cataracte (6), etc. En général, on peut supposer que les contractions musculaires volontaires sont toujours un facteur
principal, sans lequel la plupart des autres causes reste-
raient sans effet. J'ai déjà admis plus haut que dans la

situation recommandée pour la plaie, la disposition au prolapsus du corps vitré est en général plus grande que dans les incisions par le couteau lancéolaire. Il faut, en outre, remarquer que toute opération faite en haut provoque dans l'œil une pression relativement plus forte, lorsque la contraction du muscle droit supérieur, inséparable de l'intention du malade de fermer ses paupières, doit être vaincue par un effet opposé des pinces à fixation. D'après ces considérations, il est tout naturel, dans notre procédé, de vouloir éliminer par l'anesthésie les contractions musculaires qui sont le facteur le plus nuisible par rapport au prolapsus du corps vitré.

Les convictions de nos collègues sur les dangers et les inconvénients d'une narcose complète par le chloroforme serviront à décider s'ils veulent employer l'anesthésie dans tous les cas, ou seulement dans de certaines conditions. Il va sans dire que nous ne pouvons pas faire usage ici d'une narcose incomplète, comme je la trouve suffisante pour l'opération du strabisme. C'est une chose toute différente de vouloir seulement épargner au malade l'impression désagréable d'une opération, ou de vouloir neutraliser complétement l'activité musculaire. Quand nous avons cette dernière intention, un état qui détruirait l'influence de la volonté sans immobiliser le malade nous serait moins favorable qu'un réveil complet. J'ai employé jusqu'ici l'anesthésie dans un petit nombre de cas seulement (7 sur 69), d'où il résulte qu'elle n'est certainement pas de nécessité absolue pour le succès; mais je ne doute pas, comme je l'ai déjà dit, que le chiffre des prolapsus du corps vitré (jusqu'ici 1 pour 7) ne devienne beaucoup plus réduit par l'emploi plus fréquent du chloroforme. Il est vrai que parmi les sept personnes narcotisées, j'ai noté aussi un prolapsus du corps vitré; cependant le malade, âgé de soixante-dix-huit ans et très-infirme, n'était pas arrivé à une anesthésie complète.

Jusqu'ici il était d'usage chez moi de narcotiser seulement les malades timides, ou ceux qui, à l'application de la pince à fixation, se débattaient outre mesure. Malheureusement, l'intensité des contractions musculaires produites par l'irritation des parties sensibles de l'œil ne peut guère être prévue. Le moyen recommandé par Critchett, de palper auparavant le cul-de-sac conjonctival avec le bout du doigt pour évaluer l'irritabilité, peut bien nous donner quelques indications, mais ne nous garantit pas des erreurs. Nous recevons déjà des indices un peu plus certains pendant l'application des pinces à fixation ; seulement, il y a des individus chez lesquels l'irritabilité n'augmente que durant l'opération. Le moyen le plus sûr serait donc de narcotiser tous les malades, si nous pouvions faire abstraction des craintes que donne une narcose complète. Je n'ai eu, parmi plus de 7000 narcoses (surtout pour les opérations de strabisme et des paupières), aucun cas de décès à déplorer; mais j'avoue volontiers qu'à peine un quart des opérés avec chloroforme était complétement narcotisé, c'est-à-dire sans réaction ; d'ailleurs, je cessais définitivement la continuation de la narcose aussitôt qu'une circonstance quelconque pouvait faire naître la moindre inquiétude. Si un chirurgien, dans des opérations qui causent des douleurs si fortes, qu'elles sont à la limite de ce que nous pouvons faire supporter à un homme, a à déplorer un malheur parmi 4000 narcoses environ, il peut tranquilliser sa conscience en pensant aux souffrances qu'il a épargnées à tant d'autres malades. Dans les opérations sur les yeux, les douleurs sont si peu intenses, qu'un homme d'énergie moyenne les supporte facilement, et pourtant les dangers d'une narcose complète sont les mêmes.

D'après ces considérations, je ne peux me décider en général, pour les opérations sur les yeux, à employer le chloroforme que dans les circonstances suivantes :

1° Si une très-légère narcose, ou plutôt un engourdissement, que je considère sans aucun danger, suffit à nos intentions (strabotomie, petites opérations sur les paupières, etc.).

2° Si le malade est tellement craintif, qu'il ne peut se décider à l'opération sans chloroforme, ou que l'idée de l'opération lui fait perdre toute énergie.

3° Si l'anéantissement des contractions musculaires volontaires peut fournir des avantages essentiels au but de l'opération.

Notre procédé pourrait, en effet, offrir des circonstances qui indiquent, selon (3), l'usage des anesthésiques; cependant l'avenir seul doit décider s'il y a une différence assez tranchée entre les résultats, avec ou sans narcose, pour se prononcer en général dans le sens de son application. Jusque-là l'usage restreint du chloroforme, peut-être dans une mesure un peu plus large que je ne l'ai fait, serait justifié.

VI

Résultats que le procédé a fournis jusqu'à présent.

Si je communique maintenant les résultats de guérison que j'ai obtenus, ce n'est pas dans l'intention d'en tirer des conclusions statistiques. Qui n'a pas vu s'évanouir les illusions par lesquelles le hasard nous trompe, quand une série de succès nous remplit de joyeuses espérances et entraîne l'esprit à croire nos opérations en dehors de toute incertitude. Ici, comme dans la vie, les périodes de tempête suivent les jours de soleil, et nous retombons promptement, des châteaux imaginaires où nos rêves nous avaient transportés, dans les modestes habitations dont les fenêtres ne sont pas toutes tournées du côté du bonheur. Ce n'est que sur un très-grand nombre, je dirai presque une masse de chiffres, que nous pouvons baser des proportions moyennes. Il m'est arrivé aussi, lorsque je faisais seulement des extractions à lambeau, d'opérer quinze à vingt cataractes de suite sans accidents remarquables, et une fois j'ai même eu le bonheur de faire, dans ma clientèle privée, presque cinquante extractions sans perdre un seul œil. Ensuite venaient des périodes de malheur, de sorte que la proportion générale arrivait toujours à 7 pour 100 de perte (voyez page 20). Pourtant, si, d'après ces considérations, un petit nombre d'opérations n'a qu'une valeur douteuse pour la statistique des résultats, il peut décider de la valeur comparative de plusieurs procédés, dans le cas de très-grandes différences dans leurs effets. Par exemple, si, par une méthode, on perdait sur cent opérations un œil, et que par une autre méthode on en perdît sept, on n'hésiterait pas à déclarer que la première est la meilleure, sans se permettre un jugement statistique sur les succès définitifs de chacune de ces méthodes. La proportion des yeux perdus après continuation des expériences ne serait peut-être plus de 1 à 7, mais, selon toute probabilité, elle ne sera jamais identique. La série dont je dispose fournit des différences qui suffisent pour tirer certaines conclusions avec de grandes probabilités. Voyons d'abord les faits :

Je faisais l'opération pour la première fois, le 19 mai 1865, sur une femme âgée de soixante-trois ans, et depuis ce jour jusqu'à aujourd'hui, commencement d'août, 69 à fois 54 individus, c'est-à-dire à tous les cataractés qui se présentaient à la clinique pour être opérés, à l'exception des personnes très-jeunes, et des malades avec cataractes traumatiques, chez lesquels la discision paraissait indiquée. Le temps des chaleurs, dans lequel tombent presque toutes ces opérations, était en général plus fatal à l'extraction à lambeau que le reste de l'année. Dans les onze années sur lesquelles je possède les notes, deux seulement n'offrent pas de différence sous ce rapport. Il faut ajouter que, dans l'année 1865, la chaleur d'été existait déjà au mois de mai, et qu'en juin et juillet, nous avons eu un nombre extraordinairement grand de jours très-chauds. J'ai à mentionner encore que parmi ces 69 opérations, 8 seulement ont été faites dans des chambres particulières, 61 à l'hôpital ; tandis qu'ordinairement chez nous, parmi 7 cataractés, 2 se trouvent dans des chambres particulières,

5 à l'hôpital. Il résulte de la statistique de mes extractions par lambeau (voyez page 20), que les opérations dans les chambres particulières donnent des résultats beaucoup plus favorables que dans les salles d'hôpital; je suppose que ce succès est dû à un meilleur état de santé des individus, et peut-être aussi au meilleur air qu'ils respirent (1).

Malgré ces circonstances peu favorables, je n'ai pas eu à déplorer, parmi tous les yeux opérés, un seul insuccès complet. Aucun œil n'a été privé de la perception de lumière par une suppuration ou par une iridocyclite délétère; aucun n'a été mis dans un état qui aurait fait déclarer improbable le succès d'une opération ultérieure, c'est-à-dire presque perdu.

Le plus mauvais effet s'est trouvé chez une femme de cinquante-neuf ans (madame Sophie Beneke, opérée le 12 juin), qui, après une opération tout à fait normale et une très-bonne guérison, s'est donné, le quatrième jour, en ôtant le bandeau, un coup contre l'œil avec le bout du doigt; immédiatement elle éprouva une douleur violente et du larmoiement. Six heures après, je trouvais une tuméfaction sous-conjonctivale et une sécrétion assez abondante en raison d'un commencement d'inflammation purulente de la plaie. A la sortie de la malade, cinq semaines après l'opération, la cornée était complétement transparente,

______

(1). A cette occasion, je mentionne une observation qui serait peut-être à étudier pour la pratique dans les salles des hôpitaux, où l'espace cubique n'est pas suffisant pour le nombre des lits (moins de 600 pieds cubes par lit), et dont l'aération, pour des raisons locales, est imparfaite. Il est presque constant que la température des malades est le matin plus élevée de quelques dixièmes de degré centigrade qu'elle ne l'est le soir, tandis qu'il est connu que généralement la température du soir est plus haute que celle du matin. Il me semblait aussi que dans ces mêmes salles il y avait relativement plus de guérisons imparfaites.

mais l'iritis consécutive avait produit une occlusion de la
pupille. La perception quantitative de lumière était précise (elle reconnaît n° 1 du disque lumineux gradué), la
projection était juste dans toutes les directions, et la malade pouvait indiquer le nombre des mains qu'on lui présentait. Je crois, à cause de cela, que les chances d'une
opération consécutive (iridectomie, et plus tard discision
de la capsule) ne sont pas mauvaises pour cette malade,
et je laisse à la volonté du lecteur de compter ou d'exclure
ce cas, dont l'insuccès momentané n'est qu'en rapport
indirect avec l'opération.

Je dois ajouter à cette malade une autre dont l'état des
deux yeux ne présente qu'un résultat très-imparfait. Eli-
sabeth Keim, âgée de trente-sept ans, très-maigre, pâle,
infirme et disposée à des évanouissements, se présenta avec
deux cataractes corticales molles qui ne montraient que
quelques traces d'un noyau blanchâtre. Le 29 mai, l'œil
gauche fut opéré. C'était une des premières opérations
que je faisais avec ce procédé, et j'avais encore l'opinion
erronée qu'il était possible d'opérer ces formes molles
avec de larges crochets mousses. Un crochet de ce genre
coupa la cataracte en travers; il en fut de même de la
curette de Critchett, que j'appliquai après. J'employai
alors (au lieu de le faire dès le commencement) la manœuvre de glissement qui fut accompagnée de la sortie du
corps vitré, car les parties du cristallin étaient dispersées,
peut-être même la capsule postérieure était-elle déjà
blessée. Enfin, je réussis à faire sortir complétement la
substance corticale, mais seulement après avoir introduit
trois fois de petites curettes dans le corps vitré rompu.
Cette opération très-anormale ne fut pas suivie de gué-

rison irrégulière de la plaie, ni d'iritis, mais d'une infiltration du corps vitré accompagnée de chémosis séreux. A l'éclairage oblique, on voyait facilement les masses jaunâtres dans la partie antérieure du corps vitré. Au début, la faculté visuelle était aussi presque abolie, de sorte que la malade, après deux semaines, voyait à peine les mouvements d'une main (1). Après ce temps, le corps vitré s'éclaircit peu à peu, et la force visuelle, selon toute probabilité, serait devenue satisfaisante, si, à partir de la quatrième semaine, le champ pupillaire n'eût pas été masqué par une iridophakite lente venant s'ajouter à l'affection du corps vitré. Six semaines après l'opération, la malade ne comptait les doigts qu'à quatre pieds de distance; la consistance du globe et le champ visuel étaient à l'état normal. Cette diminution de force visuelle s'explique par les opacités pupillaires, de sorte qu'on peut supposer que l'affection du corps vitré n'a laissé que des traces légères, et qu'on peut attendre d'une opération consécutive une vision meilleure. — L'œil droit fut opéré le 26 juillet, lorsque je connaissais déjà mieux le mécanisme du procédé, et la cataracte sortit pendant la manœuvre de glissement, appliquée cette fois dès le

---

(1) La projection d'une bougie présentée à cette malade était au commencement très-peu distincte ; dans quelques directions même, elle était complétement défectueuse. Il est probable que ce symptôme était dû en grande partie à la diffusion très-forte de lumière produite par l'infiltration du corps vitré. Ce symptôme ne paraît pas dépendre d'une insensibilité temporaire de certaines parties de la rétine, car j'ai trouvé, dans quelques cas analogues d'infiltration du corps vitré après blessure, les phosphènes tout à fait comme à l'état normal. Si l'affection se communiquait du corps vitré à la rétine, les couches internes des tubes nerveux ne pourraient pas rester libres, et par conséquent les phosphènes devraient être interrompus. Le trouble de projection dans l'infiltration du corps vitré est en effet un symptôme d'importance grave, mais il n'exclut pas un rétablissement complet.

début, de la manière la plus légère et la plus parfaite. L'opération pouvait être considérée comme une opération modèle. Malgré cela, il se développa une iritis très-vive, et, quoique les circonstances eussent été plus favorables pour cet œil que pour l'œil gauche, une opération consécutive sera nécessaire pour améliorer la force visuelle (la malade ne commençait à compter les doigts que vers la fin de la seconde semaine). Je crois que dans ce cas nous avons à accuser l'état général de la santé comme cause de l'imperfection de la guérison (1).

(1) Je suis étonné que des confrères expérimentés continuent à douter de ces influences. Si je prétends que la constitution décrépite est une des principales causes des mauvaises guérisons, je ne nie pas que les altérations matérielles des vaisseaux et du tissu de l'œil, peut-être même des particularités de la cataracte, ne forment, pour la plus grande partie, l'intermédiaire entre cette cause générale et ce qui se passe pendant la guérison. Mais quand même nous voudrions reconnaître dans ces altérations locales préexistantes (et malheureusement encore peu connues), chez les individus pris de marasme, la cause des mauvaises tendances pendant la guérison, il est mis hors de doute par de nombreux faits cliniques que les affections, et par conséquent aussi les plaies de la cornée, sont soumises aux influences de la nutrition et de l'innervation. On a observé que l'état général influence quelques opérations et n'agit pas sur d'autres ; cela ne doit pas plus nous étonner que les faits analogues pour des blessures à la surface du corps. La guérison d'une petite blessure insignifiante est certainement plus indépendante de l'état général de santé qu'une blessure plus étendue dont la guérison exige un concours plus prononcé des forces générales du corps. En conséquence, nos études doivent avoir pour but de modifier les opérations de manière que les guérisons deviennent toujours plus indépendantes de l'état de santé. — On revient toujours à l'argument que l'influence générale devrait se faire sentir dans les deux yeux, tandis qu'il arrive fréquemment, dans les cas de marasme, que la guérison après l'extraction à lambeau réussit parfaitement dans un œil, et ne s'opère pas dans l'autre. Il ne résulte pas autre chose de ce fait incontestable, que la proposition connue : la cause générale est excitée ou abattue par la présence de conditions locales. Abstraction faite de ce que la cataracte ne se montre que rarement dans les deux yeux sous une forme identique et dans la même phase, les altérations produites par le marasme ne sont jamais régulièrement partagées par tous les organes et même également par les deux parties du corps. Il correspond parfaitement avec mes observations de supposer pour l'œil, dans lequel la cataracte s'est montrée le plus tard, le moindre degré de marasme. En effet, la guérison est, toutes choses égales, plus favorable dans cet œil que dans celui qui le premier avait été atteint de la cataracte, comme je l'ai déjà dit dans une autre occasion.

Le troisième cas de guérison imparfaite s'est présenté chez une femme âgée de soixante-sept ans, excessivement timide et souffrant de troubles gastriques (van der Berg, opérée le 29 mai). La cataracte dure était sortie complétement à la première traction avec le crochet. Il se montrait — la malade était narcotisée — un collapsus extrême de la cornée, ainsi qu'un peu d'hémorrhagie (*ex vacuo*) dans la chambre antérieure. Le second jour, une opacité assez forte (jaune, couleur de pus) se montrait dans les couches profondes de la cornée, le long de la pupille artificielle, et en même temps une iritis se produisait. Après la guérison de cette affection (la malade quitta l'hôpital après cinq semaines), la cornée était tout à fait transparente ; la pupille cependant était tellement couverte d'exsudations iriennes, que la malade pouvait compter avec $+ 3\frac{1}{2}$ les doigts à dix pieds seulement, et déchiffrait péniblement avec $+ 2$ n° 15 (Jaeger). Quoiqu'on puisse s'attendre à une amélioration successive, il est probable que pour obtenir une bonne vision, une opération ultérieure sera nécessaire. L'orientation est d'ailleurs parfaitement libre, et je ne crois pas que la malade, très-timide, se décide à cette seconde opération.

Enfin, j'ai à mentionner parmi les cas imparfaitement guéris une femme âgée de quarante-six ans (Caroline Merker), que j'ai opérée des deux yeux le 19 juin. Les deux cataractes étaient molles, et, comme chez la femme Keim, avec une indication très-faible d'un noyau blanchâtre. A droite, j'essayai d'abord le crochet, qui coupa le cristallin en travers, et j'employai alors immédiatement la manœuvre de glissement. A l'aide de celle-ci, le cristallin sortit, mais l'expulsion des masses corticales fut excessivement péni-

ble, et un petit fragment qui était fortement déplacé fut
laissé dans l'œil. Je présume que c'est l'introduction, évidemment inutile, du crochet qui avait causé cette difficulté,
car à gauche, où la cataracte avait le même aspect et où
j'employai immédiatement la manœuvre de glissement,
toute la cataracte sortit facilement et complétement. La
guérison de ce dernier œil fut tout à fait normale; à
droite, au contraire, une opacité jaunâtre de l'épithélium
capsulaire se développa autour du fragment de corticale resté dans l'œil, et une iritis circonscrite se montra.
Après la guérison de ces affections, le champ pupillaire
était en grande partie masqué par une cataracte secondaire, qui, quoique mince, gêna la vue d'une manière
assez sensible pour réclamer une opération ultérieure.

Voilà les cinq cas (sur quatre malades) dans lesquels le
résultat doit être complété par une seconde opération.
Cependant tous, sauf l'œil de la femme Beneke, jouissaient
déjà d'une certaine vision qualitative.

Si nous montons maintenant l'échelle selon l'étendue
des forces visuelles obtenues, j'aurai à mentionner un
malade âgé de soixante-dix ans (Carl Zittelmann, opéré le
26 juin), chez lequel, probablement à cause d'une manœuvre
inexacte du crochet, le cristallin dévia sur le côté, et fut
extrait après au moyen de la curette, avec prolapsus du
corps vitré, tandis qu'une partie considérable de substance
corticale restait dans l'œil. La guérison de la plaie se fit
normalement. Une légère irritation causée par le gonflement de la substance corticale passa dans la première
semaine, mais le malade était, en quittant l'hôpital, encore
tellement gêné par les restes de substance corticale et par
de légers dépôts sous la capsule (il lisait, après quatre se-

maines seulement, n° 15 de Jaeger) que je trouve dans mon journal la note suivante : Apparemment la discision de la capsule sera indiquée plus tard. — Chez un israélite de soixante-dix-huit ans (Pollakof, opéré le 12 juin), dont les deux yeux, excessivement enfoncés, montraient une cata-racte de Morgagni mûre au moins depuis dix ans, il arriva que, malgré l'emploi du chloroforme, le malade ne put être narcotisé et se débattit avec violence ; le corps vitré faisait déjà prolapsus pendant que je coupais l'iris. J'au-rais dû prendre, immédiatement après la discision de la capsule, une petite curette à traction, — qui devrait peut-être être appliquée généralement pour les noyaux lisses des cataractes de Morgagni (voyez plus haut) ; — mais je fis encore un essai avec le crochet mousse : le noyau tourna vers le côté, et fut éloigné avec la curette introduite latéra-lement dans le corps vitré rompu. Sans aucun symptôme extérieur de réaction, il en résulta une infiltration assez remarquable et jaunâtre de la partie antérieure du corps vitré, que l'on pouvait très-bien constater à l'éclairage oblique, infiltration qui d'abord devait me donner de très-grandes inquiétudes. En effet, à la fin de la première semaine, la vue du malade faisait défaut au n° 16 du disque lumineux gradué, et la projection d'une flamme de bougie était très-peu exacte. Cependant il se produisit une amélioration progressive ; après six semaines, le champ visuel était normal, et le malade lisait le n° 11 de Jaeger à quatre pouces de distance. L'ophthalmoscope montrait encore d'assez nombreuses opacités flottant dans le corps vitré, j'espère qu'elles disparaîtront pour la plus grande partie. Toutefois le résultat final pourrait bien ne pas nous donner une force de vision complète, à cause des résidus de l'infiltration dans le corps vitré ; et pour être tout à fait consciencieux, nous voulons compter cet œil, comme celui de Zittelmann, parmi les guérisons imparfaites.

Dans les 62 autres cas, le résultat de l'opération a été complétement satisfaisant. Il est vrai que deux fois la force visuelle n'arriva pas même à un quinzième de la force normale, mais cet affaiblissement était causé par une complication préexistante, et qui avait été diagnostiquée. La première fois (chez le malade Auguste Zwicker, âgé de soixante-dix ans), il existait une atrophie de la choroïde de grande étendue au centre du fond de l'œil ; l'autre fois (chez le docteur Rich, âgé de trente ans), il s'agissait d'une affection ancienne du corps vitré. Je ne crois pas nécessaire de donner des indications plus exactes sur la force visuelle des différents cas, par la raison que beaucoup de malades quittaient Berlin après quinze jours, leur vision s'améliorant encore de jour en jour. A leur sortie, S varia entre 1/10 et 3/4, selon l'âge des malades, et selon la transparence plus ou moins parfaite de la surface capsulaire interne. Les cas dans lesquels la force de vision était relativement faible, au-dessous de 1/6, qui étaient d'ailleurs peu nombreux, se rapportaient tous à des yeux qui s'amélioraient encore visiblement. Ceci fait présumer que tous ces yeux arriveront à la lecture facile d'une écriture fine, pourvu qu'il ne se forme pas dans la plaie capsulaire une substance hyaline, qui fournirait plus tard l'indication d'une discision de la capsule ; — éventualité que nous ne pouvons jamais exclure pour le futur, quoique nous en fassions abstraction dans la statistique usuelle enregistrée peu de temps après l'opération de la cataracte.

Les résultats d'ensemble sont donc les suivants : 62 fois un résultat parfait, 7 fois un résultat imparfait ; dans *aucun cas* un insuccès complet.

Parmi les sept résultats imparfaits, six yeux jouissaient déjà d'une certaine force visuelle qui, dans deux cas, pourra se compléter spontanément ; dans les quatre autres exigera sans doute une opération ultérieure ; dans le septième cas, il n'existe pour le moment que le moindre degré de perception qualitative, mais il y a aussi des conditions favorables pour une opération ultérieure. Chez cette dernière malade, un coup donné par elle-même à un œil est la cause du peu de succès ; dans quatre autres cas, c'est une anomalie de l'opération, et deux fois il faut en chercher la raison dans l'état général de la santé du malade.

J'ai noté, dans dix des cas réussis, des anomalies pendant l'opération (prolapsus du corps vitré, sortie très-pénible ou imparfaite de la substance corticale), d'où il résulte que ces anomalies, arrivées quatorze fois en tout, ne furent suivies que quatre fois d'un résultat imparfait. J'ai noté quatorze fois des circonstances extrêmement désavantageuses de la constitution ; comme il n'y a que deux de ces cas parmi les sept succès imparfaits, il en résulte, relativement à l'extraction à lambeau, une dépendance moins grande de l'état général (1).

Si nous comparons ces résultats avec ceux de l'extrac-

____

(1) Si nous ne parlons pas des yeux, mais des individus, nous trouvons, parmi 54 opérés, chez 6 des résultats imparfaits (1/9) ; chez 14 dont l'état général était mauvais, 2 résultats imparfaits (1/7). Dans l'extraction à lambeau, la proportion analogue, au lieu d'être de 7 à 9, est de 1 à 2 ; car, en général, des résultats défectueux dans ma statistique se montrent en 17 pour 100 des cas, mais en revanche dans 33 pour 100 des individus qui avant l'opération furent désignés comme infirmes ou d'une constitution vicieuse.

tion par curette (parmi 118 opérations, 7 yeux perdus, 4 presque perdus, et 28 demi-succès qui exigeront probablement des opérations consécutives), ils me paraissent décidément beaucoup plus favorables, de sorte que nous pouvons nous prononcer sans hésitation pour le nouveau procédé. Je tire cette conclusion avec d'autant plus de raisons, que les extractions par curette ont été toutes faites pendant les saisons favorables, tandis que les opérations d'après mon procédé sont tombées dans des saisons moins bonnes ; et puis aussi parce que les première sont été exécutées dans une quantité relativement grande (1/3), tandis que les dernières n'ont été faites qu'en petit nombre (1/9) dans les chambres particulières.

Ma conviction était faite assez tôt dans cette affaire, moins par l'absence d'insuccès complets que par la manière dont s'opérait la guérison. J'ai déjà fait ressortir au commencement de ce travail qu'après les extractions par curette, il se montre, dans les premières semaines, à un observateur exact, des proliférations considérables de l'épithélium capsulaire ; fréquemment même des couches profondes de la cornée ou de l'épithélium de la membrane de Descemet. Les premières de ces proliférations surtout sont de grande importance : on voit dans le plan de la capsule une couche opaque d'un gris jaunâtre qui remplit les brèches dans la capsule. Il n'y a que les cas où il existait une couche épaisse de substance corticale molle qui font exception. Il est vrai que ces proliférations peuvent disparaître et faire place à des interstices libres ; on obtient alors un succès complet. Souvent cependant elles deviennent le point de départ de cataractes capsulaires quand les lacunes restent comblées. Ces proliférations aussi, dans les cas de tendance à une mauvaise guérison, se changent en une masse purulente qui infecte plus ou moins le voisinage et même les bords de la plaie. Elles produisent ainsi une partie des insuccès complets dont une autre partie trouve son point de départ (la hauteur du lambeau n'étant déjà plus insignifiante) dans la suppuration du canal de la plaie, absolument comme cela arrive dans l'extraction à lambeau. Si l'on observe comparativement ceux qui ont été opérés par le procédé recommandé, on ne voit qu'une couche opaque très-mince dans la pupille, et l'on constate que les lacunes de la capsule restent vides d'une manière bien plus satisfaisante. Dans ces circonstances, on conçoit d'abord que les cataractes secondaires soient plus rares, puisque la prolifération cellulaire, même dans les cas de tendance à une mauvaise guérison, arrive moins facilement jusqu'à la suppuration infectante, et enfin que la vision gagne en force beaucoup plus rapidement.

Les défenseurs, même les plus ardents, de l'extraction à lambeau concéderont (surtout pour les cataractes dures) que la force visuelle ne devient satisfaisante que dans la troisième ou la quatrième semaine ; ce n'est qu'à cette époque que disparaît l'irritation dont les produits remplissent les lacunes de la capsule. La durée moyenne du séjour à l'hôpital est en rapport avec ces circonstances : j'ai dit qu'elle était de dix-huit jours (pour notre climat) après l'extraction par curette. Je crois que dans le procédé recommandé, la durée ne sera que de douze jours, et je me propose de l'indiquer à l'avenir en me basant sur de plus grands chiffres. Pour expliquer ces différences favorables à mon procédé, je n'ai qu'à rappeler ce qui a été dit au début, que la sortie du cristallin est plus facile et que l'effet contondant des instruments est évité.

Il ne me reste que peu de mots à ajouter sur la marche de la guérison. Une légère infiltration et vascularisation du lambeau conjonctival disparaît après peu de jours, et souvent n'est que faiblement marquée. La guérison de la conjonctive s'opère (comme dans toutes les opérations conjonctivales) d'abord par la réunion adhésive de la surface sous-conjonctivale à l'épisclère. Cette réunion protége, pour ainsi dire, dans la première période de la guérison, la plaie scléro-cornéenne. La réunion indirecte des bords de la plaie conjonctivale est de moindre importance ; elle s'opère plus tard par une couche mince de granulations (extrêmement fines) qui conduisent à la formation d'une substance intermédiaire. Je n'ai jamais vu jusqu'ici une cicatrisation kystoïde, quoique toute l'incision tombe dans le bord sclérotical ; ce qui me fournit une raison de plus pour supposer que cette cicatrice dans le glaucome ne doit pas être attribuée à la situation périphérique de la plaie, mais principalement à l'effet d'une pression intra-oculaire augmentée. En revanche, j'ai constaté dans quelques cas une tuméfaction modérée du bord sclérotical (donnant une nuance violette à travers la conjonctive), qui disparaissait dans la première semaine sans laisser de traces. La réaction de la cornée est généralement minime, de sorte que l'on voit, seulement dans les premiers jours et par l'examen le plus attentif, un nuage grisâtre dans la région voisine de la plaie, comme on l'aperçoit après la plupart des iridectomies. Dans d'autres cas, surtout après un collapsus de la cornée, on voit dans la partie supérieure de cette membrane, à l'éclairage oblique, des stries d'une faible nuance jaunâtre, d'une largeur d'à peu près un tiers de millimètre, rayonnant surtout dans les couches externes, et que je considère comme des canaux plasmatiques (tubes) distendus et remplis de matière lymphoïde. Leur présence, constatée souvent aussi après des opérations de glaucome, et qui n'est presque pas accompagnée de phénomènes d'irritation, se montre dans les premières douze heures après l'opération; elle se manifeste dans sa plus grande étendue le deuxième jour, et disparaît pendant la première semaine. Des infiltrations inflammatoires, dans le sens ordinaire, n'arrivent que très-exceptionnellement après les opérations normales. Je me rappelle particulièrement n'avoir vu que dans deux cas d'une opération anormale des opacités jaunâtres près de la surface interne de la cornée, surtout vis-à-vis de la pupille artificielle, ce qui n'est pas rare après l'opération par curette. D'ailleurs, ces opacités, si elles sont circonscrites, sont encore de nature assez bénigne, car, malgré leur aspect saturé et la complication de petits hypopyons, elles s'éclaircissent petit à petit.

Dans les cas où l'opération s'écarte essentiellement des prescriptions, il faudra s'attendre naturellement à des modifications dans la marche de la guérison. Déjà, quand la sortie des masses corticales par pression externe est très-pénible, comme cela arrive dans certains cas de cataractes trop mûres, une plus grande tendance se montre pour les proliférations dans les cellules capsulaires, et une suffusion grisâtre plus prononcée se fait voir dans la cornée près de la plaie. Cette tendance devient encore plus évidente quand on a introduit de petites curettes pour faire sortir les masses corticales. Dans 7 cas, j'ai laissé dans l'œil de grands fragments de substance corticale : deux de ces cas comptent parmi les résultats imparfaits; dans l'un, il n'est pas certain si c'est cette circonstance, ou bien le prolapsus du corps vitré, qui a occasionné le mauvais résultat.

L'importance du prolapsus du corps vitré pour la marche de la guérison est essentiellement différente, s'il accompagne la sortie des dernières parties du cristallin, ou s'il a lieu quand les masses corticales ne sont pas encore tout à fait sorties, ou même avant la sortie du noyau cristallinien. Dans le premier cas, le pronostic ne souffrirait pas considérablement, à moins que l'humeur vitrée ne soit sortie en grande quantité, avec danger d'hémorrhagie interne. Parmi les 10 cas de prolapsus du corps vitré, il s'est fait 4 fois de cette manière. Tous ces cas guérirent favorablement; cependant dans deux cas on pouvait encore, quatre semaines après l'opération, reconnaître dans le corps vitré des opacités légères en forme de stries qui disparaissaient pourtant à vue d'œil et troublaient peu la force de la vision.

Quand le prolapsus a lieu pendant qu'il reste de la substance corticale dans l'œil, il est déjà de plus grande importance, car il rend l'expulsion de ces matières difficile ou même impossible. Quelquefois on y arrive avec patience et circonspection par de simples manœuvres de pression (voy. plus haut), et alors la guérison est également peu gênée. Mais dans d'autres cas ces manœuvres ne réussissent pas, et l'on se trouve dans l'alternative, ou de laisser des fragments de substance corticale, ou d'introduire des curettes dans le corps vitré rompu. L'un et l'autre moyen a, comme je l'ai déjà dit, ses grands désavantages. S'il est déjà désagréable en général, de laisser ces fragments, leur mélange avec l'humeur vitrée a surtout un grand inconvénient. Les masses corticales en décomposition ont un effet irritant sur la substance du corps vitré, et provoquent son infiltration inflammatoire. Si nous éloignons ces fragments avec la curette, cet instrument produit un effet analogue et pas moins désastreux. Dans les deux circonstances, la disposition à des infiltrations du corps vitré est beaucoup plus grande qu'après le simple prolapsus. L'accident en question est arrivé trois fois : une fois l'humeur vitrée sortit avec le noyau du cristallin, et les masses corticales restèrent dans l'œil; deux fois le corps vitré ne sortit que dans le cinquième acte. Le premier cas (Zittelmann) se trouve parmi les succès imparfaits; dans les deux autres, une bonne force visuelle a suivi la guérison : pourtant, dans l'un d'eux, on pouvait encore, après six semaines, reconnaître des stries flottant dans le corps vitré.

Le prolapsus du corps vitré est surtout de grande importance, s'il a lieu pendant les premiers actes de l'opération, avant l'expulsion du noyau cristallinien. Les instruments dont on se sert alors, soit des érignes aiguës, soit de grandes curettes, se meuvent dans le corps vitré rompu, et les dangers de ces instruments que je viens de signaler sont encore augmentés par la dislocation du cristallin, circonstance qui empêche d'éviter une forte contusion de la surface postérieure de l'iris, avec autant de certitude que dans le cas où le cristallin se trouve dans sa position centrale. En même temps des fragments de substance corticale sont poussés derrière l'iris. L'accident en question fut noté trois fois : l'un de ces cas seulement conduisit à un résultat complet, mais permit d'observer quatre semaines encore après l'opération de légères opacités du corps vitré ; les deux autres ont été notés et leur marche succinctement décrite parmi les résultats imparfaits (Pollakoff, — œil gauche de madame Keim).

VII

Coup d'œil rétrospectif sur quelques circonstances du procédé. — Modifications qui pourraient avoir lieu.

Quoique pour l'incision je sois parti du principe d'une plaie aussi linéaire que possible, le mode auquel je suis arrivé a amené en même temps une *situation très-périphérique* de l'incision ; non-seulement la partie superficielle du canal de la plaie, mais presque tout le canal, sauf sa partie profonde, tombe dans la sclérotique (voy. fig. 4). Je suis complétement de l'avis de Jacobson, et je reconnais décidément le mérite qu'il a eu en appliquant le premier à l'extraction le principe : que les plaies périphériques ont un caractère moins dangereux que celles faites dans la continuité de la cornée. Nous pouvons, en effet, suivre manifestement cette proposition sur les observations de blessures et d'opérations. Nous voyons, surtout dans les cas où la plaie tombe principalement dans le bord sclérotical, une torpeur des lèvres de la plaie bien conforme à notre but, c'est-à-dire une disposition

peu prononcée à des proliférations cellulaires tumul-
tueuses, et contagieuses pour le voisinage. Pendant longtemps même les lèvres de ces plaies périphériques peuvent rester séparées sans qu'une vive prolifération ait
lieu. Je veux citer comme exemple un cas auquel j'ai
déjà fait allusion dans le courant de ce travail.

M. Behrend, âgé de soixante-quatre ans, fut opéré du
côté droit. Tout le cristallin sortit facilement et normalement, mais je m'aperçus après l'opération que le lambeau conjonctival était un peu bombé le long de la plaie,
et en le soulevant, je constatai que les lèvres de la plaie
scléroticale étaient écartées l'une de l'autre presque
d'un millimètre, et que même la membrane hyaloïde se
présentait dans cette fente par une surface demi-cylin-
drique. En outre, l'œil était relativement plus mou qu'à
l'ordinaire après l'opération. Selon les règles habituelles,
j'aurais dû ponctionner la membrane hyaloïde pour obtenir l'étranglement du corps vitré prolabé, et par cela
une meilleure coaptation de la plaie. Mais, dans la crainte
de voir sortir tumultueusement l'humeur vitrée, vu la
forte tension de l'œil, et aussi dans l'intérêt de l'expérience, je laissai la chose dans le *statu quo*, et j'appliquai
le bandage compressif.

Pendant les jours suivants, je n'eus qu'à constater le
déplacement inusité du lambeau conjonctival, qui ordinairement se pose d'une manière parfaitement unie sur
la plaie et la couvre ; dans notre cas, il fut repoussé par la
membrane hyaloïde et replié vers le bord de la cornée ;
la plaie même resta complétement inerte, et il n'y eut pas
de réaction. J'aurais pu peut-être laisser subsister ainsi
les choses encore plus longtemps, mais la distance qui se

trouvait entre les lèvres de la plaie augmentait plutôt qu'elle ne diminuait, et il était évident que, dans ce cas, la guérison ne pouvait se faire que par la rupture spontanée de la membrane hyaloïde ou par une formation cicatricielle assez étendue, et certainement très-longue du côté des bords de la sclérotique. Par cette raison, je me décidai, le quatrième jour, à faire une petite ponction de la membrane hyaloïde ; je pus alors user de ce moyen sans aucune inquiétude, car, pendant les premiers jours, l'œil s'était tout à fait remis de l'opération et avait perdu en grande partie sa tension exagérée, résultat probable d'une irritation passagère des nerfs vasculo-moteurs et sécréteurs. Quelques gouttes d'humeur vitrée s'écoulaient doucement, et la guérison s'opérait dans des conditions si excellentes, que le malade, après quinze jours, pouvait être renvoyé avec S plus d'un quart (avec plus de 1/4 d'acuité de vision).

La réaction si peu remarquable des bords d'une plaie tellement périphérique a aussi pour résultat que l'irritation des parties voisines de la cornée, de l'iris et des cellules capsulaires, est relativement légère, du moins autant qu'elle trouve sa cause dans le canal de la plaie.

Après la situation périphérique de la plaie, je reviens encore une fois sur sa position *sous-conjonctivale*. On sait que M. Desmarres a, le premier, recommandé la formation d'un lambeau conjonctival pour l'extraction ordinaire à lambeau. Je ne peux que donner mon assentiment au principe de cette recommandation, mais je crois que pour l'extraction usuelle à lambeau, il ne peut être réalisé que d'une manière imparfaite. En effet, on peut, dans cette opération, former seulement un bout étroit et

assez pointu correspondant au sommet du lambeau. Un
tel lambeau conjonctival ne peut recouvrir qu'une petite
partie de la plaie ; en outre, la prompte réunion des surfaces conjonctivales et épisclérales que nous désirons, devient d'autant plus incertaine, que la forme plus étroite du
lambeau le dispose à se froncer et à se rouler. Dans le mode
opératoire de M. Jacobson, le lambeau conjonctival joue
déjà un rôle plus important, quoique peu constant en degré.
Dans le procédé recommandé, le principe sous-conjoncti-
val se fait valoir, selon moi, d'une manière beaucoup plus
parfaite. La couverture formée par la conjonctive ne se
rétrécit plus vers son bout, mais elle protége la plaie d'une
manière très-efficace, puisque sa largeur dépasse même
de beaucoup celle de l'incision scléro-cornéenne. Dans les
premières heures après l'opération, aussitôt que la partie
conjonctivale qui nous intéresse ici subit une légère tuméfaction vasculaire et séreuse, la couverture s'étend sur
la couche épisclérale par la douce tension de ses ponts
latéraux. Nous pouvions observer cette tendance à s'unir
et à s'adapter d'une manière très-satisfaisante, même
dans les cas où, immédiatement après l'opération, les
parties semblaient se rouler. Si l'on ajoute à cette extension
latérale l'effet d'un bandage compressif, toutes les conditions sont alors réunies pour amener une adhésion
rapide de la surface conjonctivale inférieure avec l'épisclère, et pour procurer à la guérison de la plaie scléro-
cornéenne tous les avantages d'une guérison *sous-conjonctivale*. Nous sommes obligé de reconnaître dans ces
conditions, à part la forme *linéaire* et la situation *périphérique* de la plaie, un avantage remarquable de notre
procédé d'incision.

Il a été suffisamment établi dans les différents travaux sur ce sujet que, dans l'opération de cataracte, le coloboma en haut offre des avantages très-réels sur celui qui tomba vis-à-vis de l'ouverture de la fente palpébrale. Cependant, bien que je croie ces avantages assez décisifs pour exécuter généralement, à cause d'eux, l'opération dans la direction relativement incommode en haut, je ne peux concéder que les inconvénients de l'*excision de l'iris* ainsi faite soient nuls, comparés à l'effet d'une pupille centrale de forme normale. D'abord, une partie de la pupille artificielle, même quand cette pupille n'est pas très-large, tombe, lorsque les paupières sont largement ouvertes, dans la fente palpébrale ; elle produit alors, du moins en partie, les inconvénients optiques que nous attribuons généralement à l'agrandissement de la pupille dans des yeux sans cristallin. Nous devons aussi admettre, si nous ne voulons pas cacher les revers de notre procédé, que la forme et la grandeur de la pupille ne sont, dans quelques cas, pas aussi favorables que les conditions optiques le font désirer. Nous ne sommes pas complétement maître de choisir cette forme, à cause de la nécessité d'exciser toute la partie de l'iris qui fait prolapsus ; et la grandeur de cette partie dépend de circonstances qu'on ne peut prévoir, parce qu'elles sont influencées par les variations de la pression intra-oculaire par l'effet des muscles et par l'élasticité de l'iris. Si nous obtenons une forme de la pupille comme fig. 9, les inconvénients (l'éblouissement plus fort et la vision excentrique moins précise pendant l'usage des verres à cataracte) seront à peine remarquables, si l'individu opéré n'ouvre pas démesurément les paupières, comme nous le voyons chez des yeux proéminents. Les formes de pupille comme figure 10, qui, par leur nombre, forment la règle, au-

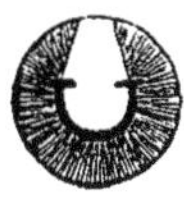

FIG. 9. — Forme de la pupille (1).

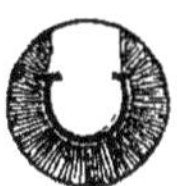

FIG. 10. — Forme de la pupille.

ront déjà un peu plus d'influence sur la vision. Mais cette influence ne peut surtout pas être oubliée, quand la pupille est formée comme dans les figures 11 et 12. Il est vrai que je n'ai vu cette dernière forme (fig. 12) que deux fois :

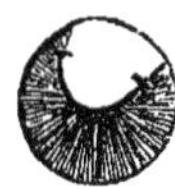

FIG. 11. — Forme de la pupille.

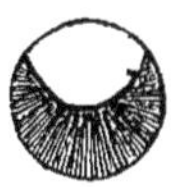

FIG. 12. — Forme de la pupille.

il semblait que dans l'un de ces cas, elle était produite par l'enclavement d'un lambeau d'iris resté dans la plaie ; dans l'autre, elle était causée par le prolapsus du corps vitré. La forme définitive de la pupille dépend d'ailleurs d'une manière essentielle des circonstances qui se présentent après l'opération : plus l'irritation est faible, plus le sphincter reste dans sa position naturelle. Si l'on a laissé dans la plaie une très-petite partie de l'iris, la rentrée ou l'expulsion de cette portion dépendra des mêmes condi- tions déjà citées pour la grandeur de la hernie irienne pendant l'opération ; mais, en outre, l'influence que cette portion enclavée de l'iris exerce sur la forme de la pupille est déterminée par l'irritation qui s'y développe

(1) Les deux petites lignes verticales indiquent dans les figures les limites du sphincter.

pendant la première époque de la guérison, où l'adhérence de la petite hernie avec les bords de la plaie n'est
pas encore consolidée. Si une forte infiltration parenchy-
mateuse de l'iris a lieu dans le canal de la plaie et dans
son voisinage, la dislocation de la pupille, produite par
la rétraction consécutive du tissu, sera beaucoup plus
remarquable. Dans un grand nombre de ces cas, il
se produit aussi des adhérences avec le sac capsulaire,
lesquelles exercent de l'influence sur la forme ultérieure
et sur la situation de la pupille. En général, j'ai observé
que, dans notre procédé, les grands déplacements de la
pupille vers la plaie sont bien plus rares qu'après l'extraction par curette, circonstance qui est également en
rapport avec la réaction moins forte. Il est connu qu'il
arrive fréquemment, après des iridectomies exécutées
avec ou sans extraction du cristallin, que, dans les premiers jours, les coins du sphincter adhèrent légèrement
à la capsule. Cela arrivera presque toujours quand,
immédiatement après l'opération, ces coins présenteront
la forme d'angles saillants. Si l'on conservait avec intention
cette adhérence (en s'abstenant de l'emploi des mydriatiques), qui souvent disparaît spontanément, ou si l'on en
avorisait la production par l'emploi des myotiques, on
obtiendrait des formes pupillaires comme figure 13, qui, il

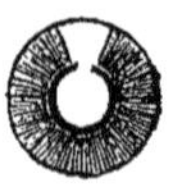

Fig. 13. — Forme de la pupille.

est vrai, auraient des avantages optiques par rapport à la
position de la paupière supérieure. Cependant on ne pour-

rait conseiller un tel procédé, car la pureté de la guérison et l'absence de toute irritabilité anormale (due à des synéchies) de l'œil opéré sont des motifs trop puissants pour les sacrifier à une différence peu importante dans la forme pupillaire.

En considérant les inconvénients, quoique peu graves, d'une excision de l'iris en haut, il est tout naturel de se demander si l'on ne peut pas éloigner le cristallin *sans excision de l'iris*, aussi bien dans le procédé prescrit que dans l'extraction à lambeau. Si l'on pouvait, sans danger, éviter cette excision, on ferait naturellement l'opération en bas, ce qui est beaucoup plus facile que de la faire en haut. Quoique je n'aie pas expérimenté jusqu'à présent une telle pratique, je suis pourtant fortement disposé à la déconseiller; car, accordé même que le cristallin sortirait de notre plaie dans beaucoup de cas sans contusionner l'iris d'une manière excessive, la situation périphérique de l'incision me paraît pourtant produire une disposition trop grande au prolapsus consécutif de l'iris, pour ne pas courir ce risque en s'abstenant de faire l'iridectomie.

Il serait plutôt admissible d'exécuter le procédé avec l'iridectomie *en bas* chez les individus pour lesquels la finesse de la vision excentrique et la facilité de s'orienter ne sont pas d'une grande importance, comme cela arrive pour une bonne partie des vieillards reçus à l'hôpital. Cette manière d'opérer sera certainement beaucoup plus facile ; on aura moins besoin de chloroforme pour les malades agités ; le prolapsus du corps vitré sera probablement moins fréquent, car la fixation de l'œil produira une pression moins grande. Les inconvénients du coloboma en bas perdent d'importance, quand la fente palpébrale est étroite, et la paupière inférieure relativement élevée. Dans ces cas, l'opération en haut présente justement les plus grandes difficultés. Il est probable que la guérison de la plaie en bas sera également favorable, si nous voulons baser notre jugement sur l'analogie avec d'autres opérations. Jusqu'ici je n'ai jamais exécuté l'incision en bas, mais je l'essayerai à l'avenir dans les conditions exceptionnelles que j'ai indiquées.

Enfin je dois encore m'occuper ici de la question suivante : Est-il convenable *de faire l'iridectomie quelque temps avant l'extraction ?* J'ai déjà discuté cette question autrefois pour l'extraction à lambeau, et je suis arrivé au principe que d'un côté il vaut mieux faire l'iridectomie en même temps que de la faire peu de temps (une ou deux semaines) auparavant ; mais que la meilleure pratique de toutes consistait à exécuter l'iridectomie longtemps (au moins huit semaines) avant l'extraction. Dans notre procédé, je regretterais au contraire la manière d'opérer à deux temps. L'avantage d'une iridectomie faite d'avance consiste surtout dans la cicatrisation complète des bords de la pupille artificielle au moment de la seconde opération ; ces bords seront alors moins disposés aux épanchements de sang et aux irritations inflammatoires que ceux que présente un coloboma récent. Probablement il arrivera souvent, dans notre procédé, que la largeur du morceau excisé préalablement ne correspondra pas avec la largeur de celui qui fait prolapsus après l'incision ; on serait alors obligé d'exciser encore les deux côtés pour ne pas laisser un étranglement. Ce risque n'a pas lieu dans l'extraction à lambeau, parce que le bord périphérique de la cornée, qui est d'une largeur assez prononcée vers la plaie interne, empêche le prolapsus, ou rend la réduction très-facile. Or, si, après l'incision, il faut complémenter l'excision de l'iris vers les deux côtés, l'avantage de l'opération à deux temps n'existe plus, parce que l'iris aura alors des bords fraîchement coupés, absolument comme si nous avions fait toute l'opération au même moment. Abstraction faite de cette considération, une division de l'opération en deux actes, toujours ennuyeuse, ne nous semblerait pas même répondre à l'innocuité relative de notre procédé.

Si donc on ne peut recommander de faire en haut l'iridectomie nécessaire pour l'extraction, comme une opération préparatoire, il peut pourtant paraître convenable, dans de certaines conditions, de faire préalablement une *iridectomie en bas.* L'opération ultérieure exécutée selon les règles de l'art, on obtient une pupille de la forme indiquée par la figure 14. Les bords du coloboma

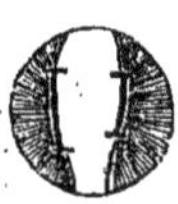

Fig. 14. — Forme de la pupille.

inférieur, après un intervalle de six à huit semaines, sont complétement cicatrisés au moment de la seconde opération. On comprend facilement que ces pupilles ont tous les inconvénients optiques du coloboma inférieur, et en outre ceux de l'iridectomie en haut ; mais elles ont aussi l'avantage de prévenir les affections de l'iris plus que toute autre forme (1), plus même que les pupilles très-larges

____

(1) Pour les mêmes motifs, j'ai employé quelquefois cette forme pupillaire dans les formes opiniâtres d'iritis ou d'irido-choroïdites, lorsqu'une

(confluentes), obtenues par plusieurs excisions pratiquées successivement l'une à côté de l'autre. Il est
probable que l'influence salutaire (prophylactique) de
ces pupilles résulte de la détension complète du sphincter, produite par l'excision de deux parties diamétralement opposées. Une pupille de cette forme est aussi moins
active que toute autre, sous les incitations de la lumière,
des muscles et de l'accommodation. On voit bien le sphincter (qui se trouve dans la figure entre les deux traits) se
contracter, mais sans qu'il se produise dans la forme de
la pupille une autre altération qu'un redressement un peu
plus précis de ses deux contours. Je me suis servi assez
fréquemment de cette forme pupillaire dans mon procédé
primitif d'extraction linéaire modifiée, et, plus tard aussi,
dans l'extraction par curette, pour les cas où le danger
d'une réaction irienne me semblait surtout menaçant:
par exemple, dans les cataractes diabétiques relativement
dures, ou quand il y avait des pupilles qui se dilataient
d'une manière imparfaite, dans les cas de synéchies postérieures, ou enfin dans les cas de cataractes parfaitement
dures et trop mûres. Pour mon procédé actuel, où le danger de réaction irienne est bien moins grand, la formation de ces pupilles toujours difformes ne pourrait être
admise que dans les cas de larges synéchies postérieures,
comme suite d'iritis, dans des complications avec choroïdite chronique, et dans certains cas de cataracte
diabétique. L'opération même, surtout la juste direction
du crochet, devient plus facile par l'espace pupillaire qui

Iridectomie ne suffit pas. Critchett, de son côté, et indépendamment de
moi, a employé le même procédé, comme il m'en a informé pendant l'automne de 1864.

s'étend jusqu'au bord opposé du cristallin. Je ne peux que répéter ici le conseil de faire la première iridectomie six semaines au moins avant l'opération de la cataracte. On pourrait peut-être faire la première iridectomie en haut et l'opération principale en bas; il en résulterait pourtant ce petit inconvénient : le coloboma le plus large sera le coloboma inférieur qui tombe dans l'ouverture des paupières.

VIII

Valeur du procédé comparé à l'extraction à lambeau et à l'extraction linéaire simple. — Dénomination du procédé.

Quand l'usage d'une opération est basé sur une étude approfondie, et que ses succès ont été constatés par des expériences nombreuses, comme cela a eu lieu pour l'extraction à lambeau, il faut toujours considérer comme une entreprise hasardeuse de vouloir remplacer cette opération par une nouvelle méthode que l'expérience n'a pas encore consacrée. S'il n'arrivait pas quelquefois que l'extraction à lambeau la plus normale soit suivie d'états dangereux et même délétères, il n'y aurait pas de raison pour chercher un autre procédé, vu les résultats modèles que l'extraction à lambeau donne dans la grande majorité des cas. Mais, d'un autre côté, l'éventualité de tels accidents pour le malade et pour le médecin, de l'autre, les peines que donne à tous deux le traitement consécutif, fournissent des motifs suffisants pour s'efforcer de trouver un chemin plus sûr et plus commode encore.

J'ai déjà mentionné plus haut que l'extraction par curette est une méthode qui peut servir dans beaucoup de circonstances; elle a même, pour quelques formes de cataracte, des avantages incontestables sur l'extraction à lambeau; mais j'ai dit aussi qu'elle ne peut la remplacer généralement. Si nous devons faire maintenant une critique comparative du nouveau procédé et de l'extraction à lambeau, il faut user de la plus grande précaution, à cause du petit nombre de cas observés. Bien que nous croyions fermement que l'incision recommandée a des avantages réels sur celles usitées jusqu'ici pour l'extraction par curette qu'elle est appelée à remplacer, nous pensons qu'il est préférable de différer un jugement aussi général par rapport à l'extraction à lambeau. Si à l'avenir les résultats se montraient aussi favorables que dans les 69 cas observés jusqu'ici, alors ce jugement paraîtrait motivé. Cependant, si, en continuant les expériences, la proportion numérique des résultats se modifiait, ce qui est très-possible, il pourrait en résulter que le nouveau procédé, en donnant un résultat général égal, ou même encore un peu supérieur à l'extraction à lambeau, présenterait relativement plus de chances favorables pour certains groupes de cataractes, et moins pour d'autres. Dans cette supposition, l'extraction à lambeau partagerait les indications avec le procédé recommandé. Je n'ai d'ailleurs pas commencé ces études avec l'intention de remplacer l'extraction à lambeau, dont je reconnais profondément la perfection des résultats; mon but était d'étudier l'extraction linéaire, et d'ôter à cette opération les inconvénients qui jusqu'ici lui étaient adhérents. Je crois être arrivé à un résultat favorable; et même si favorable, que je dois continuer mes études comparatives avec l'extraction à lambeau, d'abord en général, et plus tard, peut-être, par troupes. Ceci renferme tout ce que je peux et ce que je veux dire pour le moment.

Deux circonstances ne peuvent être négligées dans cette comparaison. La première est l'iridectomie. J'ai établi dans le chapitre précédent que le coloboma exécuté en haut ne doit pas être considéré comme dépourvu de toute importance, et cette considération est en rapport avec la comparaison de l'extraction à lambeau. Même dans les cas où la pupille artificielle est complétement masquée par la paupière, la partie supérieure de l'espace pupillaire situé dans la fente palpébrale est plus échancrée que dans les petites pupilles centrales après l'extraction à lambeau; cette altération de la forme normale de la pupille rend les cercles de diffraction excentriques plus grands et plus difformes, si les malades se servent des verres à cataractes.

Voici maintenant la seconde circonstance. Si l'on emploie l'extraction linéaire modifiée que je recommande, dans un cas qui offre les conditions générales et locales les plus avantageuses pour l'extraction à lambeau (dans lesquelles, selon ma statistique, le pronostic est à peu près 93 pour 100 de succès complets, 5 pour 100 de demi-succès, et 2 pour 100 d'insuccès), des circonstances qu'on ne peut prévoir, surtout une pression exagérée de la part du malade, peuvent produire un prolapsus du corps vitré, et rendre ainsi la marche de la guérison anomale. S'il résultait un jour, d'une statistique établie sur de grands chiffres, la conviction réelle que, pour les cas, même les plus favorables à l'extraction à lambeau, les chances étaient les mêmes dans les deux procédés, nous devrions sans aucun doute abandonner l'extraction à lambeau. Nous devrions alors l'abandonner pour le procédé recommandé, à cause de la grande simplicité et du peu de durée du traitement consécutif; à cause des libertés que nous pouvons accorder aux malades; enfin, à cause de notre indépendance plus grande de l'état moral et de l'énergie des malades pendant la guérison. Toutes ces circonstances donnent à l'extraction linéaire modifiée un caractère plus agréable et moins inquiétant, pour ainsi dire.

Je veux ajouter ici une observation sur l'extraction linéaire simple. Bien que cette opération paraisse préférable pour les cataractes corticales molles du jeune âge, je l'ai pourtant presque abandonnée en faveur de l'extraction linéaire modifiée. En jetant un coup d'œil sur mes observations, j'ai à déplorer quelques cas malheureux qui, je crois, auraient été évités par l'iridectomie faite en même temps que l'extraction.

Mes collègues n'ignorent pas que l'iris fait souvent hernie pendant l'opération, quand on a fait une incision linéaire à 3/4 - 1''' en dedans de la périphérie de la cornée, circonstance qui, si l'opérateur n'est pas suffisamment familiarisé avec la méthode, peut même être un obstacle à la continuation de la manœuvre. Si même on doit réussir, par la direction de l'érigne ou du kystitome, à tourner le prolapsus (c'est-à-dire à pénétrer dans la chambre antérieure, le long du bord interne de la plaie), sans léser en quoi que ce soit l'iris, et si après l'opération on arrive à réduire le prolapsus par de douces frictions à travers les paupières, nous voyons néanmoins quelquefois, surtout chez des malades agités et chez les enfants, revenir l'étranglement pendant la première période de la guérison. Cet étranglement est ici même plus dangereux qu'un prolapsus de l'iris après l'extraction à lambeau, justement parce que la plaie est petite et éloignée de la périphérie de la cornée. Il se produit facilement comme une strangulation de l'iris, puis l'infiltration jaune, et comme conséquence même une suppuration plus diffuse. L'excision consécutive de l'iris prolabé devient nécessaire quand ces circonstances surviennent, mais cette opération arrive souvent trop tard, et, dans tous les cas, elle n'empêche plus un résultat imparfait. Ces considérations, bien qu'elles ne se rapportent qu'à un petit nombre de cas, m'ont donné la conviction qu'il vaut mieux faire l'incision toujours à la périphérie de la cornée, la combiner avec l'iridectomie, et, par conséquent, opérer en haut. On trouvera peut-être une timidité exagérée dans cette manière d'opérer; mais il ne faut pas oublier que pour les jeunes gens atteints de cataractes molles, la prétention d'un succès infaillible est très-légitime ; qu'avec un peu de patience, la discision conduit aussi au but, et que chaque insuccès dans ces cas est un « *vitium medici*», ce que l'on ne peut dire pour les cataractes des vieillards. Il est indifférent de se servir, pour les cataractes entièrement molles et gonflées, du couteau lancéolaire ou du couteau étroit, puisque la cataracte sort facilement. Si l'on veut employer le couteau étroit (à contre-ponction), qui peut servir dans toutes les circonstances, on ne fait pas une incision aussi périphérique que je l'ai indiqué précédemment. On fait la ponction à peine au delà de la limite cornéenne, puis une plaie externe de 3‴ 1/2 à peu près, et l'on renonce au lambeau conjonctival. Le centre de la plaie externe est situé alors à 1/4 - 1/2‴ en deçà du bord cornéen. Il va sans dire que pour sortir le cristallin, on n'emploie que la pression externe (manœuvre de glissement), sans entrer avec aucun instrument. Pour des enfants au-dessous de dix ans, j'ai l'habitude de ne faire à présent que la discision, ou la discision modifiée.

Je ne crois pas qu'une étude ultérieure du procédé décrit dans ce travail conduise à des modifications essentielles de l'incision, qui, dans sa forme actuelle, me paraît combiner tous les avantages; peut-être qu'en continuant les études sur les différentes formes de cataractes, on arrivera à préciser davantage les dimensions de la plaie et ses rapports avec le bord sclérotical. Mais il est bien plutôt possible que les instruments destinés à sortir le cristallin, surtout les crochets (1) pour les cataractes dures, subiront encore d'autres améliorations.

Je veux encore ajouter, en terminant, quelques mots sur le nom du procédé. Je conserve avec intention celui de « *l'extraction linéaire modifiée* », car je crois que la dénomination d'une méthode opératoire doit être fondée sur le principe de cette méthode, et non sur les circonstances accessoires. Le principe consiste ici dans la ma-

---

(1) J'ai reçu il y a quelques jours, une communication écrite de mon ami Adolphe Weber : il me fait savoir que, indépendamment de mes études, il a abandonné l'usage des curettes pour l'incision avec le couteau lancéolaire. Il se sert d'un crochet double qui empêche la déviation latérale du cristallin, sans offrir aucun danger pendant l'entrée, puisque les deux crochets ne sont pas placés l'un à côté de l'autre, mais l'un au-dessus de l'autre. Je ne doute pas que l'instrument ingénieux de Weber ne saisisse parfaitement le cristallin. Pour mon incision, on pourra généralement se passer, comme je l'ai déjà dit, d'instruments aigus ; j'accepterai pourtant celui-ci sans hésiter, si l'expérience enlève la crainte qu'il n'exerce, outre la traction, une pression dangereuse d'arrière en avant.

nière de faire l'*incision* et dans la combinaison avec l'*iridectomie*. La manœuvre expulsive qu'on emploie dans une méthode quelconque d'opérer la cataracte, qu'elle soit constituée par une simple pression externe ou par l'introduction d'un instrument tracteur, dépend, outre la consistance du cristallin, du degré de résistance qu'on trouve par la plaie. Moins il y a de résistance, moins on a besoin d'instruments, moins surtout de ceux qui embrassent et entraînent la cataracte d'une manière active. La pression externe suffit toujours pour les plaies béantes de l'extraction à lambeau; elle suffit assez souvent dans notre procédé, qui, pour une autre partie des cas, exige une légère traction. Dans l'incision par couteau lancéolaire, on a ordinairement besoin d'instruments qui saisissent le cristallin pour l'extraire. Or, puisque le concours d'un instrument et le choix de cet instrument dépendent essentiellement de la forme de la plaie, il ne nous paraît pas rationnel de baser sur l'instrument la dénomination du procédé. Nous nous trouverions même, pour notre procédé, dans un embarras insurmontable, car nous nous servons, selon les circonstances, de la pression externe seule, ou du crochet, ou, par exception, même des curettes. Nous serions donc obligé de nommer notre procédé, tantôt extraction par pression, tantôt extraction par crochet, tantôt extraction par curette.

Dans notre procédé, la manière de faire l'incision est résultée de l'idée que la plaie *linéaire* a la plus grande tendance à se fermer immédiatement; cette qualité principale doit donc, en toute justice, donner son nom au procédé. La plus grande partie du canal de la plaie se trouvant dans la sclérotique, on pourrait parler aussi d'extraction *scléroticale*, et désigner par ce nom la seconde qualité principale de l'incision, sa situation périphérique. Enfin on trouverait peut-être aussi des raisons pour le nom d'extraction *sous-conjonctivale*, nom auquel le procédé pourrait prétendre, du moins avec plus de droit qu'aucun autre. Cependant, d'après ce que j'en ai dit dans le chapitre précédent, la position périphérique et sous-conjonctivale de l'incision a, il est vrai, une importance réelle, mais qui ne vient pourtant qu'en seconde ou en troisième ligne après l'importance de la forme linéaire.

L'épithète « *modifiée* » a été déjà employée par moi dans l'extraction à lambeau et dans la discision pour désigner la combinaison de l'opération de la cataracte avec l'iridectomie ; ce mot a été tellement admis, qu'il peut servir aussi, dans notre procédé, pour désigner sa seconde qualité essentielle. L'expression « extraction linéaire modifiée » ne pourrait conduire à un malentendu que si elle était déjà usitée pour d'autres procédés. Mais comme je crois que ma méthode primitive, qui avait ce nom, est améliorée et remplacée par mon procédé actuel, et que d'ailleurs les auteurs ont donné des noms propres aux autres modifications de ce procédé primitif, la conservation du premier nom ne peut donner lieu à aucune erreur. Un malentendu serait seulement possible pour les cataractes molles du jeune âge, si on les opérait avec le couteau lancéolaire (selon les règles primitives), au lieu de faire l'incision avec le couteau étroit. Cependant j'ai déjà fait remarquer plus haut la différence si peu essentielle de l'alternative dans ces circonstances.

IX

Histoire de l'extraction linéaire.

Quand on s'est efforcé, par ses propres études, de contribuer au développement d'un sujet, c'est un besoin et un devoir de tourner ses regards vers le passé pour rechercher l'origine de nos connaissances, pour en suivre le développement, et pour rendre justice à ceux qui, avant nous, ont réfléchi sur le même sujet et en ont fait l'objet de leurs recherches. L'histoire de l'extraction linéaire a d'autant plus besoin d'une révision, qu'un manque d'exactitude dans l'étude des sources a causé des erreurs fondamentales : quelques auteurs ont obtenu des honneurs immérités, d'autres ont été privés de ceux qui leur appartiennent à bon droit. Les courtes observations qui précèdent mon premier travail (1) ne sont pas exemptes de ce reproche. Sperino se trompe aussi en disant dans un travail qui traite ce sujet (2), que Wardrop a fait d'une section transversale droite une méthode pour l'opération de cataracte ; il dit encore que Friedrich von Jaeger (3) fait sortir des cataractes par des extractions linéaires, tandis qu'il est connu que celui-ci n'employait son extraction « partielle » que pour des cataractes capsulaires et pour des rudiments de cristallin.

Chez M. Follin, il ne s'agit pas seulement de quelques

(1) Voy. *Archiv. für Ophthalmologie*, vol. I, 2, p. 219.
(2) Voy. *Annales d'oculistique*, t. XXXIX, p. 90.
(3) M. Sperino dit de Jaeger : « Il pratiquait l'incision de la cornée au moyen d'une lancette ; puis il introduisait par cette incision une pince ou une érigne, avec laquelle il enlevait la cataracte. »

erreurs, mais d'une fausse interprétation du sujet. Il dit dans la Société de chirurgie (1) : « Quoique, selon moi, l'extraction doive devenir la méthode générale du traitement de la cataracte, je suis prêt à reconnaître qu'un grand lambeau comprenant la moitié de la cornée est exposé à des accidents graves qui compromettent assez souvent la réussite de l'opération. Aussi, depuis longtemps, les chirurgiens ont été préoccupés de l'idée de rétrécir ce lambeau. C'était là la pensée de Pourfour du Petit, de Saint-Yves, de Palucci, de Wardrop et de Gibson. Dans ces dernières années, on est revenu à ces idées avec une persévérance plus grande, et ainsi s'est peu à peu constituée la méthode de « l'extraction linéaire (2). »

Aucun des auteurs nommés, sauf Gibson peut-être, n'a eu l'idée que M. Follin attribue à tous. Les opérations de Saint-Yves et de Pourfour du Petit ont été faites dans les premières vingt années du siècle dernier. Le lambeau n'a été introduit en France par Daviel que vers le milieu du même siècle ; il est donc évident que Saint-Yves et Pourfour du Petit ne peuvent avoir eu l'idée d'améliorer la méthode d'extraction à lambeau. On aurait pu attribuer cette idée à Palucci, mais ses raisons de substituer à l'incision usitée une incision moins courbe (non pas une incision linéaire) étaient tout autres. Wardrop a acquis, pro-

---

(1) *Gazette des hôpitaux* du 3 sept. 1864.

(2) Dans le même discours, M. Follin attribue la combinaison méthodique de l'iridectomie avec l'extraction linéaire à M. Schuft et à M. Mooren. M. Follin prétend que l'iridectomie a été faite par M. Schuft, immédiatement avant l'extraction ; par M. Mooren, quinze jours avant l'extraction. Puisque les mérites de M. Schuft n'ont rien à faire avec l'introduction de l'iridectomie, et que ceux de M. Mooren n'ont rien de commun avec l'extraction linéaire, il s'agit d'un acte de fusion fait par le chirurgien français, dans lequel le nom de l'auteur de l'extraction linéaire modifiée lui a échappé.

bablement par des malentendus de langue, la réputation d'avoir exécuté une incision linéaire. Cette réputation était tellement répandue, que, pour mon premier travail, j'ai cru inutile de remonter à la source. Gibson enfin a, il est vrai, de grands mérites pour l'extraction linéaire : il s'est prononcé plusieurs fois dans son ouvrage sur les avantages des petites incisions comparées au lambeau. Cependant ce n'est pas cette idée qui formait le point de départ de son procédé ; c'était plutôt la considération des dangers et la longue durée du traitement après la discision.

Pour prouver ces assertions et pour faire ressortir au moins les points éminents dans l'histoire de notre sujet, je donnerai l'exposé suivant.

L'extraction était inconnue comme méthode (1), lorsqu'en 1707, Charles de Saint-Yves fit, en présence de Méry, l'extraction d'une cataracte crétacée, à ce qu'il paraît, et qui était tombée spontanément dans la chambre antérieure. Il fit l'incision au-dessous du centre de la pupille en ponctionnant d'abord avec une lancette ; puis il

---

(1) Il est vrai que les propositions et les essais d'extraction n'ont pas manqué parmi les chirurgiens du xvii° siècle, abstraction faite des médecins de l'antiquité, du moyen âge, et en dehors des dates peu sûres que nous possédons sur quelques empiriques.

Johann Conrad Freytag, qui est généralement mentionné comme prédécesseur de Daviel, a fait déjà sans doute des extractions à Zurich, à la fin du xvii° siècle, comme il résulte du rapport de son fils (*Dissertatio de cataracta quam præside* Joh. Boeclero *tuebatur* Joh. Enricus Freytag, 1721 (Haller, *Disput. chirurg.*, t. II), et aussi des notes de Muralt (Joh. v. Muralt, *Schriften von der Wundarznei,* 1711, Basel). Cependant Freytag ne dit rien d'une incision faite dans le but de l'extraction. Il paraît avoir simplement introduit son érigne à cataracte (*acus hamata*) par la petite plaie scléroticale due à l'aiguille d'abaissement, puisqu'il la nomme *angustum foramen*, et qu'il procède, après un essai infructueux d'abaissement, immédiatement à cette introduction, sans rien ajouter sur une nouvelle ouverture. Ce qui est sûr, c'est que Freytag n'a extrait que des cataractes membraneuses (capsulaires), puisqu'il tire de ses opérations mêmes des arguments contre le vrai siége de la cataracte, nouvellement établi alors

dilata en direction transversale jusqu'à 1/2''' des bords de la cornée. L'année suivante déjà, Pourfour du Petit fit la même chose, en présence de Saint-Yves et de Méry, à un prêtre qui avait été opéré par abaissement quelques années auparavant, et chez lequel la cataracte, pendant un effort vigoureux, était tombée tout d'un coup dans la chambre antérieure.—En 1716, Saint-Yves fit de nouveau l'extraction d'un cristallin tombé dans la chambre antérieure. Il y avait eu, dans ce cas, une blessure probablement de vieille date, puisque la cataracte était en partie « glaireuse », en partie « pierreuse » et fortement adhérente au voisinage. De cette description, nous pouvons tirer aussi la conclusion qu'il ne s'agit pas de l'extraction d'une cataracte simple traumatique, gonflée et poussée en avant, mais qu'il s'agit des produits d'une inflammation interne, consécutive au traumatisme. La fin de cette note : « le malade guérit en peu de temps », est, comme je suppose, relative à la guérison de la plaie seulement, et non pas à la vision, sur laquelle les anciens auteurs ne donnent généralement que de vagues indications. Saint-

par Brisseau et Maitrejean. Enfin Freytag n'a jamais entrepris l'extraction de prime abord, mais l'a faite trois fois seulement après des opérations d'aiguille.

Petit dit dans les *Acta Soc. reg. scient.* (Paris, 1725), que Blancard, professeur d'Amsterdam, a été le premier qui ait enseigné l'extraction du cristallin entier à travers une incision de la cornée. Le passage en question, dans l'ouvrage de Blancard (*Nieuwe Kunst-Kammer, der Chirurgie of he Heelkonst*, Amsterd., 1685, in-12), et le seul relatif au sujet, est le suivant : « Je crois qu'on peut faire une petite plaie dans la partie inférieure du globe oculaire, et sortir la cataracte à l'aide de deux aiguilles réunies en forme de tenailles. Il n'y a pas de crainte alors que le cristallin ne remonte ; la sortie des humeurs n'offrira pas non plus de difficulté, parce que la plaie est à la partie supérieure de l'œil, qui est fixé. *Je crois que cela est praticable.* » Il résulte de cette citation, d'ailleurs très-intéressante, qu'il ne s'agit que d'une proposition, et que Blancard, qui d'ailleurs partageait encore les idées de la nature membraneuse de la cataracte, n'enseigne pas une méthode soumise à l'expérience.

Yves communique ces trois opérations avec quelques observations générales sur cette méthode d'opérer (1).

Il assure d'ailleurs avoir employé ce procédé plus souvent encore.

Méry, témoin avec Saint-Yves de l'opération faite en 1708 par Pourfour du Petit, en a donné, dans cette même année, un rapport détaillé à l'Académie royale des sciences (rapport sur lequel Saint-Yves s'appuie plus tard contre Woolhouse). Il est indiqué, dans ce rapport, que Petit

(1) *Nouveau Traité sur les maladies des yeux*, Paris, 1722. Il dit à la page 302 du chapitre XXI : « Lorsque les cataractes ont passé dans la chambre antérieure de l'humeur aqueuse, il faut y faire une opération particulière ; mais avant d'en expliquer la méthode, je dirai de quelle façon elles peuvent passer par le trou de la prunelle, et se loger entre l'iris et la cornée transparente.... » Après quelques observations sur ce dernier point, il continue :

» Quand on veut faire l'opération pour tirer le corps du cristallin qui aurait ainsi passé, il faut asseoir le malade sur une chaise, l'œil bien exposé au jour ; ouvrir les deux paupières avec le pouce et l'index ; puis, avec une lancette bien tranchante, fendre la cornée transparente, un peu au-dessous du milieu de la prunelle, et continuer l'incision transversalement d'un côté à l'autre, de sorte qu'il ne reste pas plus d'une demi-ligne de la cornée transparente de chaque côté qui ne soit fendue. On introduira pour lors, par l'ouverture qu'on a faite, une curette fine que l'on passera derrière le corps du cristallin, au moyen de laquelle on la fera sortir par l'incision faite à la cornée. On appliquera ensuite sur l'œil du malade une compresse, et l'on continuera à panser l'œil comme dans la vraie cataracte ; après quoi on couchera le malade dans son lit, sur le dos, la tête peu élevée. Dès le lendemain, on trouve la plaie cicatrisée par une raie qui n'est pas plus apparente qu'un cheveu. Quoique j'aie fait plusieurs de ces opérations, je me contenterai d'en apporter trois exemples, savoir une de chaque espèce de cataracte qui se loge dans la chambre antérieure de l'œil. Le premier fut en 1707, en présence de M. Méry, de l'Académie royale des sciences, à un marchand de la ville de Sedan, lequel vint à Paris à l'occasion d'une cataracte branlante qui avait passé par le trou de la prunelle dans la chambre antérieure de l'humeur aqueuse. La cataracte pressait tellement l'iris, qu'elle causait au malade une douleur de tête très-considérable, avec une insomnie qui lui durait depuis trois mois. Je n'avais jamais entendu parler d'une semblable opération ; mais, faisant réflexion que j'ouvrais bien la cornée pour vider un abcès qui se trouve derrière, je tirai la conséquence que je pouvais le faire également pour un corps solide, et j'opérai de même. Ce corps tiré de l'œil ressemblait entièrement à du plâtre. Je fis ensuite coucher le malade sur le dos. Le lendemain, je m'y rendis avec M. Méry, et nous trouvâmes que le malade avait bien dormi, ce qu'il n'avait pas fait depuis

traversa la cornée avec une aiguille rainée, et fit ensuite l'incision avec une lancette conduite dans la rainure (1). Ce rapport a encore une autre importance pour l'histoire de notre sujet. Méry, en terminant, fait la proposition d'éloigner aussi, par des incisions pareilles (linéaires), des cataractes placées derrière la pupille : « J'ai fait voir, dans la première observation, un glaucome flottant dans la partie de l'humeur aqueuse contenue entre l'iris et la cornée transparente. Ce cristallin obscurci a été tiré en dehors par une ouverture faite à la cornée, sans qu'il soit

longtemps, que la plaie était cicatrisée, et l'humeur aqueuse, qui s'était écoulée par l'opération, entièrement réparée.

» La seconde opération fut faite en 1708 par M. Petit, fameux chirurgien, et à présent membre de l'Académie royale des sciences, à un prêtre dont le cristallin, dans un effort qu'il fit quelques années après s'être fait abattre une cataracte, passa par le trou de la prunelle et se logea entre l'iris et la cornée transparente. M. Petit, entre les mains duquel était ce prêtre, me fit avertir pour être présent à l'opération, à laquelle M. Méry se trouva aussi. M. Petit, ayant percé la cornée avec une lancette, tira le corps par cette ouverture, et nous trouvâmes que c'était le cristallin. Ce prêtre fut bientôt guéri. Je l'ai rencontré dans Paris, plus d'une année après cette opération, et je l'ai vu lire parfaitement bien avec une lunette à cataracte.

» Ce fait, rapporté à l'Académie des sciences, n'a pas laissé d'être contesté par M. de Woolhouse, qui a prétendu, dans un de ses écrits, qu'on avait fait disparaître cet ecclésiastique pour ne pas être vu et examiné par lui. Il me pardonnera de le citer ici, car je dois rendre justice à la vérité comme ayant été un des témoins de cette opération que M. Méry a fait insérer, aussi bien que la précédente, dans les *Mémoires de l'Académie des sciences* des années nommées.

» La troisième opération fut faite, en 1716, à un pauvre homme qui demeurait au faubourg Saint-Germain, rue Cassette. Il fut blessé à l'œil ; le cristallin se détacha et passa par le trou de la prunelle, entre l'iris et la cornée transparente. Je tirai ce corps, qui était en partie glaireux et en partie pierreux, et devenu adhérent à la cornée. L'adhérence détruite, je tirai le cristallin, qui tenait à une des fibres ciliaires assez longue, laquelle je coupai le plus avant qu'il me fut possible avec les ciseaux. L'opération a réussi parfaitement bien, et le malade guérit en peu de temps. »

(1) Voici comment M. Petit s'y prit pour l'ôter : « Il traversa d'abord la cornée transparente avec une aiguille rainée au-dessous de la prunelle ; conduisant ensuite une lancette dans sa rainure, il coupa la cornée depuis le trou de l'entrée de l'aiguille jusqu'au trou de la sortie, et tira enfin avec une petite curette d'argent cette prétendue cataracte par l'incision, ce qu'il fit avec beaucoup d'adresse. » (*Mémoires de l'Académie des sciences*, 1708, page 310.)

arrivé à l'œil aucun accident. On pourrait aussi tenter la même opération lorsque le glaucome est placé derrière l'iris sans y être adhérent, quand son diamètre serait plus grand que celui de la prunelle, parce que ce trou de l'iris s'élargit largement... » Cependant cette proposition ne fut pas exécutée, et il fut réservé à Daviel d'introduire de nouveau la méthode par l'extraction en forme de lambeau.

En s'appuyant sur les faits allégués, on peut sans doute déclarer Saint-Yves et Pourfour du Petit les auteurs de la section linéaire de la cornée ; pourtant ils ne l'appliquèrent qu'aux *cataractes ou rudiments de cataracte tombés dans la chambre antérieure :* même leurs imitateurs, par exemple Taylor (1), n'allèrent pas plus loin dans les indications du procédé. Par rapport à la méthode par extraction en général, Saint-Yves et Pourfour du Petit peuvent être considérés comme les précurseurs de Daviel.

Il est facile de constater que les choses se sont passées ainsi, par les déclarations auxquelles Daviel se crut obligé, lorsque plus tard du Petit voulut amoindrir ses mérites pour la réintroduction de l'extraction. « Je vous prie, monsieur, dit Daviel dans une lettre adressée à Joyeuse, de vouloir bien faire attention à l'importance de cette opération, puisqu'il s'agit d'une cataracte tirée de la chambre postérieure, et non pas de l'antérieure. Il y a, sur cette dernière, plusieurs observations rapportées par feu M. de Saint-Yves (2). Mais cet auteur célèbre ne fait

______

(1) *New Treatise of the diseases of the eyes,* 1733.
(2) *Nouveau Traité sur les maladies des yeux.* Paris, 1722.

aucune mention des cataractes tirées de la chambre posté-rieure de l'œil. »

Vers le milieu du xviiie siècle, on vit renaître la méthode d'extraction qui, nous pouvons le dire, fut alors inventée pour l'ophthalmologie scientifique; bientôt après surgirent les modifications les plus différentes des instruments employés habituellement et de la forme de l'incision. Mais, parmi tous les ophthalmologistes du siècle dernier, je n'en trouve aucun qui aurait voulu sacrifier les avantages qu'une *plaie béante* offre pour la sortie du cristallin (1) à la guérison plus facile d'une incision plus limitée. Parmi ceux à qui, par erreur, je le crois, on a attribué cette idée, je dois nommer Siegwart, Palucci, et (au commencement de ce siècle) Wardrop. Qu'il me soit permis de dire quelques mots sur les incisions de la cornée employées par ces auteurs.

Georg Friedrich Siegwart, professeur de chirurgie à Tubingen, avait étudié à Paris la méthode de Daviel, et les défauts de cette méthode lui avaient inspiré l'idée de changer la forme de l'incision. Il parle dans les termes suivants des avantages de l'incision *droite* qu'il avait imaginée : « Incisio corneæ circularis, omne licet arte adhi-

---

(1) Je ne pense pas devoir accorder ici une place à frère Côme, quoique plusieurs écrivains affirment qu'il pratiqua, pour l'extraction de la cataracte, une section rectiligne tombant dans le diamètre horizontal de la cornée, comme on l'a dit plus tard de Wardrop. En poursuivant cette tradition jusqu'à sa source, on arrive à la thèse de Siegwart (imprimée dans les *Disputationes chirurgicæ* de Haller, tome II). Siegwart avait constaté (page 225), chez *une* femme dont l'œil gauche avait été opéré avec succès par Daviel, l'œil droit avec insuccès par frère Côme, sur ce dernier œil, une cicatrice large, rectiligne, traversant horizontalement la cornée. Certes, il est impossible de rien déduire de cette observation isolée en faveur d'une méthode opératoire particulière; et il est beaucoup plus rationnel de supposer qu'il s'est simplement agi d'une section peu correcte dont nous voyons assez fréquemment des traces analogues chez des individus opérés par des mains peu habituées.

» bita, forficibus istis curvis et sub incerta oculi mobilitate
» fortuito applicatis, non potest non contingere inæqualis,
» labia vulneratæ corneæ lacerata omnino relinquens. Ab
» hisce defectibus nostra iterum libera est methodus. Vul-
» nus infligitur rectum et æquale nec ore facile hians diffor-
» mi ; felicius igitur citiusque iterum conglutinatur minori
» et forte fera nulla superstite cicatrice (1). » Si ce passage
nous fait pressentir la proposition d'une plaie linéaire, la
description *détaillée du procédé* (2) montre pourtant que
Siegwart n'a pas fait une simple incision rectiligne, mais un
lambeau anguleux de la forme suivante à peu près (fig. 15).
Ce lambeau est formé, si l'on veut, par trois incisions linéaires : une petite au milieu, faite d'abord avec la lan-

(1) *Dissertatio chirurgica de extractione cataractæ ultra perficienda*, respondente Davide Manchart. Tubing., 1752, in Haller, *Disputat. chirurg. selectæ*, Lausannæ, 1755, in-4°, t. II, p. 244.

(2) « Oculo nunc ægri, monente artifice, sursum moto debiteque posito, in medio inferioris hemisphærii corneæ, lineæ distantia supra marginem, quo cornea scleroticæ jungitur, lanceola semper ad mobilitates oculi incertas attemperata, brachio in mensa justa posita suffulto, in dicto corneæ puncto apponatur placideque demittatur, moxque sursum versusque pupillæ centrum uveam inter atque corneam directa altius introducatur, et tandem ista, eadem vi et dexteritate reducta, iterum extrahatur. Hææ primum operationis complent stadium quo absoluto sepositoque priori instrumento, sumatur spongia aqua tepida imbuta, iterumque modice expressa, eaque eluatur plorans oculus. Hanc seponendo manu sinistra comprehendatur specillum supra descriptum (specillum sulcatum, in marginibus læve, et extremitate gaudens polita non sulcata, p. 235) dextra vero manu forfex digito annulari, annulo forficis inferiori, pollice vero superiori ipsius annulo immissis. Utraque interim palpebra per ministrum cautione jam indicata, remota specillum sulcatum per vulnusculum lanceola arte factum, immittatur atque inter uveam et corneam, oblique ascendens, manubrio interim paululum declinante, usque ad lineam horizontalem, corneam in medio ipsius secantem, inque duo æqualia hemisphæria dividentem, certæ oculi mobilitati attemperata, dirigatur, atque ita nisu extremitatis specilli politæ contra superficiem corneæ internam modice pressante, oculi bulbus quantum fieri potest figatur ac immobilior redatur. Quo facto, forfice specilli sulco dirigente *unica et recta incisione* a vulneris prioris initio ad finem sulci immisci specilli operiatur cornea. *Eadem cura atque directione in altero corneæ latere instituatur ipsius incisio.* » (*Loc. cit.*, pag. 232.)

cette ; puis deux latérales faites avec des ciseaux droits
conduits dans la rainure d'une sonde cannelée, qu'on in-

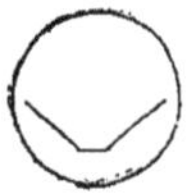

FIG. 15. — Lambeau de Siegwart.

troduit dans la première incision centrale. Une incision
pareille ne peut certes pas prétendre au nom d'incision
linéaire ; elle n'y aurait pas plus de droit que l'incision de
Wardrop, composée d'une manière semblable, et dont je
donnerai plus loin la description. Siegwart était guidé
sans doute par l'idée d'obtenir des bords plus réguliers
pour la plaie, à l'aide de ciseaux droits, au lieu des ciseaux courbes dont Daviel s'était servi. Il ne cherchait pas
à obtenir une plaie moins béante.

Palucci doit être nommé sous deux rapports. D'abord,
une de ses opérations (1) fournit le premier exemple de
l'extraction d'une capsule du cristallin par une incision

(1) Le cas en question est contenu dans un petit livre dont le titre a
été mutilé d'une manière toute particulière dans la plupart des écrits
allemands. Le titre n'est pas : « Histoire de l'opération de la cataracte »,
dénomination qui, par rapport à l'époque de la publication, pourrait
nous faire espérer des explications historiques importantes ; mais le
livre est intitulé : « *Histoire de l'opération de la cataracte faite à six soldats
invalides*. Paris, 1850. « Ces six opérations (voyez aussi la traduction allemande : *Beschreibung eines neuen Instrumentes, den Staar mit allem nur
moeglichem Erfolg niederzudrücken, nebst einer Nachricht von denen
Operationen, welche damit bei sechs Invaliden zu Paris unternommen
wurden*, aus dem Franzœsischen uebersetzt ; Leipzig, 1752) sont toutes
des opérations d'abaissement. Dans le sixième de ces cas, où l'abaissement fut exécuté deux fois, la capsule remonta et fut extraite de l'œil
per corneam.

« J'ouvris vers l'angle interne de la cornée transparente, au-dessous
de la prunelle, un peu obliquement par rapport à la direction de tout
le corps ; j'introduisis de petites pinces propres pour faire cette opération. »

linéaire (1), procédé érigé en méthode par Gibson et indépendamment de celui-ci, mais plus tard, par Friedrich von Jaeger. Les mérites de Palucci se rattachent sous ce rapport à ceux de Saint-Yves et de Pourfour du Petit. Si ces deux hommes doivent être désignés comme les auteurs de l'extraction linéaire, nous devons dire aussi que Palucci élargit les indications de cette opération, qui, depuis lui, fut employée non-seulement pour des cataractes tombées dans la chambre antérieure, mais aussi pour des cataractes capsulaires.

En outre, Palucci a modifié l'extraction à lambeau pour les cataractes ordinaires, dans ce sens, qu'il faisait une incision présentant un arc dont la corde a $4'''$, la hauteur $1'''$ $1/4$ environ. Cette incision a la forme à peu près de la figure 16.

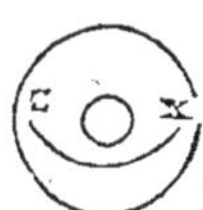

Fig. 6i. — Lambeau de Palucci.

Il a inventé, pour cette opération, un instrument particulier dont la pointe est une aiguille, et qui prend la forme de tranchant à quelque distance de la pointe. L'effet de ce tranchant ne commence que lorsque l'aiguille est sortie par Z (2).

(1) Nous avons déjà mentionné que l'extraction des cataractes membraneuses fut faite longtemps auparavant par Freytag, et depuis par plusieurs imitateurs ; mais ces auteurs entraient ou bien par une ponction dans la sclérotique, ou nous laissent tout à fait en doute sur la forme et l'endroit de leur incision.

(2) « L'incision qu'on fait à la cornée pour préparer le passage du » cristallin, c'est-à-dire à la cataracte, réunit aussi beaucoup de diffi- » cultés qui ne regardent pas seulement la manière de pratiquer cette » incision, mais aussi la réunion.

» Les premières de ces difficultés naissent de ce qu'on ne peut point » assujettir le globe, comme je l'ai déjà démontré ; de la dureté de la » cornée ; du peu d'espace qu'il y a entre la cornée et l'iris, dont la moin-

Il résulte de l'argumentation de Palucci que, dans le choix de cette incision, il n'a pas été guidé par l'idée de rendre la plaie moins béante. Il présumait plutôt que de cette manière l'œil serait plus facile à fixer pendant l'opération; il croyait en outre que, dans cet endroit, la cornée était moins dure; que la profondeur, relativement plus grande de la chambre antérieure, facilitait la section; enfin qu'il y avait grand avantage à se passer de ciseaux. Son instrument et le mode opératoire ont certainement plus d'analogie avec l'opération ultérieure d'extraction à lambeau que ne l'avait le procédé primitif de Daviel; mais il n'est pas possible de lui attribuer, par rapport à sa méthode, un rôle dans le perfectionnement de l'extraction linéaire, parce que : 1° ses motifs n'étaient pas ceux qui forment la base de cette méthode, et 2° parce que le lambeau obtenu par l'incision recommandée offre encore trop de hauteur pour mériter le nom de plaie linéaire, bien qu'il s'en approche comparativement plus que ne le faisait l'incision semi-circulaire. Tous les efforts qui

» dre blessure est capable de faire perdre l'œil. J'ai vu, par mes expé-
» riences, que les ciseaux ne sont pas propres pour agrandir l'ouverture
» de la cornée, parce que leur incision n'est jamais nette, quelque justes
» et polies qu'ils puissent être, ce qui prolonge la réunion de l'ouverture
» ou l'empêche même entièrement. C'est pourquoi j'ai imaginé une ai-
» guille d'une espèce particulière dont je me sers de la manière suivante :
» Je l'introduis par le point X quand j'opère sur l'œil gauche, et lui
» donne une direction parallèle au plan de l'iris ; je fais sortir la pointe
» par Z, qui est le point diamétralement opposé à celui par lequel je l'in-
» troduis. Dans le même temps que je pousse l'aiguille sans interruption,
» un tranchant qui se rencontre à quelque distance de la pointe, et dont
» la largeur augmente insensiblement en approchant du manche, coupe
» la portion de la cornée comprise entre X et Z; ce tranchant, étant dirigé
» obliquement à l'épaisseur de la cornée, et étant tourné vers la partie
» inférieure de l'œil, produit une incision qui présente un arc. Voilà le
» moyen le plus simple et le plus prompt pour ouvrir la cornée. »
   (*Méthode d'abattre la cataracte*, 1752, Paris, in-12, page 159, dans le chapitre : *Remarques sur l'extraction de la cataracte hors de la place ordinaire*.)

furent faits pour conserver la position des angles de la plaie, en diminuant la hauteur du lambeau, devaient d'ailleurs rester infructueux en principe. Nous savons déjà de l'extraction à lambeau que si la distance qui sépare la plaie de la périphérie de la cornée augmente, la sortie du cristallin devient plus pénible, la cornée et l'iris sont plus fortement contusionnés, et par cela même les chances d'une guérison rapide et complète sont diminuées. Pour amoindrir la hauteur du lambeau sans exposer l'opération à ces inconvénients, il aurait fallu changer radicalement le principe de la section même, c'est-à-dire donner à l'incision un plus petit angle d'ouverture, relativement au centre de la cornée. Ces considérations expliquent aussi pourquoi Palucci, tout en exaltant les avantages de son incision, n'obtint pas des résultats assez heureux pour devenir partisan de la méthode d'extraction. Nous reconnaissons facilement dans ses écrits qu'il resta, après comme avant, grand ami de l'opération par aiguille. Ainsi le même article, dans lequel il recommande la nouvelle incision, se termine par ces paroles peu encourageantes : « Je ne finirais point si je voulais entrer dans un plus long détail sur les inconvénients de l'extraction. »

S'il était vrai que Wardrop eût prescrit une incision traversant la cornée en ligne droite comme méthode générale d'extraction, nous serions obligé de lui attribuer un rôle dans la généralisation du procédé linéaire. D'autre part, il nous serait impossible de comprendre comment Wardrop aurait pu obtenir le moindre succès par ce procédé, car, nécessairement, cette incision doit rendre la sortie du cristallin tout particulièrement pénible, et doit augmenter sensiblement les dangers de la contusion. Ce-

pendant toute cette supposition est fondée sur une erreur.
L'incision de Wardrop forme, comme celle de Siegwart,
un lambeau anguleux qui rend la plaie presque aussi
béante que l'incision semi-circulaire. Comme l'incision de
Siegwart, qui est formée de trois incisions linéaires, une
petite au milieu et deux plus grandes vers les côtés, celle
de Wardrop paraît composée également de trois incisions
linéaires. Ici seulement la plus grande est au milieu des
deux petites faites vers les côtés et de longueurs inégales,
à peu près comme dans la figure 17.

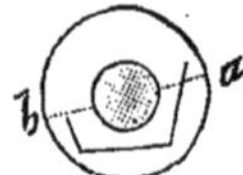

Fig. 17. — Lambeau de Wardrop.

Dans le choix de cette incision, Wardrop est parti de la
conviction que les dangers de l'incision, employée ordinairement, sont causés surtout par la proximité du
bord de la cornée. Il croyait qu'une partie plus large
laissée à la périphérie de la cornée empêcherait avantageusement le prolapsus de l'iris. Il trouve un autre avantage de son procédé dans la direction escarpée que le
canal de la plaie prend, du moins dans la plus grande
partie d'une des incisions latérales, et dans toute l'incision centrale. En ponctionnant pour la première incision
latérale, Wardrop dirige le couteau aussi perpendiculairement que possible ; pour l'incision centrale, il tourne le
tranchant directement en avant. Il croit, par ce moyen,
obtenir une plaie interne (*the length of the incision of
the internal layer*) relativement plus grande. Enfin, il
indique, pour recommander son procédé, une série de

circonstances secondaires pour lesquelles je renvoie à
l'ouvrage cité (1).

(1) Nous prenons les passages relatifs à notre sujet dans James Wardrop : *Practical observations on the mode of making the incision of the
cornea, for the extraction of the cataract* (*Edinburgh méd. and surg,
Journal,* vol. V, 1809, Jan.). Après avoir parlé des inconvénients de l'incision semi-circulaire en usage, l'auteur dit, page 3 : « All these disadvan-
tages in the usual mode of making the incision of the cornea appeared
to me to arise chiefly from the want of a sufficient portion of the cornea
being left at the inferior part of the wound to support the iris, and to
prevent the pressure of the parts contained within the eye-ball, and the
occasional action of the muscles pushing forward the iris towards the
wound of the cornea. 1 therefore conceived that if the incision could be
made in such a manner, that a larger portion of the cornea could be left
at the inferior part of the wound, and that if at the same time it was
made of such a form as to allow the easy extraction of the lens, a considerable improvement would be made in the operation. With this view,
I made the incision in the following manner. » — Après avoir décrit le
couteau à cataracte de Beer, l'auteur continue ainsi : « Having
previously oiled the knife to make it cut more keenly, its point is to
be thrust through the cornea a little above its transverse diameter and
one line from its margin, in direction as if it was to pass through the
pupil, or nearly perpendicular to the spherical surface of the cornea.
When it reaches the plan of the iris, the blade is to be moved a little
upon the incision which is already made, as a fulcrum, so that the point
is elevated and turned towards the opposite side of the cornea. It is then to
be carried forward and a little obliquely downward so that the cornea is
again punctured at its transverse diameter, at the same distance from the
sclerotical coat at which it had been entered on the opposite side. By
these two incisions the blade has cut perpendicular, or very nearly so,
to the spherical surface of the cornea and the gradual thickening of the
knife, by filling up the wound as fast as it made, prevents the aqueus
humour from escaping. The eye is now completely secured by the knife,
and the incision is to be finished by turning round the blade on its axis,
thus keeping the edge turned outwards, in such a manner that the remain-
ing part of the incision is a straight line and therefore nearly perpendicular to the lamellæ of the cornea. » — Viennent ensuite deux figures,
dont l'une (fig. III), presque identique avec celle donnée plus haut dans le
texte, représente l'incision dans la forme qu'elle aurait si « the cornea,
instead of being a spherical, was a plain surface »; l'autre figure (fig. IV)
représente l'incision comme elle est réellement (fig. 18) :

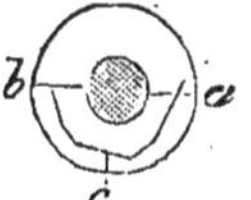

Fig. 18. — Lambeau de Wardrop.

Plus loin Wardrop dit : « By the inspection of these figures it therefore
appears : 1° That a large portion of the ring of the cornea is left attached

S'il est intéressant et instructif d'étudier les opinions de Wardrop qui témoignent toujours d'une observation attentive, et qui, sous beaucoup de rapports, nous frappent par leur maturité, relativement à l'époque où elles ont été faites, nous ne pouvons pourtant, d'après tout ce que nous avons dit, leur attribuer plus qu'à celles de Siegwart un mérite quelconque pour l'extraction linéaire.

Gibson, au contraire, occupe dans notre sujet une

to the sclerotic coat, and must form, from its thickness, a complete support to the iris. 2° That as the incision is throughout nearly perpendicular to the lamellæ of the cornea, the length of the incision of the internal layer will be greater than when it is made in the usual manner and equal to that of the external one, and, consequently, the lens will be more easely extracted through it. 3° The upper edge of the internal incision is also further below the edge of the pupil. 4° As the flap is very small, the edges thick and not easely moveable, or apt to be caught by the motion of the eye-lids, the lips of the wound are not liable to be displaced, and consequently the wound has a much better chance of uniting by the first intention, and lastly the cicatrix which remains is scarcely perceptible and cannot be distinguished when the cornea is looked upon in a direction perpendicular to its surface. » — Après cela, l'auteur fait ressortir l'avantage de l'incision C qui se trouve au milieu, entre le bord de la cornée et le bord de la pupille (de dilatation moyenne), et il discute les inconvénients qui se produisent quand on s'écarte de cette règle. Puis Wardrop indique comment on peut éviter la lésion de l'iris pendant l'exécution du lambeau, et à cette occasion il recommande, d'une manière très-lucide, la manœuvre, adoptée généralement plus tard, de refouler l'iris avec le bout de l'index, et de continuer l'incision sous le doigt même. Après quelques observations sur une fixation sûre de l'œil, et après la communication qu'il a fait vingt opérations de cette manière, l'auteur ajoute : « I have also observed in some persons who have been operated on by the most able oculists, that the incision of the cornea was no means of the regular semicircular form, nor was it so near to the circumference of the cornea as is recommended ; notwithstanding, the lens in these cases was readily extracted and the pupil remained perfectly regular. This most frequently happened in eyes which were operated on with the left hand. I therefore did not consider it as the aim of the operator to make the incision of such a form, but rather as an accident occasioned by the difficulty which most people find in using their left hand. » — Enfin, vient encore une observation intéressante contre Maunoir. Wardrop ne partage pas l'opinion que les incisions démésurées disposent la cornée à la nécrobiose ; il croit seulement qu'elles en retardent la guérison, et qu'elles sont la cause d'un écoulement prolongé de l'humeur aqueuse.

place éminente. Ce fut lui qui eut l'idée de faire sortir
le cristallin par une incision linéaire, quelques semaines
après avoir pratiqué la discision. Il a consacré à ce sujet
le troisième chapitre de son ouvrage, très-remarquable
aussi sous d'autres rapports, intitulé : « *Practical Observations on the formation of an artificial pupil in several
deranged states of the eye, to which are annexed Remarks
on the extraction of the soft cataract, and these of the
membraneous kind, through a puncture of the cornea.*
Illustrated by plates. London, 1811. « Cependant il recommande son procédé seulement pour les cataractes
molles, et dans les cas où la résorption, après une seule
discision, tarde à s'opérer ou est accompagnée d'accidents
dangereux pour l'œil. Il s'exprime de la manière suivante : « .... I should recommand its adoption in extract-
» ing the soft cataract, *after the couching needle has been
» employed without success* upon these grounds : That
» is generally accomplished at once, what might require
» the introduction of the couching needle several times,
» and that it is attended with less risk and irritations of
» the eye and gives the patient less pain. » — Il exécute
l'incision en ponctionnant la cornée avec le couteau à
cataracte à 1''' de distance du bord sclérotical. Quoiqu'il
n'y ait pas à cet endroit d'indication sur la grandeur de
l'incision, il paraît, selon la note de la page 39 (*loc. cit.*),
qu'elle est fixée à 3''' une fois pour toutes : « A puncture
» is then to be made in the cornea with a broad cornea-
» knife, within a line of the sclerotica to the extent of
» about three lines (1). »

(1) Gibson dit de l'opération même : « The cornea-knife of the largest
size is then to be introduced through the cornea, towards the outer angle

Outre cela, Gibson a le mérite d'avoir érigé en méthode l'extraction des cataractes capsulaires ou des opacités membraneuses par l'incision linéaire, sur laquelle on n'avait fait, à ce qu'il paraît, d'études suivies depuis le cas isolé de Palucci (voyez plus haut). La quatrième partie de l'ouvrage précédemment cité est consacrée à ce sujet (1).

Gibson a été amené à son procédé de la discision combinée avec l'extraction linéaire, par les inconvénients

of the eye, at the usual distance from the sclerotic coat. If there be any doubt of the free laceration of the anterior part of the capsule of the lens, the point of the cornea-knife should be directed obliquely through the pupil, so as to make a more free division of it. All pressure on the eyeball must now be avoided and the cornea-knife gradually withdrawn, which is attended with the evacuation of the aqueous humour and some portion of the cataract. The curette is next to be introduced through the incision and advanced towards the pupil, by which the whole of the cataract may commonly be by degrees removed in a pulpy state, so as to render the pupil perfectly clear. Its removal is generally much facilitated by gentle pressure towards the vitreous humour with the convex surface of the curette, whilst the point is inserted through the pupil. Sometimes however the cataract is not reduced to a sufficient degree of softness by the action of the aqueous humour, and this state makes its removal more slow, but seldom renders the repetition of the operation necessary. For, when a considerable portion of the cataract has been removed, the remainder is generally observed to be so much reduced in bulk before the fit period for another operation; as to insure its speedy disappearance. »

(1) « The variety which I shall select for explaining the mode of operation, is a simple membranous cataract, which has not contracted adhesions with the iris, but has either existed from birth, or has remained after the extraction or depression of the lenticular cataract. In such a case, the point of the cornea-knife, after penetrating the cornea, is to form a small puncture in the membranous cataract, as near as possible to the margin of the iris, towards the external angle of the eye. The knife is then to be quietly withdrawn, and by the escape of a part of the aqueous humour, the pupil becomes dilated by pressure a tergo, and the pupil in the membranous cataract is sometimes a little enlarged. Through the puncture the small hook is to be passed behind the opake membrane, with its point directed downwards, until it reaches the opposite parts of the membranous cataract, next the internal angle of the eye. The point of the hook is now to be directed, forwards, and is to be passed through the membrane so as to lay hold of it. By gently drawing with slight extracting efforts towards the opening of the cornea, the whole or a considerable part of the opake membrane may generally be removed. » — Dans les cas exceptionnels, Gibson se servait aussi des pincettes au lieu du crochet. Quand les adhérences empêchaient l'extraction, il attirait la mem-

de la méthode de broiement qui était alors ordinairement
employée dans les cas de cataracte molle. Cependant il
reconnaissait parfaitement les avantages généraux des
plaies par ponction sur le lambeau, car il s'exprime ainsi
vers la fin de son ouvrage : « ... The operations have one
» circumstance in common, viz the small incision (1) which
» is made in the cornea. Principally to this I attribute the
» rare occurrence of any inflammation either after the
» formation of an artificial pupil, or after the extraction
» of a sof tor membranous cataract. By the adaptation of
» instruments to operate on the internal parts of the eye,
» through so small an aperture, it appears to me that not
» by the inflammation of the cornea, which sometimes
» results from a more extensive division of that membrane
» in the operation of cataract, but also the less frequent
» yet generally more obstinate and destructive inflamma-
» tion of the internal parts of the eye, which the couching
» needle occasionally induces, are avoided with equal
» certainty... »

Tandis que Gibson, dans l'opération de la cataracte,

brane vers la plaie et en coupait une partie suffisante avec les ciseaux à
iris. Il mentionne aussi un cas dans lequel la dimension des débris membraneux du cristallin rendait nécessaire la dilatation de la plaie primitive.
Il parle d'un autre cas dans lequel il fit une pupille artificielle, parce que
des adhérences très-fortes empêchaient aussi bien l'extraction qu'une
excision suffisante. Gibson, en s'appuyant sur ce dernier cas, prescrit de
faire généralement l'excision d'une partie de l'iris en même temps que
celle de la capsule, toutes les fois que d'avance il paraît douteux d'obtenir par l'extraction de la capsule seule un espace pupillaire suffisant. Il
prescrit la même opération pour les cas où d'autres circonstances indiquent le danger de voir se refermer la nouvelle ouverture.

(1) Wardrop interprète de la même manière les innovations dues à
Gibson, car il dit (*Sketch of the life and writings of the late* M. Benjamin
Gibson, in *the Edinb. medical and surgical Journal,* vol. X, 1814) vers la
fin de son rapport : « The great advantages from M. Gibson's mode of opé-
rating, both in soft and membranous cataracts arise of the smallness of the
wound of the cornea and the little inflammation which seems to ensue. »

faisait toujours précéder l'extraction du cristallin de la discision, Travers arriva à faire sortir immédiatement les cataractes molles par une petite incision de la cornée *quarter section*), en se servant parfois de la curette. Sa manière d'opérer n'était pas une modification du procédé de Gibson qu'il ignorait encore, mais un résultat de ses propres observations pratiques, sur les inconvénients de l'extraction à lambeau. Travers arriva à son procédé après avoir déjà expérimenté plusieurs autres modifications destinées à éviter les dangers du lambeau. La marche de ses expériences, que nous trouvons dans le traité : *Further Observations of Cataract (Medicochirurgical Transactions of London*, 1814), était la suivante :

Travers, croyant reconnaître la plus grande difficulté de l'extraction ordinaire dans le peu d'espace de la chambre antérieure (convexité de l'iris), se décida à entrer d'abord avec une aiguille à réclinaison dans la chambre postérieure, à déchirer la capsule, et à manœuvrer de manière que le cristallin déplacé passe avec son bord inférieur dans la chambre antérieure. Quelques minutes après, il fit l'extraction de ce cristallin déplacé, à travers une incision à lambeau (1). Après avoir opéré pendant quelque temps de cette manière, Travers se persuada qu'une grande incision comme celle usitée pour le lambeau ordinaire, était inutile après ce déplacement préalable du cristallin, surtout pour des cataractes molles, et il commença, par cette raison, à faire une

______

(1) Selon nos idées actuelles, cette position de la cataracte serait plutôt une difficulté pour l'incision. Travers croyait que le cristallin déplacé repousse l'iris de la cornée, et empêche le danger de blesser l'iris.

petite incision. Il dit d'abord de cette incision : « I carried
» the knife only half across the chamber, and withdraw
» it. » On devrait croire, d'après cela, que Travers ne
faisait qu'une ponction de 2″' 1/2 à peu près. Plus tard,
pourtant, il est toujours question d'une *quarter section*,
qui, littéralement parlant, ne peut être obtenue par un
couteau à cataracte, si l'on ne veut pas faire de contre-
ponction, ni dilater la plaie d'une manière énergique en
retirant l'instrument. Or, une pareille dilatation aurait
bien mérité une mention spéciale pour ôter tous les
doutes sur le procédé en question. — Toujours est-il que
Travers, après avoir opéré pendant quelque temps de
cette manière, commença à faire tout de suite la petite
incision dans la cornée sans avoir précédemment poussé
la cataracte dans la chambre antérieure. Il pénétra de
prime abord avec le couteau à cataracte dans la capsule,
qu'il divisa avec la pointe du couteau. Si la cataracte
était complétement molle ou floconneuse, il la faisait sortir, après avoir terminé l'incisisn, ou spontanément, ou
par une légère pression extérieure. Si la cataracte était
de cohérence moyenne (caséeuse), il introduisait la curette pour déprimer doucement les bords de la pupille,
et il faisait sortir la cataracte par fragments. Quant aux
cataractes d'une cohérence tout à fait prononcée (dures),
il déconseille les petites incisions comme insuffisantes, et
reste fidèle au procédé du lambeau.

Nous voyons ainsi qu'au début de ce siècle, on employa déjà un procédé qui, dans les points essentiels, est
analogue à celui auquel on a donné plus tard le nom
d'extraction linéaire. Je répète encore une fois qu'il est
injuste de regarder Travers comme imitateur de Gibson,

puisque le but de ses études fut complétement indépendant du point de départ de Gibson. Celui-ci désira améliorer la méthode de discision, en la faisant suivre d'une ponction ; il s'arrêta à cette combinaison. Travers, reconnaissant les difficultés de l'extraction à lambeau, voulut les éviter, d'abord par le déplacement du cristallin, puis par la réduction simultanée de la grandeur de l'incision ; enfin, ses observations pratiques lui firent abandonner le déplacement, et il pratiqua la petite incision seule pour les cataractes molles. Il est probable que le grand mérite de Travers, qui s'est encore accru par la détermination attentive des indications, aurait été mis plus en avant par les auteurs, si les travaux modernes ne s'étaient rattachés plutôt à la méthode de Gibson.

Quelques mots encore sur la littérature allemande de notre sujet. La méthode de Saint-Yves et de Pourfour du Petit, qui consistait à faire, à travers une petite incision de la cornée, l'extraction du cristallin ou des fragments de cristallin tombés dans la chambre antérieure, avait trouvé, comme ailleurs, des imitateurs parmi les ophthalmologistes allemands du siècle dernier. On opérait aussi de cette manière immédiatement après la discision, quand des fragments de cataracte tombaient dans la chambre antérieure, et que leur résorption faisait craindre quelque inconvénient. Ainsi August Gottlieb Richter (*Anfangsgruende der Wundarzneikunde*, Bd. III, 1790, Gottingen, pages 241 et 244) recommande pour des cataractes lactées la ponction immédiate de la cornée, si une trop grande quantité de liquide passe dans la chambre antérieure, ou si l'on y voit de petits résidus solides dont la résorption paraît difficile. Il recommande également cette opération si l'on aperçoit, après quelque temps, des résidus solides qui ne sont pas résorbés. La première de ces recommandations a causé probablement l'affirmation de plusieurs auteurs, que l'on pouvait pratiquer la simple ponction de la cornée pour les cas exceptionnels de cataractes complétement liquides. Cependant j'ai fait sans succès des recherches dans notre littérature ophthalmologique de la première moitié de ce siècle, pour trouver des observations où la simple ponction eût été faite d'une manière régulière sans discision préalable.

On sait que Friedrich von Jaeger enseigna d'extraire les cataractes capsulaires par une petite incision dans la cornée, et qu'il nomma cette opération : *extraction partielle*. J'ai déjà dit qu'il fit cela après Gibson, mais indépendamment de celui-ci, de sorte qu'en Allemagne, Jaeger est considéré généralement comme l'auteur de cette méthode. Lui et Edward von Jaeger créèrent aussi plus tard le nom d'*extraction linéaire*, qu'ils mirent à la place d'extraction partielle. Nous reconnaissons à l'introduction de cette nouvelle dénomination le mérite d'indiquer les différences entre cette section, et la section béante du lambeau. Jaeger cependant n'employa cette méthode que pour les cataractes capsulaires.

Les notes précédentes fournissent, pour l'histoire de l'extraction linéaire, les points principaux suivants :

Au commencement du siècle dernier, Saint-Yves et Pourfour du Petit firent les premiers des incisions linéaires pour extraire les cristallins tombés dans la chambre antérieure. Dans cette application, la section linéaire est plus ancienne que la section du lambeau, qui ne fut introduite dans une forme régulière que par Daviel. Méry appuya sur ces opérations sa proposition d'extraire aussi d'une manière semblable les cataractes ordinaires ; mais sa proposition ne fut pas écoutée.

Les incisions proposées par Siegwart, Wardrop et Palucci ne méritent pas le nom d'incisions linéaires ; mais il est vrai que Palucci a fait, dans un cas paraissant isolé, une section linéaire, vers le milieu du siècle dernier, pour extraire une capsule cristallinienne remontée. Au commencement de ce siècle, Gibson a fait de l'incision linéaire une méthode pour l'extraction des cataractes capsulaires ; il a introduit aussi la section linéaire comme opération des cataractes molles, après la discision préalable faite quelques semaines avant l'extraction. Travers réunit d'abord dans une seule opération, l'opération préparatoire et l'extraction ; plus tard il abandonna complétement l'acte préparatoire, et employa seulement une incision un peu plus grande que celle usitée par Gibson pour sa méthode par ponction ; il fixa la grandeur de l'incision à 1/4 de la périphérie de la cornée.

Comment peut-on expliquer que ces études déjà bien développées de l'extraction linéaire soient restées sans conséquences sérieuses presque pendant un demi-siècle ? Il arrive souvent que des innovations qui doivent avoir une grande valeur dans l'avenir, restent stériles au moment de leur introduction, parce qu'elles ne remplissent pas une dernière condition sans laquelle elles ne justifient pas suffisamment la préférence qu'on leur accorderait sur les procédés en vigueur. Le procédé de Gibson ne pouvait arriver au succès, parce que ses résultats ne sont pas aussi complets que ceux obtenus après la discision simple menée à bout, quand, pour ce dernier procédé, les cas sont bien choisis. Quant aux cataractes à noyau, le procédé de Gibson entraine même des dangers sérieux, parce que, dans ces cas, la ponction de la cornée, même après l'acte préparatoire, ne suffit pas pour l'extraction complète. Ainsi la méthode en question resta, dans une série de cas, inférieure à la discision ; dans une autre série, inférieure à l'extraction à lambeau ; et, même en Angleterre, elle ne trouva que des partisans isolés. La plupart, suivant l'exemple de William Adams, ne l'employèrent que pour des noyaux de cristallin tombés dans la chambre antérieure, et pour des capsules du cristallin remontées dans le champ pupillaire (1).

Si nous considérons aussi l'incertitude qui régnait à cette époque dans la détermination pratique de la consistance des cataractes, malgré les divisions et les sous-divisions qui ne font pas défaut dans les livres, nous ne serons pas étonnés qu'une méthode qui exige la plus grande certitude de diagnostic, n'ait pu supporter la comparaison avec les méthodes employées par la plupart des opérateurs. Cette considération frappa aussi le procédé de Travers, du moins en partie. Quoique nous rencontrions chez cet auteur une tendance remarquable à mettre en rapport intime la consistance de la cataracte avec le mécanisme de l'extraction, il n'y avait à cette époque ni éclairage oblique, ni atropine ; la belladone même n'était pas encore généralement employée : et il est tout naturel que des erreurs nombreuses aient eu lieu,

(1) De notre temps (voy. *Arch. für Ophthalm.*, I, 2, p 228 et 255) cette méthode a trouvé aussi une application régulière dans les cas où le cristallin, après discision ou après blessure, menace l'œil par l'augmentation trop considérable de son volume.

quand il s'agissait de déterminer si la consistance de la
cataracte permettait une petite incision. Une autre considération cependant est peut-être d'une plus grande influence encore sur notre jugement. Travers employa la
méthode, non-seulement pour les cataractes molles, mais
il fit encore l'extraction des cataractes visqueuses (quoique non dures) par fragments, et avec la curette, sans
iridectomie. Nous comprenons que, de cette manière, les
résultats étaient incertains, et que les chirurgiens anglais,
déjà très-exercés à cette époque à l'extraction à lambeau
et à la discision, ne trouvèrent pas de raison d'imiter le
procédé de Travers. Travers lui-même paraît avoir limité
plus tard l'emploi de sa méthode opératoire (1).

Lorsque j'ai fréquenté en 1848-1850 les cliniques ophthalmologiques de l'Allemagne et de l'étranger, je n'ai pas
entendu un mot d'une extraction linéaire de la cataracte,
sauf chez Friedrich von Jaeger l'extraction linéaire des
cataractes capsulaires. Je vis toujours opérer les cataractes molles des jeunes gens par discision, les cataractes à noyau par extraction à lambeau ou par réclinaison ; et je pensai naturellement faire ainsi un grand
pas dans l'introduction de l'extraction linéaire, lorsque
je publiai, quelques années après, dans les *Archives
d'Ophthalmologie*, mon premier travail sur ce sujet. Si
j'avais connu à cette époque les travaux de Wardrop et de
Travers dans l'original, je n'aurais pas parlé du premier

____

(1) Il n'en fait qu'une très-courte mention dans la seconde édition de
son ouvrage : *Synopsis of the diseases of the eye and their treatment*
(London, 1821), et sans donner une description détaillée de l'opération.
Après avoir traité de l'extraction par lambeau, il dit, à la page 334 :
« Soft and semi-transparent and unadhering capsular cataracts may all be
» conveniently extracted. *They pass through a smaller section.* »

sans motifs dans ce sujet, tandis que je me serais rapproché de l'autre plus que je ne l'ai fait ; car il est en effet le seul qui ait employé avant cette époque la section linéaire (ou un lambeau réduit qui s'en rapproche) pour des cataractes complètes, et non pour des cataractes rudimentaires, ou pour des cataractes tombées dans la chambre antérieure, ou enfin après un acte préparatoire de broiement.

Le progrès plus récent de l'extraction linéaire n'est pas ignoré des lecteurs de l'*Archiv für Ophthalmologie*. Deux choses surtout, je crois, ont produit essentiellement ce progrès: l'étude exacte de la consistance des cataractes, que nous devons aux améliorations des méthodes d'exploration, et la combinaison avec l'iridectomie. En seconde ligne, les améliorations des instruments pour la fixation des paupières et du globe oculaire, ainsi que les instruments pour l'extraction du cristallin, y ont contribué d'une manière avantageuse.

APPENDICE.

Depuis que j'ai écrit le mémoire ci-dessus, mes expériences sur le procédé en question se sont triplées, et je ne puis aujourd'hui que confirmer tout le bien que j'en ai dit. En remettant à une autre occasion un rapport sur les détails observés et un tableau numérique des succès obtenus, je me borne pour le moment à quelques considérations sur mes opérations plus récentes.

La section du bord sclérotical a été exécutée toujours selon mes règles primitives. Pendant quelque temps j'avais donné des dimensions plus grandes au lambeau conjonctival, mais je suis revenu à peu près à mon ancienne mesure, puisque en général les lambeaux qui s'étendent trop vers le repli de la muqueuse causent des hémorrhagies plus abondantes, et peuvent s'infiltrer eux-mêmes de sang, ce qui nuit à leur agglutination immédiate avec l'épisclère.

Je dois insister encore plus fortement que je ne l'ai fait sur la règle d'exciser l'iris de la manière la plus complète tout le long de la plaie. De petits enclavements vers les angles sont, il est vrai, très-souvent supportés sans inconvénients ; mais dans les yeux où la pression intra-oculaire est relativement forte, ils se développent en forme de petits prolapsus assez tendus, qui tout au moins retardent la guérison. Aussi je présume que la persistance de portions plus considérables de l'iris entre les bords de la plaie peut, avec des tendances moins favorables à la guérison, provoquer de graves accidents.

La sortie de la cataracte a été effectuée, dans les derniers quatre-vingts cas, exclusivement par la manœuvre de glissement. Je me suis convaincu que cette manœuvre bien dirigée est capable d'évacuer même les cataractes les plus dures. Les avantages incontestables que présente ce mode d'opérer, comparé au crochet, consistent :

1° En ce que la continuité du cristallin y est moins entamée ; que, par conséquent, la corticale accompagne plus complétement le noyau sortant, et exige moins de manipulations ultérieures.

2° Dans le moindre danger de rompre la fosse hyaloïdienne.

Aussi, dans ces derniers quatre-vingts cas, je n'ai eu que cinq procidences du corps vitré (6,25 pour 100, au lieu de 14 que j'avais d'abord). Un de ces cas ne peut presque pas compter, parce qu'il s'agissait d'une *cornea globosa* congénitale, avec tremblement prononcé de l'iris.

Malgré ces avantages, la supériorité de la manœuvre de glissement sur le crochet n'est pas encore prouvée pour tous les cas. Tandis qu'en présence d'une corticale molle le premier mouvement de glissement latéral invite l'équateur du noyau à se présenter dans la plaie, il faut, pour les cataractes dures, répéter ces mouvements à plusieurs reprises et avec plus d'énergie pour arriver au même résultat. L'équateur une fois entré dans la plaie, le dégagement se fait assez vite, il est vrai, mais encore

moins rapidement que par l'action d'un instrument tracteur. Il serait en effet possible que le prolongement de
cet acte, qui parfois a l'air d'un temps d'opération assez
laborieux, contre-balançât pour une série de cas les
avantages sus-mentionnés. Des études comparatives soi-
gneuses se font actuellement à ma clinique pour élucider
ce point important; mais quel qu'en soit le résultat, je
puis affirmer dès maintenant que la manœuvre de glissement, pour la grande majorité des cas, mérite la préférence, et ne doit plus être restreinte aux cas pour lesquels
je l'ai recommandée dans le mémoire. J'espère que la
restriction dans de justes limites ou l'abolition des instruments tracteurs constituera un nouveau progrès.

Peut-être sera-t-on porté, en considération des conditions spéciales de notre procédé, à modifier le choix de
l'époque de l'opération. Il me semble jusqu'à présent
que, pour faire sortir les cataractes dures par la manœuvre de glissement, on profite mieux de l'époque qui
devance un peu la maturité que de l'époque de la maturité achevée ou passée. A l'époque recommandée,
l'équateur du cristallin conserve encore sa forme
arrondie et se prête mieux à entrer dans la plaie. Plus
tard, en s'amincissant, il prend des contours plus aigus,
pour ne pas dire tranchants, et ceci, coïncidant avec
l'union plus intime de la corticale et de la surface intérieure de la capsule, augmente les obstacles à l'évacuation
au moyen du glissement.

Quant à la sortie des masses corticales, je ne puis que
répéter que notre opération fournit des conditions on ne
peut plus favorables. Tous ceux qui ont été témoins de
mes opérations m'accorderont qu'à conditions égales,

on arrive ici à un nettoyage plus parfait de la pupille que
dans les autres procédés. C'est en me fondant sur cette
conviction et sur l'innocuité générale du procédé, que
j'ai osé attaquer les cataractes même dans des phases de
développement qu'on redoutait autrefois. Plusieurs fois,
chez de pauvres gens auxquels j'avais restitué la vue à
un premier œil, j'ai consenti à opérer le second où la
cataracte n'avait pris qu'un demi-développement. Je puis
assurer que dans tous ces cas (dont le chiffre monte à
14 ou 15), je n'ai pas eu d'accidents à regretter, et que
j'ai obtenu un nettoyage aussi parfait de la pupille que
dans les cataractes mûres. Il en est de même des opacités
circonscrites à la corticale postérieure, et des opacités qui
se répandent seulement dans des couches restreintes du
cristallin, formes qui font attendre pour un temps indéterminé la maturité, en entravant cependant les fonctions visuelles de la manière la plus pénible.

Je n'ai pas trouvé de raisons pour appliquer d'une
manière plus régulière le chloroforme ; je ne l'ai même
donné que quatre fois dans les derniers cent cas, par
conséquent plus rarement qu'au début. Ce qui, dans mon
mémoire, me faisait penser à une application un peu plus
étendue, c'était la présomption de diminuer par la narcose
le danger de la rupture hyaloïdienne ; mais je viens de
dire que cet accident, grâce à plus d'habitude des manœuvres spéciales à cette opération, est devenu sensiblement
plus rare. D'un autre côté, je me suis convaincu que le
chloroforme, à côté de ses désavantages généraux, présente
aussi quelques inconvénients pour l'accomplissement de
l'opération elle-même. Comme les temps de l'opération
peuvent ici se prolonger un peu plus que dans l'extrac-

tion à lambeau, le réveil soudain du malade, accompagné de mouvements brusques, peut nous contrarier. Ensuite la résolution musculaire nous prive aussi d'une partie de la force expulsive, qui, si elle n'excède pas une certaine mesure, favorise considérablement le dégagement du cristallin par la manœuvre du glissement. Enfin, l'évacuation subséquente des masses corticales dans le cinquième acte, pour être bien achevée, exige quelque concours de la part du malade, ce que nous perdons naturellement, si l'opéré n'est pas encore parfaitement revenu de la narcose. Cette circonstance cause donc parfois un délai pénible et même désavantageux. En raison de tout cela, je persiste à restreindre l'anesthésie aux individus excessivement timides, ou à des circonstances où nous craignons l'excès de pression.

Nous n'abordons plus ici la question de savoir si le procédé de l'extraction linéaire modifiée mérite d'être substitué généralement à l'extraction par lambeau. Nous y reviendrons plutôt lorsque nous serons en possession de matériaux tout à fait décisifs. Quant à moi, depuis le jour où j'ai pour la première fois exécuté l'opération recommandée, je n'ai plus pris dans ma main l'ancien couteau de cataracte, et je ne saurais pour le moment me rendre compte des circonstances qui pourraient m'y inviter, puisque l'avantage si remarquable de la nouvelle opération consiste : d'une part, dans son admissibilité pour toutes les formes et toutes les phases de la cataracte; d'autre part, dans son indépendance relative des conditions locales, de la constitution des malades et des circonstances extérieures.

Durant le peu de temps que j'ai pratiqué le nouveau

procédé, j'ai eu le plaisir de constater qu'il a été adopté déjà par un bon nombre de confrères; ce qui permet d'espérer que, par une réunion d'expériences nombreuses, les questions importantes qui surgissent ici trouveront bientôt leur solution.

Berlin, le 1er mai 1866.

TABLE DES MATIÈRES.

Paris. — Imprimerie de E. MARTINET, rue Mignon, 2.

LEÇONS

SUR

L'AMBLYOPIE ET L'AMAUROSE [1]

Les termes d'*amblyopie* et d'*amaurose*, pris dans leur acception première, ne font que désigner un symptôme, à savoir l'affaiblissement ou la perte de la fonction visuelle. Veut-on, dans un but déterminé, leur faire désigner une maladie et non plus simplement un symptôme, il faut en préciser la valeur. En effet, suivant l'état de la science à un moment donné, suivant le point de vue auquel se plaçaient les auteurs qui les ont employées, ces deux expressions *amblyopie* et *amaurose* ont servi à qualifier des groupes de maladies fort différents. Avant l'invention de l'ophthalmoscope, on rangeait parmi les amauroses tous les états pathologiques dans lesquels la perte de la vue ne pouvait être suffisamment expliquée par quelque changement matériel appréciable. Depuis la découverte de Helmholtz, le même terme a été appliqué tantôt aux maladies qui se révèlent exclusivement à l'aide de cet instrument, tantôt à toutes celles qui siégent en arrière du cristallin, tantôt enfin aux seules affections du nerf optique.

Toutes ces manières d'appliquer le mot amaurose ont leur raison d'être, en tant du moins que ce terme ne fait que servir passagèrement de point de repère, et que par le fait il est commode à employer pour la clarté d'une exposition ; mais, d'autre part, aucune d'entre elles ne

---

(1) Ces leçons, rédigées par M. le docteur Engelhardt, ont été publiées dans *Zehenders Klinische Monatsblaetter*, 1865, mai-août.

peut prétendre à une précision scientifique suffisante.
Ainsi, la première interprétation que nous avons alléguée
est fautive en ce point que les décollements de la rétine,
par exemple, et les opacités du corps vitré se révèlent
tantôt seulement à l'ophthalmoscope, tantôt déjà à l'examen direct. La dernière, au contraire, implique une
séparation entre les maladies du nerf optique et celles de
la rétine, séparation purement artificielle ; de plus, elle
relie entre eux, bien à tort, les états les plus disparates,
qu'ils dépendent d'une cause intra-oculaire ou intra-
crânienne.

La signification que, dans les pages qui vont suivre,
nous attachons aux termes d'*amaurose* et d'*amblyopie*,
ne prétend pas à une plus grande perfection ; elle doit
servir uniquement à nous entendre. Nous employons ces
termes dans leur acception la plus restreinte, et nous
désignons par là les maladies dans lesquelles, après avoir
procédé à un examen complet par tous les moyens dont
nous disposons, nous ne trouvons pour expliquer l'affaiblissement de la vue, soit aucune lésion (abstraction faite
de légers troubles circulatoires), soit uniquement cet état
des papilles désigné sous le nom de *dégénérescence atrophique*, état qui peut être considéré comme le résultat de
la simple interruption dans les fonctions de transmission
du nerf. Par conséquent, sans parler des maladies du
corps vitré et des membranes internes, nous excluons de
la rubrique « amaurose et amblyopie » les embolies de
l'artère centrale et les différentes formes d'inflammation
du nerf optique.

Trois ordres de faits concourent en général à former notre opinion sur la nature et la gravité des diverses affections amblyopiques, ce sont : 1° *l'exacte appréciation de l'état fonctionnel de l'œil ;* 2° *l'aspect de la papille optique ;* 3° *le mode de développement de la maladie.*

Quant aux *troubles fonctionnels,* on ne peut nier que le degré d'affaiblissement de l'acuité de la vue centrale ne soit de la plus grande importance, mais pour le pronostic *quoad cecitatem,* il importe en premier lieu d'examiner attentivement les limites du champ visuel et la vision excentrique. En effet, l'expérience a démontré suffisamment que les formes qui menacent d'abolir progressivement la vision sont caractérisées de bonne heure par le rétrécissement du champ visuel, ou par un affaiblissement considérable de la vision périphérique. D'ailleurs l'atrophie progressive des éléments nerveux fait comprendre à priori que les régions les plus éloignées du centre nutritif et fonctionnel doivent être les premières à succomber, et que la paralysie suit une marche centripète.

Si, par conséquent, la démonstration de défectuosités ou d'affaiblissements dans la vision périphérique est d'importance majeure pour le diagnostic, il est de notre devoir de donner la plus grande finesse possible aux moyens d'investigation qui nous mettent à même de les reconnaître. L'exploration de la périphérie du champ visuel par la lumière ordinaire est insuffisante pour découvrir de petits défauts. Cet examen doit être fait dans une chambre éclairée par une source lumineuse mono-

centrique. Quand il s'agit d'obtenir une exactitude parfaite, on peut se servir du disque lumineux gradué ; avec
ce disque mis à 100 (et naturellement à une distance
fixe du papier), on éclaire une feuille de papier noircie
ou une planche que l'œil du malade doit fixer. Les limites du champ visuel sont trouvées à l'aide de boules
blanches, fixées à des bâtons noirs que l'on éloigne petit
à petit du point de fixation. Quand on veut trouver une
mesure angulaire pour l'acuité excentrique, on fixe les
boules aux deux pointes d'un compas noirci. On peut
d'ailleurs substituer au disque lumineux une source de
lumière quelconque, pourvu qu'elle permette de régler
approximativement l'intensité de l'éclairage, condition
indispensable pour comparer l'état des malades à différentes époques, ce qu'on ne peut guère obtenir à la
lumière du jour, dont l'intensité varie dans de si vastes
limites. Il va sans dire qu'il faut tenir compte des asymé-
tries physiologiques du champ de vision qui, relativement
au point de fixation, est moins étendu en haut qu'en bas,
moins étendu (de 20 degrés) du côté interne que du côté
temporal.

Les résultats de cet examen ou d'un examen équi-
valent de la périphérie du champ visuel se divisent en
trois catégories principales :

1° L'état de la vision périphérique est parfaitement
identique avec celui d'un œil normal.

2° Il existe une diminution de la vision périphérique;
cependant cette diminution est la même dans toutes les
directions, et relativement légère, eu égard au trouble de
la vision centrale.

3° La diminution de la vision périphérique est irrégulière (par exemple, elle existe seulement dans une direction, ou principalement dans certaines directions) ; ou bien elle s'étend en deçà de la périphérie proprement dite du champ visuel (zone extrême d'environ 15 degrés), jusque dans les régions moins excentriques, et elle ne reste plus, quant à son degré, subordonnée au déclin de la vision centrale.

Dans le premier cas, nous désignons la périphérie du champ visuel comme *absolument normale ;* dans le deuxième, comme *relativement normale ;* dans le troisième, comme *anormale.* Nous tâcherons, en présentant les observations cliniques, de faire encore mieux ressortir les limites de ces catégories.

Une périphérie *absolument normale* du champ visuel ne nous permet jamais d'admettre l'atrophie progressive du nerf optique, c'est-à-dire l'amaurose proprement dite arrivée à un degré appréciable. Je ne veux pas nier qu'il n'existe un *stadium morbi nascentis,* où les symptômes n'ont pas encore leur caractère distinctif, et l'on fera bien dans une amblyopie toute récente et peu développée de réserver son opinion. Si chez un individu l'acuité de la vision a baissé depuis quelques semaines et jusqu'aux 2/3 seulement, tandis que la périphérie du champ visuel est absolument normale, nous sommes encore hors d'état de nous prononcer d'une manière déterminée, car il se pourrait toujours que pendant une diminution ultérieure de l'acuité de la vue la périphérie du champ visuel commençât à souffrir. Lorsque, par contre, la maladie existe déjà depuis plusieurs mois, et surtout si l'acuité de la vue étant tombée à 1/6, 1/10 ou au-dessous, démontre que le mal a déjà pris racine, si malgré cela la périphérie du champ visuel reste absolument normale, alors nous pouvons exclure presque avec certitude l'existence de l'atrophie progressive (amaurose); il nous arrive par conséquent de poser un pronostic relativement favorable dans un état en apparence plus fâcheux, tandis que nous ne pouvons pas réprimer toutes nos·appréhensions dans un état en apparence meilleur. D'ailleurs, si je parle ici d'un bon pronostic, il ne se rapporte qu'à l'éventualité de l'amaurose, et non à celle d'une restitution intégrale de la vision. Il se présente une série d'affections amblyopiques dans lesquelles la périphérie du champ visuel reste intacte, tandis qu'il existe des scotomes centraux ou excentriques qui résistent à tous les moyens thérapeutiques, et qui restent au même point, quand ils sont arrivés à une certaine étendue, ou qu'ils ont rétrogradé jusqu'à un certain degré. Nous y reviendrons plus loin.

Si le champ visuel est *relativement normal*, c'est-à-dire s'il existe un affaiblissement uniforme (dans toutes les directions) dans la zone périphérique, affaiblissement qui par rapport à la diminution de S (acuité de la vision centrale) paraît peu développé, alors le pronostic reste indéterminé. Il peut être établi quelquefois par l'étude simultanée de la papille optique, de la durée et du mode de développement de la maladie ; mais l'état des troubles fonctionnels ne suffit pas à lui seul à faire reconnaître la gravité du mal. En elle-même, cette forme n'est pas encore pernicieuse, puisqu'elle est semblable à celle qui se rencontre dans les affaiblissements de la sensibilité rétinienne, après une anopsie monoculaire de longue durée, et que nous produisons artificiellement par des verres de nuance sombre. Mais, de même que dans les yeux exclus de la vision binoculaire sous certaines conditions (par exemple dans les cas de strabisme), la prédominance de la vision excentrique en dehors sur celle en dedans, et finalement sur la vision centrale, peut amener finalement l'amaurose progressive, de même aussi nous voyons des yeux amblyopiques, avec un champ visuel relativement normal, passer plus tard à l'atrophie progressive quand la cause de la maladie continue à agir (par exemple chez les buveurs), tandis que nous observons dans d'autres cas des guérisons complètes comme dans l'anopsie. En tout cas, quand le champ visuel est relativement normal, il n'existe pas encore d'atrophie progressive avec ses symptômes caractéristiques, et ces formes se prêtent justement à une thérapeutique rationnelle et différente selon les individus.

Enfin, quand la périphérie du champ visuel est *anormale*, nous sommes plus portés à craindre une forme dangereuse ; cependant ce serait s'éloigner beaucoup de la réalité que de désespérer immédiatement de tous les cas de cette catégorie. Il faut d'abord prendre en considération le mode de rétrécissement du champ visuel, ensuite comparer ce dernier à l'état de la vision centrale, puis faire entrer en ligne de compte l'aspect de la papille, et enfin le mode de développement de la maladie. Nous reviendrons plus tard à ces deux dernières considérations. Quant aux deux premières, j'ajouterai ici ce qui suit :

Lorsque le rétrécissement du champ visuel se montre dans les deux yeux du même côté, par exemple à droite (ou à droite et en bas, à droite et en haut), et que la vision centrale est en même temps normale ou presque normale, une seule des bandelettes optiques est atteinte, et la maladie comme telle pourra bien conduire à une hémiopie complète, symétrique (du même côté), mais pas à la cécité complète (obs. IV). On observe dans des cas rares (et sans en connaître la cause anatomique), des rétrécissements en haut et en bas ; ceux-ci, quand ils sont limités nettement par des parties normales du champ visuel, et quand en même temps S est presque normal, n'ont pas non plus la signification d'atrophie progressive. Quant aux rétrécissements concentriques du champ visuel, il est vrai qu'on les voit parfois conduire à la cécité par une marche progressive, avec conservation de la forme concentrique (à peu près comme dans quelques cas exceptionnels d'affections glaucomateuses) ; mais ils paraissent dans beaucoup d'autres cas procéder de causes qui permettent d'en arrêter la marche et même de les améliorer. Ce dernier espoir est d'autant mieux fondé que la papille reste normale, que l'acuité de la vision a moins baissé, et que des verres bleus foncés (nuance n° 6 à 8), augmentent l'étendue de la vision périphérique (ainsi dans l'*anœsthesia retinœ hysterica*, et dans une forme particulière que l'on observe chez les enfants irritables, voy. obs. VII).

Un pronostic beaucoup plus fâcheux doit être porté évidemment sur les rétrécissements irréguliers, latéraux, du champ visuel (obs. II), qui se montrent en même temps, ou plus souvent successivement, dans les deux yeux, et de manière que des deux côtés la périphérie du champ visuel commence à souffrir principalement en dedans ou en dehors (ou, dans une direction intermédiaire, en dehors et en bas, en dedans et en haut, etc.). Je dis *principale-*

ment, car au rétrécissement dans une direction se rattache ordinairement une diminution plus ou moins forte
de la vision périphérique dans les autres directions. Ces
rétrécissements se distinguent aussi de l'hémiopie par ce
symptôme, que la limite qui sépare les parties insensibles
des parties normales n'est jamais tranchée ; la transition
se fait graduellement par une partie dont la sensibilité
augmente vers le centre du champ visuel et diminue vers
la périphérie.

Généralement, dans les cas d'amauroses dangereuses,
la vision d'un œil est déjà perdue à un degré très-prononcé (le rétrécissement du champ visuel atteint déjà le
voisinage du point de fixation, ou dépasse même ce
point), quand la vue de l'autre œil commence à baisser
(voyez plus bas). Pour constater l'intégrité du second
œil, il faut explorer minutieusement la périphérie de
son champ visuel, surtout vers la direction dans laquelle
nous craignons le plus de voir le mal se produire. Si
dans le premier œil atteint le rétrécissement du champ
visuel s'est montré d'abord en dedans et en bas, il faut
aussi, dans le second, surveiller la périphérie dans cette
direction avec une attention particulière ; de même pour
la partie temporale, quand le premier œil a été atteint
d'un rétrécissement temporal. Ces constatations ont une
grande importance par rapport au pronostic, parce qu'il
peut arriver que, par une cause encore inconnue, le
début de la maladie dans les deux yeux soit séparé par
un intervalle de plusieurs années, tandis que dans d'autres cas l'invasion successive a lieu immédiatement.

En général, dans les amauroses, c'est par le côté nasal
du champ visuel que l'anomalie commence à se montrer,

la moitié temporale lui présentant une plus grande résistance. Cette circonstance pourrait bien avoir sa cause dans
la disposition anatomique de l'épanouissement du nerf
optique et aussi dans sa manière de fonctionner, car la
partie temporale périphérique du champ visuel qui appartient exclusivement à l'un des deux yeux, correspond
à la portion nasale de l'épanouissement des fibres nerveuses. Au reste, les cas où les conditions sont renversées,
c'est-à-dire où la première anomalie se trouve dans la
moitié temporale du champ visuel, sont beaucoup moins
fréquents, il est vrai, mais pas tellement rares dans les
affections atrophiques qu'on puisse les désigner comme
des exceptions à une loi.

Si l'examen démontre que le second œil ne commence
pas à s'affaiblir du même côté que l'autre (temporal ou
nasal), mais du côté opposé, c'est-à-dire du côté symétrique par rapport à la moitié du corps (droite ou gauche), il pourrait s'agir encore, comme dans le cas précité,
d'une affection exclusive d'une des bandelettes optiques,
affection se montrant successivement dans le faisceau
latéral et croisé et qui, par conséquent, ne menace pas
de cécité, mais seulement d'une hémiopie symétrique.
Cet espoir pourtant ne nous reste que dans les cas où,
1° le rétrécissement du champ visuel dans le premier œil
ne dépasse pas la ligne verticale traversant le point de
fixation ; 2° S n'est pas descendu au-dessous de 1/3 ou
1/4 à peu près. Autrement le soupçon d'atrophie progressive frapperait aussi ce mode d'évolution, qui est du
reste proportionnellement plus rare.

Si d'un côté l'exploration de la *périphérie du champ
visuel* est d'une importance décisive à l'égard de l'atro-

phie progressive, d'autre part, en examinant la *conti-nuité du champ visuel*, nous obtenons des conclusions d'une grande portée pour la question de la guérison. On peut dire, en général, que les chances de guérison complète des amblyopies sont d'autant plus grandes que la transmission nerveuse s'éloigne moins de l'état normal (obs. I). Lorsqu'on rencontre à la fois un certain affaiblissement de S, un état parfaitement proportionnel de l'acuité de la vision excentrique (Se), de sorte que cette dernière diminue successivement vers la périphérie, selon les lois ordinaires, sans que l'on reconnaisse dans quelques points des interruptions ou des affaiblissements subits, notre pronostic sera plus favorable *quoad resti-tutionem* que dans les cas où l'affaiblissement de la vision centrale est délimité par une partie circonscrite nettement séparée des régions voisines (taies, scotomes, défectuosités, amblyopie centrale), ou bien encore que dans les interruptions excentriques avec affaiblissement insignifiant de S.

Les cas de scotome central ou excentrique paraissent avoir souvent pour cause des affections qui conduisent à une perte définitive des éléments conducteurs. Du moins il n'est pas rare de voir persister ces états morbides, ce qui nous met à même de poser un pronostic *quoad cœcitatem* complétement favorable, tandis qu'il reste douteux *quoad restitutionem* (obs. III). Généralement nous trouvons un renseignement plus précis dans l'aspect de la papille optique et dans la marche de l'affection.

Je dois faire ressortir ici encore une fois que dans les cas de scotome central ou excentrique nous ne pouvons fixer un pronostic favorable *quoad cæcitatem* qu'autant qu'il existe en dehors du scotome, et surtout vers la périphérie du champ visuel, une vision excentrique satisfaisante. Par contre, lorsqu'en dehors du scotome (et en discontinuité avec le scotome), la vision excentrique a diminué dans des directions déterminées jusqu'à la périphérie du champ visuel, nous reconnaissons également un mode de développement de l'atrophie progressive (obs. V). De même, nous serons invités à l'examen le plus attentif par des scotomes excentriques situés symétriquement dans le champ visuel, par exemple des deux côtés en bas. Si la vision périphérique dans la direction du scotome (dans l'exemple choisi, en bas) est parfaitement normale, nous n'avons pas de cécité à craindre; car il est évident que la conductibilité doit être parfaitement normale dans la couche des fibres nerveuses correspondant à la partie scotomateuse de la rétine. S'il en est autrement, ce trouble visuel indique assez fréquemment le début d'une affection amaurotique.

En dehors des affaiblissements de la vision centrale et excentrique, on a vu attribuer à d'autres circonstances dans le fonctionment des yeux amblyopiques une certaine valeur pour le pronostic. Ceci a eu lieu surtout dans la période qui a précédé la découverte de l'ophthalmoscope, lorsqu'on ne savait pas distinguer avec certitude l'amblyopie, dans le sens que nous donnons à ce mot, des affections des membranes internes, des inflammations du nerf optique et même en partie des opacités des milieux réfringents. En distinguant ces différentes affections, on a reconnu aussi en grande partie l'insignifiance de ces autres symptômes. J'en mentionnerai brièvement quelques-uns seulement. Les *sensations lumineuses subjectives*, aussi bien sous forme de photopsies et chromopsies que sous forme d'images subjectives, ne se présentent d'une manière remarquable que dans la plus petite partie des affections amblyopiques, et quand elles existent, elles nous éclairent plutôt sur des complications du côté de l'organe central (congestions, encéphalite, delirium tremens, aliénation imminente), que sur la gravité de l'amblyopie elle-même. Ces sensations ont une signification infiniment plus importante dans les maladies des membranes internes où elles indiquent parfois non-seulement la durée de la période progressive, mais où elles ont même la signification de prodromes (par exemple, dans le décollement rétinien, sous forme de boules blanches, de gouttes, de croissants qui voltigent autour du champ visuel, et que j'explique par la tension équatoriale de la rétine). L'importance qu'on leur a attribuée dans le temps par rapport aux affections amaurotiques repose par conséquent surtout sur la confusion entre ces dernières et les affections des membranes internes. De plus, ces sensations se montrent avec la plus grande intensité précisément dans une affection qui (tant qu'elle existe sans complication et sans affaiblissement de l'acuité de la vision ou du champ visuel) a bien parfois une valeur sémiologique générale quant à l'état de l'innervation cérébrale, mais qui ne conduit jamais à des affections amaurotiques, je veux parler de l'*hyperæsthesia retinæ*. L'apparition de brouillard et de fumée dans les véritables amblyopies est étroitement liée à la diminution de l'acuité de la vision centrale ou excentrique et n'en est souvent que l'expression localisée dans le champ de vision. Aujourd'hui, il n'est guère nécessaire de faire remarquer que l'apparition des mouches volantes normales, symptôme connu sous le nom de *myodesopsie*, n'a pas de rapport avec l'amaurose. Elle s'explique en partie par des circonstances optiques, telles que des modifications de la réfraction et de l'accommodation, des irrégularités des milieux réfringents, qui offrent des conditions favorables à la formation des ombres entoptiques ; elle a pour cause, d'autre part, l'hyperesthésie de la rétine ou la concentration de l'attention du malade sur ces ombres, qui, sans cela peu apparentes, deviennent ainsi plus sensibles. — L'*influence favorable des verres convexes* sur la distinction et la lecture des caractères d'imprimerie a servi aussi comme élément de diagnostic pour les amblyopies. Cette expérience (dans laquelle naturellement toute anomalie de réfraction doit être neutralisée d'avance) peut, dans de certaines circonstances, être utilisée pour prouver la constance de l'acuité de la vue et l'intégrité de l'innervation dans le voisinage du centre rétinien (avec agrandissement des images). Cependant, nous n'en pourrons tirer, en somme, aucune conclusion que l'examen de l'acuité de la vue et du champ visuel ne nous eût déjà fournie. — La classification des amauroses en amauroses *éréthiques et torpides* a maintenant perdu toute valeur. Cependant, on ne pourrait nier que dans des cas où l'acuité de la vue et le champ visuel paraissent identiques, l'intensité de l'éclairage n'exerce une influence très-différente sur la perception ; en ce sens, torpeur et éréthisme méritent notre attention. Il est bien connu que, pour un œil normal, des variations même notables d'intensité dans l'éclairage exercent à peine une influence sensible sur l'acuité de la vue et sur le champ visuel. Cette influence ne se fait remarquer d'une manière progressive (d'après une loi qui n'est pas encore trouvée) que quand l'intensité de l'éclairage diminue au delà de certaines limites, par exemple vers le crépuscule. Dans les yeux amblyopiques, au contraire, nous voyons souvent de petites différences dans l'éclairage, surtout dans l'éclairage artificiel, produire des différences très-notables pour la vision. Lorsque l'affaiblissement se montre d'une manière particulièrement prononcée, nous sommes autorisés à diagnostiquer, sans parler des indications fournies par d'autres circonstances, une *torpeur* de la rétine. Cet état constitue une diminution anormalement rapide de S et de Se (ou principalement de Se), produite par la diminution de l'intensité dans l'éclairage. En revanche, on observe des cas où un abaissement d'éclairage assez sensible à des yeux normaux ne diminue pas la perception ou même l'améliore (1). Dans ces cas beaucoup plus rares, il se trouve que dans le demi-jour ou à travers des verres bleus foncés la vue devient plus forte, circonstance qui nous permet d'opposer ces formes *éréthiques* aux formes particulièrement *torpides*, séparation d'autant plus autorisée que le pronostic, toutes choses égales d'ailleurs, en est plus favorable. Quant à la cécité de couleur (*daltonisme pathologique*), qui accompagne fréquemment les affec-

---

(1) Pour être exact dans ces observations, je devrais ajouter, il est vrai, quelques détails, surtout sur le degré de J (intensité de l'éclairage), que l'on choisit comme point de départ pour l'échelle descendante des éclairages. Si l'on choisit J très-élevé, par exemple le jour d'un soleil très-intense, d'abord beaucoup d'yeux amblyopiques souffrent de l'éblouissement, et l'on ne rencontre d'abord aucune diminution de la perception quand J baisse ; la torpeur de la rétine ne se montrera que lorsque l'éclairage baissera davantage. Les remarques que nous avons faites se rapportent surtout à la diminution de S et de Se observée quand on diminue progressivement l'éclairage d'un jour modéré jusqu'à l'intensité recommandée pour l'examen plus minutieux du champ visuel.

tions amblyopiques, des expériences plus exactes ont été faites dans ces derniers temps par Benedict et par Schelske. L'appréciation de ce symptôme relativement à la gravité de l'amblyopie n'est jusqu'ici ni possible ni vraisemblable, vu que, selon les observations de Benedict, ce symptôme peut cesser sans que S et Se changent essentiellement. — D'autres ont voulu fonder une méthode générale de diagnostic, d'après le procédé de Serres (d'Uzès) sur l'examen des *phosphènes*. Cependant cela est encore moins admissible ici que dans les cataractes compliquées ou dans l'occlusion pupillaire, puisqu'ici nous possédons dans la constatation objective des fonctions visuelles une méthode bien plus exacte, qui se rattache plus directement à l'essence du mal, et qui est sujette à moins d'erreurs dans la pratique. Cependant dans quelques cas assez rares d'anesthésie périphérique (par exemple rétrécissement concentrique du champ visuel, accompagné d'une analgésie cutanée soudaine), on observe ce phénomène intéressant que les phosphènes qui appartiennent à des parties de la rétine insensibles à la lumière existent encore. A mon avis, on doit supposer ici une interruption de la transmission nerveuse entre les cônes et les fibres, et l'on peut alors considérer l'existence des phosphènes, eu égard aux autres symptômes, comme favorable au pronostic (obs. VII).— Enfin on a essayé aussi de tirer avantage, pour le diagnostic et le pronostic, des résultats de l'irritation galvanique, et Remak a fait dernièrement quelques communications intéressantes sur les différences dans les couleurs provoquées par les courants galvaniques, chez des sujets atteints de diverses affections amblyopiques, sans avoir cependant pu jusqu'à présent établir quelque règle à ce sujet.

Nous abordons maintenant le second point principal, *l'état de la papille optique*. C'est un des résultats victorieux de l'ophthalmoscopie que d'avoir non-seulement strictement limité, en les différenciant d'autres maladies intra-oculaires, le groupe des affections amblyopiques, mais encore d'avoir fait reconnaître sur la papille du nerf optique des symptômes de grande importance suivant les différents cas. Ce sont *quatre* caractères étroitement liés l'un à l'autre, et en partie dépendants les uns des autres, qui appellent notre attention : a, les *changements de couleur* ; b, les *altérations de la transparence* ; c, l'*excavation*, et d, la *diminution du calibre des vaisseaux*.

La terminaison intra-oculaire du nerf optique normal, que sa coloration soit plus ou moins jaunâtre ou blanchâtre, présente par-dessus tout une teinte rosée qui disparaît seulement à l'endroit de l'excavation physiologique, pour faire place au reflet plus clair, bleuâtre, de la membrane criblée. Dans beaucoup d'amblyopies au contraire, et surtout dans les cas les plus dangereux, toute la papille présente un reflet d'un blanc intense. Ainsi le contraste de sa couleur avec celle de la choroïde voisine devient plus frappant, et la ligne qui indique la limite choroïdienne nous paraît plus tranchée. Ce changement de couleur provient (sans parler de la disposition des petits vaisseaux, de laquelle nous traiterons séparément) de deux causes : d'une part, l'atrophie de la papille découvre davantage la membrane criblée, dont le reflet par là devient plus intense ; d'autre part, il se fait dans la papille du nerf optique, en même temps que les fibres nerveuses s'atrophient, une condensation des éléments du tissu conjonctif. Ces deux causes peuvent produire le changement de couleur, séparément ou réunies. Quand la première est seule active, nous trouvons en même temps qu'une coloration d'un blanc bleuâtre une excavation atrophique ; quand la seconde cause est en jeu, il en résulte une papille d'un blanc pur et intense, à surface unie ; quand elles existent toutes deux, la papille est légèrement enfoncée, les détails de la membrane criblée se découvrent seulement par places, à peu près à l'endroit où se trouverait une excavation physiologique préexistante; le reste est masqué par la couche blanchâtre du tissu conjonctif. — La cause qui fait que l'on voit se développer tantôt l'une, tantôt l'autre forme, ne paraît résider qu'en partie dans les différences essentielles du processus atrophique; elle dépendra en grande partie des différentes formes préexistantes de la papille, des variations physiologiques de la pression intra-oculaire et de l'effet intermédiaire (sur le tissu conjonctif) des troubles de la circulation.

Le second symptôme, l'*opacité*, demande à peine à être expliqué après ce que nous venons de dire. La transparence de la papille normale disparaît nécessairement si le tissu de la membrane criblée, ou le tissu sclérotisé qui s'est substitué au tissu nerveux, forme la couche visible qui termine le nerf. Nous ne pouvons plus voir alors, comme à l'ordinaire, les vaisseaux jusque dans la profondeur du tissu, et à la place d'une papille pour ainsi dire fraîche et vivante, nous apercevons une substance, maintenant opaque, qui produit involontairement sur nous l'effet d'une partie morte.

Le troisième symptôme, l'*excavation*, est aussi suffisamment expliqué par ce qui précède; sa présence ou son absence dépend, comme je l'ai déjà dit, de l'existence ou de l'absence du tissu conjonctif intermédiaire dans la papille atrophique.

Enfin, disons quelques mots de la *diminution du calibre des vaisseaux*. Il arrive, en effet, que tous les vaisseaux, y compris les troncs principaux, diminuent de calibre; cependant pour ces derniers ce n'est aucunement la règle. Nous pouvons très-bien rencontrer une amaurose ancienne et complète où le nerf optique offre tous les caractères d'atrophie (nerveuse), tandis que les vaisseaux principaux ont conservé leur diamètre normal. Il en est tout autrement quand l'atrophie du nerf optique est la conséquence d'affections intra-oculaires, par exemple de choroïdo-rétinite ; alors c'est justement la diminution du calibre des vaisseaux principaux qui constitue le symptôme régulier et souvent le plus frappant de cette affection. Cette différence s'explique par l'anatomie pathologique ; celle-ci a démontré, en effet que dans l'amaurose, ainsi qu'après la section du nerf optique (Rosow), les couches des fibres et cellules nerveuses sont seules atrophiées, et les autres couches de la rétine conservées, tandis que la choroïdo-rétinite suivie d'atrophie optique conduit à l'atrophie de toutes les couches rétiniennes.

Il est bien possible qu'il faille rechercher la cause des différences dans le calibre des troncs vasculaires observées dans les amauroses atrophiques dans l'état différent du tissu conjonctif interstitiel de la rétine (à peu près comme sur la papille). Par contre, nous trouvons constamment la diminution du calibre ou l'absence des fines ramifications vasculaires de la papille. La coloration rosée de cette dernière à l'état normal dépend sans doute du grand nombre de vaisseaux très-fins qui s'y trouvent, et leur absence dans l'atrophie contribue essentiellement à donner à la papille un aspect pâle. Il paraît que ces ramifications sur la papille sont destinées presque exclusivement à la nutrition de la terminaison intra-oculaire du nerf et de l'épanouissement adjacent de ses fibres. Par conséquent, l'atrophie de la couche fibro-nerveuse se communiquera plutôt à ces ramifications, tandis que les troncs des vaisseaux rétiniens restent conservés pour la nutrition des autres couches rétiniennes. L'aspect pâle de la papille, causé par la diminution du calibre de ces petites ramifications, contribue naturellement d'une manière essentielle au changement de coloration ; il peut précéder les autres symptômes, et parfois indiquer alors la période initiale, pendant laquelle l'examen du champ visuel à l'éclairage ordinaire ne montre pas encore d'anomalie, mais que c'est seulement la diminution d'éclairage qui nous fait découvrir la torpeur de la périphérie du champ visuel, produite par l'affaiblissement de la conductibilité dans la couche des fibres nerveuses.

Pour être plus concis, nous désignerons sous le nom de *dégénérescence atrophique de la papille* l'ensemble des altérations que nous venons d'indiquer : ces lésions peuvent naturellement se montrer à tous les degrés possibles, et je vais essayer ici de donner quelques indications sur leur valeur par rapport aux amauroses.

Pour la dégénérescence atrophique de la papille comme pour d'autres affections intra-oculaires, les résultats de l'ophthalmoscopie ont souvent donné lieu à des conclusions exagérées qui doivent disparaître devant l'expérience clinique. On a cru que l'existence de cette dégénérescence indiquait immédiatement la présence d'une maladie conduisant nécessairement à la cécité, et par conséquent on l'avait décrite comme symptôme matériel, pour ainsi dire, de l'amaurose. Nous devons protester de la manière la plus formelle contre cette identification. On a oublié qu'il est absolument impossible de décider à la simple inspection du nerf si la dégénérescence atrophique est progressive ou stationnaire, et c'est justement là le point important de la question. Ces conclusions ne sont permises qu'avec la concordance de l'état fonctionnel et du mode de développement du mal. L'absence absolue de symptômes d'atrophie papillaire, bien que très-rassurante dans certains cas, n'exclut pas dans certains autres les craintes les plus vives (obs. VI). Par contre, la présence de la dégénérescence atrophique, lorsqu'elle est déjà très-avancée, prouve, il est vrai, un trouble de nutrition, auquel doit se joindre aussi une anomalie fonctionnelle ; cependant elle permet parfois de porter un pronostic favorable *quoad cœcitatem* (obs. III et IV).

Je suis obligé, pour mieux expliquer en détail ce que je viens de dire, de revenir aux troubles fonctionnels déjà indiqués. Si la périphérie du champ visuel est absolument normale, la dégénérescence atrophique ne rend pas le pronostic *quoad cœcitatem* plus fâcheux ; il s'agit alors constamment de défectuosités dans la continuité du champ visuel, par exemple de scotomes centraux plus étendus qui, à la longue, exercent une influence sensible sur l'aspect du nerf optique. Une de nos observations (III) en fournira un exemple. Cependant le pronostic *quoad restitutionem* devient par l'existence d'une dégénérescence atrophique décidément moins favorable, et les scotomes ne me paraissent alors susceptibles que d'une amélioration très-médiocre. — Si le champ visuel est relativement normal, la constatation d'une dégénérescence atrophique de la papille est de la plus haute gravité. Non-seulement l'espoir d'un rétablissement qui serait possible dans d'autres conditions s'en affaiblit sensiblement, mais aussi l'appréhension d'une perte progressive de la vision devient beaucoup plus considérable. Pour l'amblyopie alcoo-

lique, par exemple, l'aspect de la papille contribue beaucoup à distinguer les cas guérissables de ceux qui ne le
sont pas; de même pour les amblyopies avec champ visuel
relativement normal, qui sont sous la dépendance d'une
méningite chronique. Cet aspect acquiert alors une
grande valeur pour le pronostic, surtout en y combinant
les résultats de l'examen fonctionnel et l'analyse de la
marche de la maladie. Nous y reviendrons plus loin. —
Si la périphérie du champ visuel est anomale, ce sont
encore les détails de cette anomalie qui doivent décider
notre jugement sur la valeur de la dégénérescence coexis-
tante de la papille. Dans l'hémiopie après paralysie ancienne d'une bandelette optique, par exemple, un degré
prononcé de dégénérescence atrophique peut exister
sans exercer une grande influence sur notre pronostic
(obs. IV). On aurait grandement tort de craindre dans
ces circonstances une atrophie progressive. L'aspect de
la papille acquiert au contraire une importance toute
particulière dans certains cas de rétrécissement concentrique du champ visuel, qui, chez les enfants délicats ou
chez les individus à système nerveux irritable, surtout
chez les femmes, permettent un pronostic favorable,
pourvu que le nerf optique, même après une longue durée
de la maladie, reste normal (obs. VII), dans lesquels, au
contraire, une altération de la papille fait naître des
craintes sérieuses.

Dans les cas d'amblyopie ou d'amaurose très-récente
avec rétrécissement du champ visuel, l'absence des symptômes atrophiques ne doit pas entretenir trop de sécurité dans notre esprit (cas VI). En effet, ces symptômes
exigent un temps plus long pour se produire (parfois

cependant quelques semaines suffisent), et il n'est pas rare
de les voir survenir, lorsque les troubles fonctionnels sont
déjà bien établis. Si, au contraire, la maladie existe depuis
longtemps déjà, sans que le nerf optique souffre, nos espérances se rattachent à cette circonstance, pourvu que la
marche de la maladie les justifie. Je ne pense guère qu'une
forme pernicieuse quelconque d'amaurose avec altération
prononcée du champ visuel et de l'acuité de la vue puisse
exister pendant quelques mois sans imprimer sur la papille
un certain degré (très-variable, il est vrai) de dégénérescence atrophique. L'intégrité parfaite de la papille, dans
les cas où il existe une altération amaurotique déjà
ancienne (abstraction faite de simulation), ne se rencontre guère que dans les cas rares et susceptibles de
guérison que je désigne sous le nom d'*anesthésie rétinienne vraie*. Il est fort important de constater l'état de
la papille de l'autre œil dans les formes dangereuses qui
méritent spécialement le nom d'amaurose ou d'atrophie
progressive. Dans ces cas, l'aspect pâle de la papille, coïncidant quelquefois avec un peu d'aplatissement, se rencontre quelquefois déjà dans la toute première phase,
lorsque la torpeur de la rétine à la périphérie du champ
visuel ne peut être découverte que par un examen attentif.

D'autres symptômes dans la papille ont été encore signalés comme
importants dans les cas d'amblyopie. Pendant quelque temps, on par-
lait surtout beaucoup des *hyperémies de la papille* qui devaient indiquer la première période congestive de la maladie. Assurément la
connaissance insuffisante des variations physiologiques a fait prendre
souvent pour malade ce qui était parfaitement sain. L'hyperémie
réelle de la papille bien établie, en ayant égard à toutes les variations
physiologiques, fournit en vérité un symptôme important, quant aux
causes des amblyopies (par exemple dans les congestions intra-crâ-

niennes), mais n'explique guère à elle seule une diminution considérable de la vision. Naturellement ceci ne se rapporte qu'aux anomalies
du calibre des vaisseaux sans aucune altération de structure. D'ailleurs, les hypérémies de la papille se rencontrent bien plus souvent
après des efforts exagérés de la vision ou après des troubles de l'accommodation que dans les amblyopies, et elles manquent complétement dans les formes pernicieuses de l'atrophie progressive. — Dans
quelques cas d'amblyopie on a cru aussi reconnaître des *anomalies
dans la délimitation* de la papille. Si le tissu conjonctif s'opacifiait dans
la rétine voisine, comme il le fait sans doute fréquemment sur la
papille (voyez plus haut), l'augmentation du reflet rétinien devrait en
effet masquer en partie la limite de la choroïde ; mais c'est justement
un fait important pour le diagnostic que dans les amblyopies cette
altération reste limitée à la papille, peut-être parce que le tissu
conjonctif de la papille a sa nutrition particulière, due en partie à
de fines ramifications des artères rétiniennes, en partie aussi à des
vaisseaux provenant de la choroïde (Leber). Si l'atrophie des éléments nerveux est de cause intra-oculaire, consécutive à une choroïdo-rétinite, et surtout à la névro-rétinite, les parties voisines de
la rétine se troublent et se confondent par cela même avec l'image
de la papille, soit sous forme d'un liséré étroit, soit sous l'aspect
d'une auréole plus large, ce qui nous permet (ceci joint aux caractères significatifs fournis par les vaisseaux) de reconnaître, encore
longtemps après la terminaison du processus primitif, le mode de
développement de l'altération. — Enfin, on a cru observer une diminution réelle du *diamètre* de la papille causée par l'atrophie ;
cependant ni l'anatomie pathologique ni la clinique n'ont démontré
la réalité de ce symptôme.

Le troisième point capital sur lequel nous fondons
notre jugement sur les affections amblyopiques est basé
sur *leur mode de développement* et sur les symptômes
qui les accompagnent. Il serait impossible d'en faire ressortir les détails sans nous rapporter à une grande série
d'observations, et pour cette fois du moins nous voulons
nous restreindre à quelques remarques pratiques.

D'abord il arrive que l'affection survient tout d'un

coup ou se développe rapidement (c'est-à-dire en quelques moments, quelques heures ou quelques jours) en s'accompagnant de rétrécissements hémiopiques ou concentriques du champ visuel, de scotomes centraux, ou provoquant même une cécité complète. On avait autrefois l'habitude de rapporter tout ce qui se présente subitement à des épanchements hémorrhagiques, et l'on faisait de même pour ces affections. Cependant ce n'est que pour les hémiopies correspondantes des deux yeux que l'on peut invoquer comme cause l'apoplexie, dans le sens anatomique du mot, et encore pas toujours (1).

Dans les cas de scotomes centraux des deux yeux, ou de cécité foudroyante d'un œil ou des deux yeux, la cause est rarement de nature hémorrhagique. Nous ne saurions d'ailleurs guère où placer le foyer apoplectique, sans dépasser les résultats de l'anatomie pathologique. Lorsque nous rencontrons en même temps d'autres symptômes d'une affection préexistante ou concomitante, par exemple d'altérations à la base du crâne ou de foyers d'encéphalite, nous pouvons à la rigueur préciser notre opinion sur le trouble subit de la vision. Cependant ce n'est nullement la règle. J'ai observé toutes les formes mentionnées chez des personnes parfaitement saines ou présentant des symptômes généraux si indécis, que je dois avouer franchement que je suis en général peu éclairé sur la cause de ces affections. Quand on les observe après une hématémèse, après des troubles gastriques, après des exanthèmes aigus, leur rapport avec ces maladies nous reste jusqu'ici

____

(1) On observe même pendant les attaques de migraine la véritable hémiopie, c'est-à-dire l'anesthésie d'une bandelette optique, hémiopie vraie qu'il ne faudrait pas confondre avec la compagne fréquente de la migraine, l'hémiopie fausse, c'est-à-dire le *visus dimidiatus* des objets.

inexpliqué. Dans la perplexité où cette incertitude jette l'esprit des médecins, on s'est rattaché à la planche de de salut favorite, aux influences vaso-motrices ou aux spasmes vasculaires qui en dépendent, ce qui semblait justifié parfois par l'état concomitant de la rétine et de la santé générale. Ainsi, l'affection symétrique des deux rétines ou de leur centre intra-crânien pourrait dépendre d'influences nerveuses symétriques. Mais quand réussira-t-on à dominer ce terrain vague par la puissance des faits?

Le développement et la terminaison de ces affections sont aussi obscurs que leurs causes. Nous observons, en effet, après des affections en apparence absolument semblables, tantôt une guérison complète, tantôt une persistance de la maladie avec atrophie du nerf optique. Le pronostic ne peut donc, en général, être précisé que pendant le cours de l'affection. Il me paraît plus favorable dans les cas de cécité subite et binoculaire des enfants (1) que dans ceux des adultes. L'absence absolue de perception lumineuse quantitative, après cécité subite, ne doit pas anéantir nécessairement tout espoir, même lorsqu'elle persiste une ou plusieurs semaines. Si elle se prolonge davantage et s'il se montre une dégénérescence atrophique du nerf optique, les chances de succès diminuent naturellement. Elles sont plus grandes pour les troubles visuels qui se développent rapidement à la suite de secousses morales et s'accompagnent de variations notables du champ visuel avec conservation complète des

---

(1) Un mémoire sur ce sujet, dans lequel M. de Graefe explique une série de cas de cécité subite double, par une névrite rétrobulbaire, se trouvera plus loin dans un autre chapitre de la *Clinique ophthalmologique.*

phosphènes, même dans les parties insensibles de la rétine, et amélioration des fonctions sous l'influence, soit de l'obscurité, soit de la lumière bleue. C'est là une forme d'anesthésie qui se combine parfois avec l'anodynie cutanée, et qui fait surtout songer à une cause vaso-motrice. Pour les scotomes centraux qui se forment subitement, je ne sais en préciser ni la cause, ni le pronostic; je les ai vus en partie guérir, en partie s'améliorer lentement, en grande partie rester au même point, mais jamais amener la cécité, quand une fois l'altération fonctionnelle a été nettement établie pendant quelque temps.

Les troubles visuels soudains ou rapides forment seulement l'exception par rapport à ceux qui se développent lentement. Les cas d'amblyopie où la périphérie du champ visuel est normale, ou relativement normale, et la continuité du champ visuel satisfaisante, demandent ordinairement une série de plusieurs mois pour atteindre un degré stationnaire, ou pour se transformer dans d'autres formes, la cause morbide persistant. Ainsi dans ces cas, si S continue à diminuer, on voit se former petit à petit des scotomes centraux qu'on ne pouvait délimiter au début. Les cas où le champ visuel est relativement normal peuvent plus tard, par la dégénérescence atrophique de la papille, révéler les caractères des affections amaurotiques avec rétrécissement du champ visuel (voyez plus haut). Généralement, dans ces formes primitivement favorables, et en opposition aux atrophies génuines, les troubles visuels se forment simultanément dans les deux yeux et d'une manière assez égale.

Quant au pronostic *quoad cæcitatem*, nous avons une plus grande sécurité quand le mal est resté longtemps au

même degré. Il est vrai que les formes réellement délétères présentent aussi parfois des temps d'arrêt, mais il
est rare qu'une observation attentive voie durer ces arrêts
plus de quelques mois. Un arrêt prolongé de l'affection
à un degré constant, lorsque le nerf optique a un aspect
normal et quand il n'existe pas de rétrécissement ou d'interruption dans le champ visuel, ne doit même pas diminuer l'espoir d'un rétablissement complet. Généralement
nous guérissons ces formes, en tenant compte d'une manière rationnelle des causes déterminantes. Les excès
de boissons alcooliques, l'usage fréquent de cigares
très-forts, la constipation habituelle, les troubles mens-
truels, le froid des pieds, les suppressions de flux hémor-
rhoïdaux ou de sécrétions pathologiques et physiologiques, les excès vénériens, l'irrégularité dans le sommeil
et la fatigue des yeux par les excès de travail, voilà autant
de causes qui se présentent quelquefois isolées, plus fréquemment combinées; dans ce dernier cas, il devient
difficile de faire la part de chacune (1).

Plus nous réussissons dans un cas donné à préciser ces
causes et à les attaquer avec succès, plus notre pronostic
gagne de précision. Lorsque des symptômes, résultant des
causes indiquées ou d'autres inconnues, font supposer
l'existence d'une méningite chronique, quand par
exemple nous observons des accès violents et répétés de
céphalalgie avec sensibilité douloureuse du crâne à la

____

(1) On ne peut nier que les amblyopies ne soient beaucoup plus fréquentes chez les hommes que chez les femmes (chez nous dans le rapport
de 4 à 1, approximativement). Ce fait a contribué à faire supposer que
l'usage du tabac est une des causes principales ; cependant quelques-unes
des autres circonstances étiologiques frappent aussi principalement les
hommes, et d'après mon avis, l'abus du tabac n'est, dans la plupart des
cas, qu'un élément coopérant.

percussion, lourdeur de la tête, etc., le pronostic doit toujours être réservé, car bien que nous réussissions souvent à guérir ces amblyopies par des révulsifs énergiques (1), il n'est pourtant pas rare de les voir se changer en formes dangereuses. La même réserve est indiquée, l'état fonctionnel fût-il même encore favorable, pour les amblyopies survenues après les maladies graves, par exemple la fièvre typhoïde et les érysipèles de la tête.

L'étude du mode d'après lequel se développe la maladie acquiert une importance toute particulière dans les cas de *rétrécissements du champ visuel.* Les rétrécissements hémiopiques sont parfois produits, abstraction faite de l'apoplexie et de l'encéphalite, par des affections idiopathiques et passagères d'une des bandelettes optiques. Généralement ces affections sont de nature syphilitique; dans certains cas cependant la cause en reste énigmatique et ne se révèle pas même par la marche ultérieure et le mode de guérison. Dans ces cas favorables, le développement est d'après mon expérience toujours relativement rapide, de sorte que l'affection arrive à son maximum d'intensité dans l'espace de quelques semaines, ou tout au plus de quelques mois.

On observe aussi, mais bien plus rarement, des hémiopies temporales à développement relativement rapide, et dont la guérison complète nous fait conclure, que leur cause ne peut résider que dans une affection passagère des faisceaux croisés des nerfs optiques. Je ne prétends nullement que l'on soit toujours à même de distinguer ces états des formes graves, du moins dès leur

____

(1) Surtout les drastiques, le sublimé et le séton, qui est ici à sa place, tandis qu'il n'est nullement indiqué dans les atrophies génuines.

premier début, mais je considère comme des symptômes principalement importants pour le diagnostic, en dehors de la rapidité du processus morbide, son développement presque simultané et symétrique dans les deux yeux, l'état relativement bon de l'acuité visuelle centrale, qui s'abaisse rarement au-dessous de .1/4 ou 1/6, et l'intégrité complète de la papille après une durée plus prolongée.

Si dans un espace de temps relativement court un œil se perd complétement, tandis que l'autre se trouve encore intact plusieurs mois plus tard, le pronostic, par rapport à ce dernier œil, est plus favorable que si le mal a suivi une marche progressive et lente dans le premier, et qu'il n'en a pas encore aboli la fonction au moment où nous avons à nous prononcer sur l'état de l'œil intact. En effet, dans le premier cas nous devons localiser l'atrophie dans un point du nerf optique antérieur au chiasma, car il serait tout à fait invraisemblable que d'un côté les fibres latérales et de l'autre les fibres croisées eussent été atteintes par un processus pathologique nettement délimité du côté des fibres voisines. Or, nous savons que des atrophies antérieures au chiasma, sans rester certainement toujours monolatérales, donnent plus de chances à cet égard que les atrophies centrales, qui ont la plus grande tendance à se développer symétriquement des deux côtés.

Si, après l'apparition de symptômes cérébraux aigus et violents sous la forme d'encéphalo-méningite, il survient des troubles visuels très-intenses avec une forme quelconque de rétrécissement du champ visuel, ni le type menaçant des troubles fonctionnels, ni la dégénérescence

atrophique de la papille n'autorisent à pronostiquer l'existence d'une atrophie progressive. Au contraire il n'est
pas rare que les fonctions s'améliorent jusqu'à un certain degré qui reste alors stationnaire. Ainsi, la semaine
dernière encore, il se présenta à moi un jeune homme de
vingt-quatre ans qui, à l'âge de douze ans, avait eu une
affection cérébrale aiguë, immédiatement après laquelle
l'œil gauche était devenu absolument aveugle, tandis que
l'œil droit ne conserva plus qu'un petit champ visuel
central, à l'aide duquel le malade ne pouvait se conduire
que péniblement, et reconnaître seulement les plus gros
caractères d'imprimerie. La papille optique était fortement altérée, même dans ce dernier œil, mais l'état des
fonctions était resté absolument le même pendant les
douze dernières années.

En général, il convient de déterminer si la cause
des troubles visuels a cessé, ou si elle agit encore. Dans
le premier cas il existe souvent un résidu morbide qui
a sa cause dans la destruction d'une partie des éléments
nerveux, et il n'y a presque pas de forme de désordre
fonctionnel, rangé parmi les amblyopies amaurotiques,
qui ne puisse par exception être interprété de la sorte.
Le pronostic, quant à la guérison, se formule d'après les
considérations analogues. Il y a en effet des cécités complètes à la suite d'affections cérébrales aiguës, dans lesquelles une partie de la force visuelle a été recouvrée après
plusieurs semaines et, par exception, après plusieurs mois
d'abolition complète de la sensibilité lumineuse quantitative. Je mentionne cela seulement pour prévenir la trop
grande précipitation que l'on met à porter des pronostics
absolument fâcheux. D'un autre côté naturellement, on

ne doit pas se livrer à des espérances illusoires ; si la cécité complète après une maladie aiguë se prolonge, et si la dégénérescence de la papille s'y joint, les chances de guérison tombent au minimum, et il peut s'agir tout au plus d'une restitution partielle du champ visuel.

Le pronostic le plus funeste frappe les formes d'amaurose dans lesquelles le premier œil se perd avec une lenteur qui varie de quelques mois à quelques années, tout en présentant les symptômes d'un rétrécissement (pour la plupart irrégulièrement latéral) du champ visuel, d'une diminution de S et d'une dégénérescence atrophique de la papille ; tandis que le second œil, quelque temps après le début de la maladie du premier, rarement après sa perte complète, commence à s'affaiblir d'une manière analogue. Ces cas sont définitivement jugés ; ils constituent, en effet, un *noli me tangere* pour le médecin sage et expérimenté, parce qu'il y est difficile de faire du bien, et trop facile d'accélérer le mal.

Ajoutons encore quelques observations sur la *nature intime des amauroses*. Là où l'on ne reconnaît pas de cause intra-oculaire aux troubles visuels, on parle généralement d'amauroses cérébrales ou spinales. Dans les amblyopies bénignes et passibles de guérison, il s'agit d'anomalies de la circulation ou de l'innervation que l'anatomie pathologique en général n'explique pas suffisamment, mais aussi pour les formes qui conduisent à la cécité progressive, avec état morbide de la papille, on ne réussit pas toujours à trouver des altérations palpables dans les centres nerveux. Ce qu'on trouve, c'est une atrophie de la couche des fibres nerveuses et des cellules ganglionnaires de la rétine (dont les autres couches res-

tent intactes) avec atrophie simultanée des nerfs optiques, atrophie qui tantôt s'arrête au chiasma, tantôt le
dépasse pour s'étendre jusqu'aux couches optiques et
aux tubercules quadrijumeaux.

Si conformément à ces résultats l'affection amaurotique
doit être regardée en principe comme une atrophie locale
du tractus rétino-optique, atrophie dont la marche, soit
centripète, soit centrifuge, est encore mal connue, on
ne pourrait cependant nier que cette atrophie locale ne
soit liée dans beaucoup de cas à des altérations plus diffuses des centres nerveux. Nous devons alors la considérer tantôt comme une conséquence ultérieure de ces
dernières, tantôt elle nous indique la première localisation de la maladie, qui dans la suite va se répandre plus
loin.

Il est surtout intéressant de poursuivre les rapports de
l'amaurose progressive avec les troubles intellectuels de
nature paralytique, et avec la dégénérescence grise des
cordons postérieurs de la moelle. Il est bien connu que
les affections amaurotiques se rencontrent assez fréquemment dans le courant des maladies mentales ; mais on
n'a peut-être pas assez insisté sur le nombre considérable
des amaurotiques dont les facultés mentales semblaient
absolument normales au début des troubles visuels, et
qui plus tard sont tombés en démence. Il paraît d'après
cela que l'amaurose est souvent un des prodromes de
l'affection mentale.

Dans les cas de dégénérescence grise des cordons postérieurs de la moelle, il est au contraire rare que l'amaurose précède les symptômes de la maladie spinale. Ces
symptômes (surtout les troubles de la sensibilité) sont

ordinairement établis quand l'amaurose commence. Ceci s'explique par la marche ascendante, anatomiquement constatée, que suit dans la plupart des cas la dégénérescence, du canal vertébral vers la cavité crânienne. Parmi le grand nombre d'amauroses spinales (30 pour 100 à peu près de tous les cas dangereux d'amauroses progressives) qui se sont présentées à mon observation, je ne me rappelle que de deux cas où une succession contraire fût évidente. Dans un de ces cas, l'amaurose précéda de longtemps les symptômes de l'affection spinale, de sorte qu'il y avait déjà cinq ans que le malade était complètement aveugle, lorsque apparurent les premières douleurs excentriques, auxquelles succéda de près l'ensemble de l'ataxie locomotrice. Dans l'autre cas, l'affection amaurotique avait également duré plusieurs années ; cependant l'un des yeux conservait encore un peu de vision, lorsque l'affection spinale montra ses premiers symptômes.

Les opinions que l'on s'est faites des conditions anatomiques de l'atrophie progressive du nerf optique ont été aussi divergentes que sur l'état analogue désigné sous le nom de *dégénérescence grise*. On ne sait guère, s'il s'agit d'une première période d'irritation du tissu interstitiel du nerf, laquelle conduirait seulement secondairement à l'atrophie des éléments nerveux, ou si l'on doit envisager cette lésion comme une atrophie essentielle. Dans ce dernier cas, le tissu qui se trouve à la fin en lieu et place des éléments nerveux ne serait qu'un tissu substitué à ce même tissu nerveux, c'est-à-dire dérivant de ses résidus. Certains symptômes qui apparaissent pendant la marche de la maladie, surtout les douleurs frontales, la lourdeur de tête, la somnolence, qui souvent disparaissent entièrement à mesure que l'amaurose progresse, invitent en effet le clinicien à admettre une première période d'irritation. Cependant, nous sommes obligés d'avouer que ces symptômes sont de nature très-douteuse ; les fortes douleurs excentriques de l'ataxie locomotrice indiqueraient plutôt encore l'existence d'une affection inflammatoire ; pourtant, on est plus disposé actuellement à accepter pour cette maladie l'idée d'une atrophie essentielle. La décision de l'anatomie pathologique, à laquelle nous devons toujours revenir en dernier lieu, est aux prises avec des difficultés extraordinaires, surtout vu la rareté des autopsies dans les premières périodes de la maladie. Toutefois, je crois qu'on peut considérer comme bien établi qu'il ne s'agit, ni dans l'amaurose, ni dans l'ataxie locomotrice, d'une inflammation du tissu des nerfs dans le sens ordinaire du mot. L'inspection de la papille optique, possible dès le début de l'affection, nous en fournit certainement la plus belle preuve. Les changements qui s'y présentent se distinguent essentiellement de ceux que nous y observons dans la névrite. Mais aussi le tissu conjonctif n'y offre pas toujours le même aspect. Tantôt il s'agit d'une simple atrophie de la substance (excavation atrophique), que nous devons considérer comme le type le plus pur d'une atrophie essentielle ; tantôt il se forme une condensation successive du tissu (papille lisse, opaque, blanche, et la membrane criblée voilée) ; dans ce dernier état des phénomènes d'irritation plus légère du tissu conjonctif ne seraient pas impossibles ; toutefois ces phénomènes seraient très-différents des symptômes inflammatoires ordinaires (névrite).

Mais arrêtons-nous là. Nous nous sommes éloignés déjà du terrain de l'expérience, et nous avons touché à des points obscurs, peut-être déjà de trop près pour l'état actuel de nos connaissances. Appliquons maintenant les considérations précédentes aux observations cliniques qui suivent.

OBSERVATION I. — *Amblyopie congestive curable avec champ visuel normal.*

Florian M..., employé de chemin de fer, âgé de quarante-neuf ans, ayant une apparence de bonne santé, les joues et le nez un peu colorés, se présente pour un affaiblissement de la vision dans les deux yeux. D'après ce qu'il dit, la vue a commencé à baisser depuis vingt et un mois, d'abord d'une manière peu sensible, dans les derniers mois cependant plus rapidement. A l'examen des fonctions, on reconnaît que l'acuité de la vue (à un éclairage de moyenne intensité) a baissé à droite jusqu'à 1/6, à gauche jusqu'à 1/7. La périphérie du champ visuel, examinée à l'éclairage d'une lampe baissée, se montre absolument normale, et l'on ne trouve dans la continuité du champ visuel ni interruptions, ni scotomes, ni aucune diminution subite de la force visuelle excentrique. L'examen objectif ne montre rien d'anormal, ni dans les parties externes, ni dans les parties internes de l'œil. La papille, malgré la durée assez prolongée de la maladie, a conservé sa coloration rosée et sa transparence.

La partie nasale se montre ici considérablement plus rouge que la partie temporale ; cette différence est causée par le plus grand nombre de petits vaisseaux et par une couche plus épaisse de fibres nerveuses dans la première direction. Il faut ajouter aussi que la limite choroïdienne est moins prononcée en dedans qu'en dehors; pourtant une observation attentive la fait reconnaître nettement partout. Cette disposition de la papille doit être considérée comme absolument physiologique, à moins que l'on ne découvre une anomalie dans les vaisseaux et les tissus. On trouve le même état plus ou moins prononcé selon les différences naturelles du nerf optique et le plus distinctement dans les cas d'excavation physiologique. — Les grosses veines sont ici fortement remplies, mais ne sont pas plus flexueuses qu'à l'état normal, ni par rapport à leur axe, ni par rapport au niveau de la rétine. En conséquence, nous ne sommes pas en droit d'en déclarer l'état comme spécialement pathologique, d'autant moins que la coloration de la face du malade montre une grande réplétion du système veineux.

Le malade avoue qu'il boit depuis longtemps de l'eau-de-vie et de fortes quantités de bière, qu'il a fumé beaucoup, et qu'il est empêché par ses occupations de se livrer au sommeil d'une manière régulière. Au reste il n'a souffert ni de troubles digestifs, ni de maux de tête, et a toujours joui d'une bonne santé. L'examen des organes de la circulation, de la respiration et des viscères abdominaux ainsi que celui de la peau et des urines donne un résultat absolument négatif.

Quant au *pronostic* du cas, nous sommes autorisés à nous prononcer favorablement sous tous les rapports. D'abord, nous n'avons nullement à craindre une cécité progressive, car la périphérie du champ visuel se montre complétement normale, malgré la longue durée de la maladie. Nous augurons aussi favorablement de l'amélioration ou du rétablissement, car : 1° la continuité du champ visuel ne montre pas la moindre interruption, la sensibilité de la rétine paraît émoussée dans toutes les régions d'une manière tout à fait uniforme, il n'y a surtout aucune

trace de scotome central; 2° la papille optique est complétement intacte; quoique la maladie dure presque
depuis deux ans, il n'y a pas trace de dégénérescence
atrophique; 3° il existe dans la manière de vivre du malade des causes palpables sur lesquelles la thérapeutique a
prise. Or l'expérience nous apprend que dans ces circonstances, une fois les causes enlevées, les troubles fonctionnels, du moins jusqu'à une certaine phase, guérissent.

Il serait difficile de préciser le *processus pathologique*
dans notre cas. Il n'existe pas de symptôme de congestion
cérébrale active. La rougeur veineuse de la face et les
causes déterminantes font plutôt croire à l'existence d'une
congestion passive; cependant cette expression ne nous
donne qu'une interprétation peu précise. S'agit-il, en
réalité, d'une réplétion plus grande du système veineux
des centres nerveux, ou seulement d'un ralentissement
de la circulation? ou bien la fonction visuelle est-elle en-
travée par la présence de substances alcooliques et narco-
tiques dont le sang est surchargé? Ce sont là autant
de questions dont la réponse est voilée par l'expression
de *congestion cérébrale passive*. Cette désignation ne
peut donc en général nous servir d'explication que lorsque
les signes de congestion active font défaut et que les
fonctions ou la nutrition du centre cérébral optique sont
altérées par des influences circulatoires des genres indiqués.

Comment pouvons-nous arriver à la *guérison* de notre
cas? Il faut avant tout avoir égard aux circonstances étiologiques; l'usage des boissons alcooliques doit être sus-
pendu, celui du tabac être réduit à un minimum, la ma-

nière de vivre du malade doit être réglée sous le rapport de la nourriture et du sommeil. Il n'est pas rare de voir les amblyopies de la forme indiquée rétrocéder petit à petit sous l'influence de ces prescriptions hygiéniques. Cependant l'expérience nous a enseigné des moyens plus efficaces pour assurer et accélérer la guérison. Ordinairement nous commençons dans ces circonstances avec des *émissions sanguines* locales périodiquement répétées, et nous passons ensuite à la médication *diaphorétique* et *apéritive*. Quant aux émissions sanguines, il importe ici surtout d'obtenir des déplétions rapides. Dans cette intention j'ai pensé jadis à utiliser l'application de la sangsue artificielle Heurteloup, justement pour le traitement des amblyopies congestives, et la méthode basée là-dessus a trouvé des imitateurs nombreux parmi les praticiens.

L'effet dépend essentiellement de l'application. Si le chirurgien n'est pas exercé à tirer un cylindre dans l'espace de quelques minutes, tout avantage disparaît (1). Les applications doivent être faites le soir et précéder ainsi le repos de la nuit. Pour beaucoup de cas le malade doit passer le lendemain dans une chambre obscure. La nécessité de cette précaution ne peut se juger que par une observation minutieuse des circonstances individuelles ; il paraît donc plus prudent d'en tenir toujours compte. Son utilité dépend de l'irritabilité de la circulation cérébrale, ou, si l'on veut, des nerfs vaso-moteurs. Si celle-ci est grande, chaque application est suivie d'une excitation qui se caractérise par toutes sortes de troubles de la sensibilité, parfois par des apparitions lumineuses subjectives et aussi par une petite diminution de la force visuelle. Cette période de « réaction », qui ne dure qu'exceptionnellement au delà de la jour-

---

(1) Je veux faire observer à cette occasion que l'appareil de Heurteloup, tout en rendant d'excellents services dans les amblyopies congestives et dans les affections chroniques de la choroïde, cède de beaucoup le pas aux sangsues naturelles dans la thérapeutique des ophthalmies externes. En effet, dans ces dernières affections, il s'agit plutôt d'obtenir une succion prolongée et un courant de sang continuel qu'un courant rapide.

née du lendemain, doit être passée dans un repos complet et dans l'obscurité. En général, elle est moins prononcée dans les amblyopies par congestions cérébrales passives que dans d'autres circonstances, comme par exemple dans les inflammations chroniques de la choroïde, et le temps du repos en question y est moins rigoureusement indiqué que dans celles-ci. Les déplétions de deux à quatre onces chacune sont répétées selon la constitution des malades et la durée de la période de réaction dans l'intervalle de quatre, de six ou de huit jours. L'examen attentif de la force visuelle immédiatement avant et deux jours après les applications (c'est-à-dire quand la période de réaction est terminée), décide de la répétition. Lorsque deux ou tout au plus trois applications sont restées sans influence sur la force visuelle, on fait bien de renoncer à ce traitement. Mais aussi, dans le cas d'une influence sensible, je ne recommande pas en général, pour les congestions cérébrales passives, une répétition trop fréquente, car l'expérience m'a démontré que toutes les fois où une amélioration s'est établie après les premières trois ou quatre émissions, la méthode diaphorétique la rend généralement plus complète qu'une répétition continue des déplétions sanguines, et il est naturel de préférer cette méthode, toutes choses égales d'ailleurs, comme la moins fatigante (1).

La méthode diaphorétique a été employée chez nous

(1) Si je recommande chaudement l'appareil de Heurteloup pour les amblyopies avec congestions passives de la tête, j'avoue volontiers que dans certaines formes, d'autres modes d'émissions sanguines méritent la préférence. D'abord, dans les cas où l'excitabilité de la circulation est très-développée, nous voyons la période de réaction se prolonger au delà du terme ordinaire, sans faire place à la rémission désirée ; dans ces cas, il vaut mieux appliquer des ventouses à la nuque ; sous des influences hémorrhoïdales, des sangsues à l'anus ; contre les troubles de la menstruation, des ventouses à la face interne des cuisses. Il peut même arriver, dans ces cas, que l'appareil de Heurteloup augmente la tendance congestive et empire l'état. La question, si souvent débattue dans la pratique, si l'on doit faire les émissions sanguines près ou loin des organes malades, dépend, en dehors du mode de l'émission sanguine, surtout du degré de l'excitabilité, et ce n'est qu'en faisant une réserve sur ce point qu'on peut décider la question dans le premier sens. Sous ce rapport, par exemple, il se commet beaucoup de fautes dans les ophthalmies où l'on applique souvent des sangsues plus près de l'œil que ne le comporte l'excitabilité de l'organe et des tissus environnants.—Parfois aussi la cause du mal peut nous faire préférer d'autres applications aux sangsues de Heurteloup, par exemple lorsque la suppression d'une épistaxis habituelle ou du flux hémorrhoïdal nous paraît en rapport avec l'apparition de l'affection, etc.

comme chez beaucoup d'anciens praticiens, principalement
par la décoction de Zittmann, non pas comme si l'on devait
attribuer aux ingrédients de cette décoction un effet spécifique quelconque, mais parce qu'elle est un sudorifique
que l'expérience a démontré être excellent. La tisane fortement chauffée était prise le matin au lit et son effet sur
la peau assuré par des couvertures de laine ou même par
l'emploi d'une tisane de tilleul; le régime n'était cependant pas très-sévère sans raison spéciale, et si le temps
était doux, une promenade dans l'après-midi était permise
au malade. Dans les derniers temps, nous avons employé
plus rarement la décoction de Zittmann, depuis que nous
avons acquis dans les bains romains bien établis un moyen
très-précieux pour la pratique médicale en général (1).

Le malade, quatre semaines après le commencement
de son traitement, fut représenté à la clinique. On avait
réglé son régime et appliqué trois fois l'appareil de Heurteloup, ce qui avait fait monter la force visuelle graduellement de un sixième, un septième, à un quart des deux
côtés. Après cela il prit tous les trois jours un bain
romain. Le premier bain resta sans effet et causa même
un mal de tête de deux heures, parce que le malade
n'était pas resté assez longtemps dans la chambre à su-
dation et avait été dérangé par une douche froide donnée

(1) La première idée de l'application des bains romains dans les
amblyopies avec congestion passive de la tête m'a été suggérée par un
malade qui, après avoir fait un traitement avec la décoction de Zittmann,
sans grand résultat, se guérit lui-même complétement de son amblyopie
par le séjour dans la température de près de 40 degrés d'une raffi-
nerie de sucre. — Quelque remarquables que soient les avantages des
bains romains sur les bains russes dans la plupart des circonstances indiquées, ils ont naturellement aussi leurs contre-indications parmi lesquelles
il faut compter les congestions cérébrales actives, et surtout les affections du cœur, des reins, la disposition apoplectique et l'excitabilité
excessive de la circulation.

à contre-temps. Les bains suivants, dans lesquels on eut soin d'éviter cet inconvénient, produisirent une excellente influence, et après cinq bains, la force visuelle est montée, à gauche à plus d'un demi, à droite à deux tiers. Après cela un rétablissement complet n'est pas douteux.

M. de Graefe ajoute en terminant les observations suivantes : le succès du traitement n'est pas toujours aussi rapide dans ces amblyopies que dans notre cas ; cependant alors que le traitement bien suivi a une fois commencé à augmenter la force visuelle, on peut compter presque avec certitude sur une amélioration successive qui, dans la plupart des cas, se complète spontanément, pourvu que le malade évite constamment les causes nuisibles. C'est pourquoi il ne faut pas vouloir compléter le résultat dans un temps déterminé en continuant une médicamentation rigoureuse ; souvent il vaut mieux, une fois un changement favorable produit, laisser pendant quelque temps le mal à lui-même et revenir aux moyens indiqués par intervalles, si les progrès se ralentissent. Ainsi on voit souvent au bout d'un espace de temps assez long la force visuelle affaiblie revenir à son état primitif. D'un autre côté, il se manifeste une tendance prononcée aux récidives si les malades s'exposent de nouveau, soit par manque d'énergie, soit involontairement et poussés par le besoin, aux premières causes nuisibles. Ces récidives peuvent revêtir un caractère plus sérieux et même essentiellement différent de la forme primitive, en conduisant à la paralysie progressive de la rétine, comme par exemple dans l'amblyopie des ivrognes.

Cette circonstance nous indique évidemment la nécessité de régulariser de la manière la plus sévère la manière de vivre et les occupations de ces malades. Enfin je dois faire observer que la méthode efficace dans notre cas est très-fréquemment appliquée chez nous ; cependant il ne faudrait nullement vouloir en faire un traitement exclusif de ces amblyopies. Dans aucun mal on n'a besoin d'une étude plus approfondie de l'individu que dans les amblyopies. Il faut considérer comme un véritable abus l'habitude qu'ont quelques médecins de prescrire aux malades de ce genre, après un examen rapide, un traitement déterminé et à poursuivre d'après des principes généraux.

Les troubles de circulation dont il s'agit ici peuvent dépendre des causes les plus diverses. Il est dangereux de les faire dépendre avec prédilection d'un seul organe, par exemple du foie ou du canal digestif, ou d'une certaine irrégularité dans la manière de vivre. Il est vrai que les affections abdominales sont une cause fréquente d'amblyopies, et par conséquent on obtient des effets favorables des sources minérales comme celles de Marienbad, Kissingen, Hombourg et surtout de Carlsbad, dans un certain nombre de cas ; cependant, grâce à la tendance hypochondriaque de notre époque, les fonctions abdominales attirent en général trop exclusivement l'attention des médecins. Les fonctions de la peau et des reins, qui sont d'une importance non moins considérable pour les amblyopies, devraient attirer également l'attention. Tandis qu'une attention anxieuse pèse le poids des selles et en note le nombre, les régulateurs les plus importants de la circulation sont regardés comme d'une valeur secondaire. Les habitudes de tous les jours aussi, dans lesquelles se trouvent si souvent accumulées les causes des troubles de la circulation, ne sont pas toujours explorées par les médecins avec une attention suffisante, et le malade, croyant à la nécessité de ces coutumes se tait à leur sujet. Généralement, on parle peu du sommeil, à moins qu'il ne soit troublé d'une manière alarmante; et pourtant un sommeil calme et régulier est le vrai repos des nerfs optiques dans leur activité perpétuelle. On voit bien que pour être ici un médecin heureux, il s'agit de chercher bien soigneusement et de tirer parti des résultats avec circonspection et sans préjugé.

OBSERVATION II. — *Amaurose progressive par atrophie des nerfs optiques.*

Jules M..., matelot, âgé de vingt-quatre ans, de force moyenne et paraissant bien portant, se présente pour un affaiblissement très-prononcé de la vision, qui déjà l'empêche de se conduire avec facilité. Cet affaiblissement, d'après ce qu'il dit, s'est développé à gauche depuis six mois, à droite depuis quatre mois, et d'une manière assez uniforme. Au moment de l'examen, la force visuelle centrale est à gauche de 1/100 à peu près, à droite de 1/30; je dois ajouter que de l'œil gauche S est, dans la direction en haut et en dehors, non-seulement relativement, mais absolument meilleur qu'au centre, de sorte que dans une direction excentrique de 20 degrés, le malade compte les doigts à 2' de distance, tandis que dans la direction centrale il les compte péniblement à 3/4'. — Cette différence est en rapport avec l'état du champ visuel que j'indiquerai tout de suite. A gauche, la moitié interne manque totalement, de sorte qu'une main bien éclairée ne peut

être reconnue nulle part au delà de la verticale divisant
le champ visuel en deux. Dans le quart de cercle inféro-
externe, la vision excentriqne est très-peu distincte, et
examinée à l'éclairage d'une lampe baissée, elle fait
complétement défaut. Dans le quart de cercle supéro-
externe seulement, la vision est relativement bonne, et
comme je l'ai déjà indiqué, prédomine ici dans une
certaine direction sur la vision centrale, prédominance
qui s'annonce déjà par la fixation excentrique.

Les fonctions sont un peu mieux conservées à droite.
Le rétrécissement du champ visuel, partant également de
la périphérie interne, n'atteint pas la verticale qui divise
le champ visuel et s'en écarte même dans le plan visuel
de 15°, pour s'en rapprocher en bas et pour s'en écarter
encore davantage en haut. Cependant on reconnaît un
affaiblissement considérable de la vision excentrique, qui
s'étend bien au delà de ces limites, de sorte que le malade,
du côté du nez, ne peut déjà plus compter les doigts dans la
plus grande proximité du point de fixation. Le rétrécissement atteint à peu près le point de fixation, quand on
examine à la lampe baissée. Dans la moitié externe du
champ visuel, la force visuelle excentrique est relativement, mais pas absolument meilleure qu'au centre. La
diminution considérable de la perception, mais surtout
le rétrécissement du champ visuel, se manifeste dans la
marche incertaine, tâtonnante du malade. Quand le jour
baisse, il lui est complétement impossible de se conduire,
ce qui s'explique par la torpeur de la rétine qui existe
dans une grande partie du champ visuel, déjà restreint,
qui reste encore. En dehors de la paresse dans les mouvements pupillaires, surtout à gauche, les parties externes

de l'œil n'offrent pas d'anomalie. L'ophthalmoscope montre les milieux réfringents à l'état normal, ainsi que les membranes internes, tandis qu'il existe un degré de dégénérescence atrophique de la papille des deux côtés, sous forme d'excavation atrophique. Les détails de la membrane criblée ressortent d'une manière très-marquée dans la plus grande partie excavée de la papille et du côté temporal jusqu'au bord. Le reste de la papille, surtout en dedans des vaisseaux, est opaque, blanche, les petits vaisseaux manquent, les moyens sont un peu rétrécis, les grands le sont à peine.

Le malade raconte qu'au début de l'affaiblissement visuel il a souffert légèrement d'un mal de tête frontal qui augmentait lorsqu'il se baissait, et auquel se joignait alors de l'étourdissement. Cependant il ajoute que depuis quelques mois, ces symptômes, toujours assez légers, ont complétement disparu. Au moment de l'examen, aucun organe n'est malade et les fonctions physiques et psychiques sont absolument normales. Naturellement le moral du malade a souffert, mais d'une manière conforme à la perte progressive de sa vision. La manière de vivre du malade, en dehors d'un abus pourtant modéré du tabac, abus qui a cessé dès le début du mal, ne présente rien d'extraordinaire.

Le *pronostic* de notre cas doit être absolument *mauvais*. Notons ce mode de rétrécissement du champ visuel qui est absolument funeste et caractérise l'*atrophie progressive* : Rétrécissement à marche progressive, partant de la périphérie interne d'abord à gauche, et puis d'une manière symétrique à droite, avec affaiblissement considérable de l'acuité de la vue, affaiblissement qui a conduit, à gauche, à la prédominance absolue, à droite, à la prédominance relative de la vision excentrique sur la force visuelle centrale.

Avant d'abandonner tout espoir, nous aurions à réfléchir encore une fois à toutes les possibilités relativement favorables. Ne pourrait-il pas s'agir ici d'un de ces cas déjà mentionnés d'hémiopies susceptibles de guérison. Malheureusement nous devrons répondre négativement; car 1° le rétrécissement s'étend à gauche bien au delà de la verticale qui divise le champ visuel en deux; 2° le point de fixation, même à droite, a perdu beaucoup trop de sa force visuelle; 3° le rétrécissement n'est pas nettement limité par rapport aux parties qui fonctionnent encore, les parties voisines n'ont, au contraire, qu'une force visuelle minime et une torpeur prononcée; 4° le développement, bien qu'en général plus rapide dans l'atrophie progressive, n'est pas tout à fait aigu, c'est-à-dire n'a pas atteint son plus haut point dans l'espace de quelques semaines; 5° nous avons ici un rétrécissement des deux yeux en dedans, tandis que les cas curables ou stationnaires n'ont été observés jusqu'ici que sous forme d'hémiopie latérale symétrique ou temporale (très-rarement en haut et en bas).

Une autre question est la suivante. Aurions-nous affaire ici au produit d'une maladie terminée ou curable, et ceci accepté, pourrait-on réussir à conserver le *statu quo* ou un reste considérable de force visuelle? Ni la marche de la maladie, ni les symptômes qui l'ont accompagnée, ne confirment cette manière de voir. Quand l'affection amaurotique se développe rapidement avec des symptômes cérébraux distincts et s'arrête à la dispa-

rition de ces symptômes, nous nous trouvons naturellement sur un terrain plus favorable. Dans notre cas, ces
symptômes manquaient presque complétement, et le
faible indice de troubles céphaliques qui a existé au
début, a disparu, sans que le développement de l'amaurose se soit un instant arrêté. Déjà le progrès continuel
de l'affaiblissement de la vision est décourageant pour
le pronostic. Plus les rapports de l'amaurose avec d'autres symptômes cérébraux susceptibles de guérison font
défaut, plus l'atrophie du nerf optique joue, pour ainsi
dire, le rôle d'une maladie essentielle, plus le pronostic
est mauvais. Si l'on réussit à découvrir dans la manière
de vivre du malade quelques grandes causes nuisibles,
l'espoir d'entraver la marche de la maladie en supprimant ces causes pourrait encore imposer quelques ré-
serves à notre jugement, quoiqu'il ne faille pas pour cela
se livrer à un espoir illusoire. Une fois que l'amaurose
est entrée dans la phase d'un rétrécissement avancé du
champ visuel et que la papille est altérée à un haut
degré, la maladie a ordinairement acquis une indépendance fâcheuse à l'égard des causes déterminantes.
Dans notre cas, malheureusement, tout fait défaut sous
ce rapport. L'abus du tabac, la seule cause que les recherches ont fait découvrir, fut supprimé déjà au début de
l'affection, mais sans succès.

Même dans les plus mauvais cas d'atrophie progressive, il arrive, comme rare exception, un arrêt inat-
tendu, quand la force visuelle a atteint un affaiblissement considérable. Ainsi, j'ai revu ces derniers jours
un malade que j'ai soigné pour une amaurose spinale
il y a huit ans. La force visuelle était alors tout à fait

éteinte d'un œil, de l'autre elle faiblissait depuis un an au point que le malade ne pouvait plus reconnaître les mouvements de la main que du côté de la tempe. L'autre jour, en comparant le résultat de l'examen avec la note inscrite à la fin du premier traitement, je reconnus que l'état de la vision, bien que rudimentaire, s'était conservé inaltéré pendant huit années. Mais les arrêts définitifs de ce genre constituent de rares exceptions, et je ne les ai malheureusement observés qu'à l'époque où l'affaiblissement de la vision touchait déjà au maximum et avait amené une cécité presque complète. Il faut bien distinguer ces cas des arrêts temporaires qui durent quelques semaines ou bien quatre à six mois, et qui s'observent fréquemment dans les formes les plus différentes de l'atrophie progressive, surtout dans celles qui dépendent d'affections spinales. Dans notre cas, la dégénérescence atrophique très-prononcée de la papille et la diminution continuelle du champ visuel en l'absence de tous les autres symptômes nous permettent à peine une de ces modestes espérances.

En résumé, il reste très-probable que le malade sera atteint dans quelques mois ou un peu plus tard d'une cécité complète ; cependant, en songeant à la nature variable et obscure de ces affections, nous ne voudrions pas nous prononcer d'une manière trop absolue contre la possibilité de lui conserver un dernier reste de fonction visuelle, peut-être simplement une perception quantitative de la lumière.

Quant à la *nature* du mal, il ne nous est pas possible de diagnostiquer autre chose que l'*atrophie progressive des nerfs optiques*. Pour le moment, il n'existe pas de symptômes d'autres altérations. Les maux de tête dont le malade a souffert au commencement de la maladie et que nous retrouvons d'une manière tout à fait analogue dans beaucoup d'affections amaurotiques, ne permettent pas, à mon avis, de présumer un état quelconque d'irritation dans la substance cérébrale ou dans les méninges. Il me paraît que ces maux de tête doivent être expliqués souvent par les troubles fonctionnels des yeux eux-mêmes. Quand les malades commencent à perdre de leur force visuelle et font des efforts excessifs pour utiliser les impressions qui leur restent, soit pour vaquer à leurs occupations, soit pour s'orienter, il en résulte des troubles de la sensibilité, de la même manière que cela a lieu dans les cas de diplopie, de cercles de diffusion, etc. Nous voyons alors disparaître ces maux de tête aussitôt que les malades cessent ces efforts. Si, malgré cela, l'atrophie ou sa cause fait des progrès, nous sommes autorisés à nier toute dépendance directe entre cette cause et les maux de tête. Il va sans dire que cet état de choses n'existe que dans de certaines formes de maux de tête, et, le cas échéant, la vérité doit être élucidée par un examen attentif, surtout par l'influence de l'obscurité absolue. Dans notre observation, cet examen était superflu, puisque les maux de tête avaient déjà disparu.

Le fait que de tels maux de tête provoqués par des efforts de vision, s'aggravent quand les malades se baissent ou par toute autre impulsion congestive, n'a naturellement rien d'étonnant. J'avoue aussi volontiers que cette même céphalalgie doit être entendue comme étant de nature congestive, en ce sens que les efforts de vision influent sur les nerfs vaso-moteurs, influence qui se fait très-bien reconnaître sur les vaisseaux de la conjonctive. Je veux seulement faire observer que le mal de tête n'est pas toujours en rapport avec la cause de l'amaurose et qu'il peut dépendre directement du trouble visuel. Dans d'autres cas d'atrophie, on observe des paroxysmes de douleur indépendants de l'acte de la vision et qui sont en rapport manifeste avec la cause du mal. Mais dans ces cas aussi la question de savoir si l'affection est primitivement de nature inflammatoire, reste pendante, et il paraît que les atrophies essentielles de certaines parties du cerveau peuvent être la source de ces paroxysmes, au même titre que la dégénérescence grise des cordons postérieurs de la moelle. Enfin, je ne nie pas qu'il n'existe, surtout dans les cas d'amaurose compliquée de méningite chronique, des douleurs qui, par la sensibilité de la tête à la percussion, par des étourdissements plus prononcés, par la durée et le mode des accès, présentent tous les caractères des douleurs inflammatoires. Seulement je ne considère pas cet état de choses comme régulier, pas même comme très-fréquent dans l'atrophie progressive des nerfs optiques.

Pour le moment, le malade ne présente aucun symptôme de paralysie ou d'affection mentale, et ceci nous impose l'obligation d'arrêter notre diagnostic à l'atrophie des nerfs optiques. L'avenir ne changera-t-il rien à cet état ? Il est bien possible qu'après des années une aliénation mentale ou une paralysie générale se manifeste. Cependant s'il n'est pas rare de voir survenir ces affections, il n'en est pas moins vrai que beaucoup d'amaurotiques (plus de la moitié) ne sortent pas du cercle primitif de leur maladie, et que l'autopsie ne démontre pas autre chose que l'atrophie des nerfs optiques, ou l'atrophie partielle de la région cérébrale qui est en connexion avec les nerfs optiques.

Quant à la thérapeutique, nous pouvons ajouter que toutes les médications énergiques, tels que drastiques, sétons, mercure, transpirations, régime sévère, moyens si utiles contre les amblyopies congestives (par exemple,

obs. I), ont ici une influence des plus nuisibles. Cette conviction s'établira de plus en plus fermement dans les esprits
des praticiens à mesure qu'ils sépareront davantage les
unes des autres les différentes formes d'amaurose. Tout
ce qui affaiblit rapidement ou excite le système vasculaire
doit être évité de la manière la plus attentive. Seulement,
quand la recherche des causes nous fournit des indications contraires, par exemple par la découverte d'une
méningite chronique ou d'une suppression de sécrétions
habituelles, ces principes peuvent être modifiés ; mais
même alors (dans cette période paralytique) les médicaments tels que des sangsues derrière les oreilles, des
sétons, le sublimé, doivent être administrés de manière
qu'il n'en résulte aucun affaiblissement rapide. En général, le traitement qui réussit le mieux à arrêter le déclin
de la vue dans les atrophies progressives est constitué
par une médicamentation légèrement tonique, le fer à
petites doses, les bains salés et aromatiques, les cures de
lait et de petit-lait, un régime nourrissant mais non exci-
tant, le séjour dans un air pur, les affusions modérées
d'eau froide et la lumière mitigée.

En général, on doit considérer des formes telles que
la nôtre comme des *noli me tangere*. A ces cas s'applique cette appréhension des anciens médecins pour le
traitement des amauroses. C'est donc au grand désappoin-
tement des médecins compétents que ces malades, dans
l'espoir de trouver secours et guérison, quittent leur
domicile et font de longs voyages, pour retourner chez
eux toujours sans que leur espoir se soit réalisé, et souvent beaucoup plus rapprochés de la cécité. Ces péripéties
découragent alors complétement le moral des malades, en

partie par la déception de leurs espérances, en partie par
la raison que la perte progressive de la vue se supporte
encore relativement mieux quand les malades restent
au milieu de leurs habitudes et sous l'influence des mêmes
impressions.

OBSERVATION III. — *Scotomes centraux avec atrophie partielle du nerf optique; amélioration lente et imparfaite.*

Alexandre K..., âgé de vingt ans, cocher, d'apparence
assez robuste, se présente pour des troubles de la vision
du côté gauche qui, au dire du malade, ont commencé
il y a cinq mois, et qui alors, dans le courant de quelques
semaines, sont arrivés à leur degré actuel. L'œil droit est
également très-faible, mais le malade prétend qu'il en a
toujours été ainsi.

L'examen des fonctions montre d'abord que la périphérie du champ visuel est des deux côtés parfaitement
normale; la force visuelle, au contraire, est réduite à
gauche à 1/30, à droite à 1/20 à peu près. Cet affaiblissement est causé par des scotomes qui se trouvent au
centre du champ visuel et occupent un espace angulaire
de 8 à 10 degrés. A l'éclairage ordinaire, le malade trouve
difficilement les limites de ces scotomes, mais il y parvient
facilement à la lampe baissée. On reconnaît alors que la
force visuelle indiquée est excentrique, car le malade n'a
à l'endroit du scotome central qu'une perception diffuse
de lumière. L'examen ophthalmoscopique démontre que
la petite image de la flamme projetée avec le miroir plan
sur la région de la *fovea centralis* n'y réveille qu'une

faible sensation de lumière. Les scotomes sont entourés d'une zone annulaire dans laquelle la vision n'est encore que peu distincte et qui est plus large en dedans que du côté de la tempe.

Nous concluons d'abord de cet examen que le trouble visuel du côté droit ne date pas de l'enfance comme le malade l'avait prétendu, mais qu'il s'est développé probablement en même temps que celui du côté gauche. Le malade n'a peut-être pas observé ce développement, parce que cet œil était exclu de la vision binoculaire par un léger strabisme divergent. Il est positif que l'amblyopie par exclusion ne prend jamais la forme de scotome central. Les degrés moins prononcés de cette amblyopie sont le résultat d'une torpeur uniforme de la rétine (diminution de S et Se en général, principalement de S); dans les cas plus graves et lorsqu'ils sont combinés avec un strabisme invétéré, nous trouvons il est vrai souvent une prédominance de la partie interne de la rétine sur la partie externe et même sur la partie centrale, mais jamais de scotome central.

L'ophthalmoscope montre les milieux réfringents et les membranes à l'état normal, une excavation physiologique (partielle et située du côté temporal du point d'émergence des vaisseaux), mais en outre, une décoloration blanche très-manifeste de la papille, par atrophie des petits vaisseaux et par condensation de tissu, symptômes qui indiquent un certain degré de dégénérescence atrophique. L'examen du corps ne montre rien d'anomal. Le malade, immédiatement après le début de sa maladie, a eu des évanouissements et des maux de tête qui, avec des intervalles de rémission, ont duré parfois quelques jours, mais qui dans les derniers mois ont complétement disparu.

Le pronostic est tout à fait favorable, en ce sens qu'il n'existe pas de danger de cécité. Des scotomes centraux du champ visuel avec une périphérie complétement normale n'ont jamais (comme je l'ai mentionné plus haut) la signification d'atrophie progressive. Si le mal est dans la période de développement, on fait bien de se prononcer avec une réserve qui devient inutile quand la forme de l'affection est nettement dessinée, et surtout quand celle-ci est devenue stationnaire. On n'a pas même d'aggravation à craindre.

Les scotomes centraux, ou bien viennent très-subitement, ou bien se développent dans l'espace de quelques semaines et de quelques mois, en même temps dans les deux yeux ou successivement dans chacun d'eux. Pendant cette période de développement ils peuvent, ou bien s'agrandir d'une manière centrifuge, quoique ne partant pas toujours exactement du point de fixation, ou bien il arrive que, dans une amblyopie où d'abord l'acuité semblait diminuée également dans tout le champ de vision, les désordres fonctionnels peu à peu se limitent à la région centrale pour y prendre la forme de scotomes.

Dans ce dernier mode d'évolution, on observe plus souvent une amélioration de la vision excentrique suivant une marche centripète, jusqu'aux limites du scotome, qu'une diminution de l'acuité en sens inverse. Quel que soit le mode de développement, on peut affirmer, une fois que le mal est resté stationnaire pendant plusieurs mois, qu'une aggravation ultérieure des scotomes centraux n'aura plus lieu. La décoloration incontestable de la papille, sur [laquelle nous reviendrons encore une fois plus loin, n'implique nullement le danger d'une atrophie *progressive* (voy. plus haut).

Si, d'après ceci, le pronostic par rapport à la cécité et à l'aggravation est favorable, il l'est moins par rapport à la guérison. Une fois que les scotomes centraux existent au même degré depuis plusieurs semaines et s'accompagnent d'une dégénérescence visible de la papille, on ne peut plus espérer une restitution *ad integrum*. En général, on voit survenir des améliorations très-lentes, parfois presque insensibles et toujours imparfaites ; dans ces cas, l'étendue du scotome diminue, et l'interruption des fonctions y devient moins complète (surtout dans la partie périphérique) ; de plus et principalement, la vision excentrique acquiert par l'exercice une netteté qui dépasse les limites physiologiques. Ceci devient important pour l'état fonctionnel dans les cas de scotomes de petite étendue. ·Parfois même il arrive que la vision s'éclaircit juste au centre du scotome, de manière que le malade recommence à jouir d'une acuité de vision presque parfaite, tandis qu'une zone annulaire scotomateuse, reste de l'état primitif, entoure le point de fixation. Mais cette issue est bien plus rare ici que dans certaines formes très-connues de scotomes centraux consécutifs à une choroïdo-rétinite circonscrite.

Au point de vue de la guérison, il est surtout important de constater si la plus grande force visuelle relative du malade est située au centre, c'est-à-dire dans le scotome même, ou si elle appartient aux parties voisines. Un scotome occupant un espace angulaire de 20 degrés avec S $\frac{1}{10}$ et ce S au point de fixation, de sorte

que le malade « regarde à travers la tache », justifie
un pronostic bien meilleur par rapport à la guérison
qu'un scotome occupant un petit espace angulaire avec
S $\frac{1}{10}$, quand S est excentrique, c'est-à-dire dans une
partie voisine du scotome. On comprend d'ailleurs facilement que l'affection qui interrompt la transmission
nerveuse doit être bien plus grave si le malade à cause
d'elle abandonne la vision centrale. J'ai déjà mentionné
plus haut que cette dernière circonstance existe dans
notre cas, et ce fait, en relation avec la longue durée de
l'affection à l'état stationnaire, ainsi que la dégénérescence de la papille, expliquent notre pronostic : nous
disons qu'il surviendra dans ce cas tout au plus une
amélioration insensible, de la façon que nous avons indiquée plus haut. Il reste incertain si avec le temps le
malade sera en état de lire les caractères d'impression
ordinaires.

Nous sommes surtout embarrassés pour nous prononcer avec plus de détails sur le diagnostic. L'anatomie
pathologique n'a pas encore trouvé l'occasion d'expliquer
ces cas de scotome central, et l'observation clinique même
n'a encore jeté qu'une vague lumière sur ce sujet. L'existence de la maladie dans les deux yeux, jointe au défaut
de tout autre symptôme central, a dirigé de préférence l'attention sur une affection du chiasma des nerfs optiques.
Cependant je dois reconnaître que cette supposition a
précisément dans notre cas peu de fondement. Si réellement une cause matérielle, comme un foyer apoplectique
ou une altération de tissus, existait dans le chiasma, la
symétrie de l'affection me paraîtrait en effet inexplicable.
Je comprendrais bien plus facilement l'existence d'une

altération circonscrite dans la terminaison cérébrale des nerfs optiques, en acceptant pour ces régions une tendance à la symétrie bilatérale des affections que l'on constate aussi autre part dans les organes des sens, et qui nous frappe si souvent dans les parties extérieures de l'œil.

Mais quelle altération devrions-nous supposer dans ce cas? L'apparition soudaine des scotomes a fait penser à des causes hémorrhagiques, mais à l'encontre de cette opinion il faut alléguer l'extension circonscrite de l'affection et l'expérience, qui nous apprend que dans d'autres cas analogues le développement de la maladie est plus lent. En outre, on ne voit jamais ces affections combinées avec d'autres maladies hémorrhagiques du cerveau, et on les trouve relativement plus fréquentes chez les individus jeunes, où les principales causes prédisposantes de l'hémorrhagie cérébrale font défaut. Il ne me paraît pas impossible qu'il s'agisse ici de troubles de la circulation, produits par une irritation locale du système vasomoteur, ou purement d'une interruption fonctionnelle (moléculaire?) de la transmission nerveuse, qui au début ne se manifeste par aucune altération matérielle. La dégénérescence ultérieure de la papille ne contredit pas ces hypothèses, car il est évident qu'elle n'est qu'un symptôme consécutif. Si nous acceptons l'influence du système vaso-moteur, l'apparition symétrique dans la terminaison centrale des deux nerfs optiques s'explique assez naturellement. Cette hypothèse expliquerait également pourquoi on observe parfois la formation de scotomes centraux après des maladies générales très-graves, en même temps que d'autres symptômes d'affection du système vaso-moteur; de même aussi après des secousses morales en même temps que des anodynies cutanées.

En raison de l'incertitude du diagnostic, le traitement doit être basé sur l'état de la constitution du malade et sur les circonstances qui ont déterminé et accompagné la maladie. Si l'affection est récente ou s'il existe des symptômes de congestion cérébrale, on peut voir quelle influence auront quelques émissions sanguines locales, soit par des sangsues derrière les oreilles, soit par l'application de l'appareil de Heurteloup à la tempe. L'existence d'hémorrhoïdes ainsi que l'état de la menstruation méritent naturellement d'attirer d'une façon toute particulière notre attention. Si la maladie a débuté après quelque secousse morale, et s'il y a par hasard coïncidence avec des anodynies cutanées, on peut prescrire l'usage intérieur méthodique de zinc ou de nitrate d'argent. Au cas où les fonctions de la peau présenteraient quelques irrégularités, on peut essayer, sauf contre-indications, d'avoir recours à l'influence d'une transpiration active par les bains romains. Si au contraire les scotomes centraux se sont développés pendant le cours d'une maladie débilitante, un régime tonique, de petites doses de fer, des bains chauds, le séjour à la campagne, etc., seraient indiqués. Nous ne pouvons pas dire avoir trouvé chez notre malade quelque indication thérapeutique spéciale. Les accès de vertige et de maux de tête qu'il avait eus au début pourraient être, à la rigueur, le résultat de congestions, quoiqu'ils puissent aussi s'expliquer autrement.

Le malade se représente après deux mois; pendant ce

temps on lui avait fait quelques émissions sanguines locales, et après cela il avait suivi un régime diaphorétique. Il y avait un peu d'amélioration, en ce sens que la région entourant les scotomes avait gagné en force visuelle, sans qu'il se montrât un changement essentiel dans l'étendue des scotomes. Par cette circonstance, la force visuelle (toujours excentrique) s'est élevée à $\frac{1}{20}$ et $\frac{1}{16}$.

Nous prescrivons maintenant au malade des exercices méthodiques pour ses yeux. Les cas de ce genre prouvent avec évidence que la vision excentrique se détermine essentiellement par l'usage, et que la sensibilité de la rétine, surtout de la partie voisine du centre, peut acquérir une force considérable au-dessus de la normale en cet endroit; sans atteindre jamais la force visuelle normale du centre de la rétine; elle peut dans les cas d'interruption centrale doubler et tripler. Ce développement se fait en partie instinctivement par l'usage des yeux, en partie par des exercices méthodiques. Nous donnons aux malades dont la force visuelle n'est pas suffisante pour la lecture de l'impression ordinaire, des verres grossissants construits selon un principe autre que le principe en usage et qui mérite, à ce que je crois, d'être recommandé. On réunit deux verres convexes (pour notre cas + 1/4 et + 1/6 distants l'un de l'autre de 1 pouce) dans un court tube métallique, en y joignant un manche commode à tenir à la main. On obtient par ce système des grossissements relativement forts, avec peu d'aberration de sphéricité et avec une distance de l'œil plus commode que si l'on emploie de simples verres convexes. Je n'ai pas besoin d'ajouter que ces exercices ne doivent durer d'abord que très-peu de temps, deux minutes à peu près, et avec des caractères d'imprimerie que le malade distingue facilement.

OBSERVATION IV. — *Hémiopie homonyme de cause cérébrale, stationnaire, reliquat d'une attaque d'apoplexie.*

Auguste K..., tisserand, âgé de soixante-huit ans, se présente pour un trouble de la vision qui consiste en une diplopie et un affaiblissement de sa force visuelle. L'examen prouve que la diplopie est la suite d'une paralysie du muscle droit externe du côté droit. La mobilité de l'œil droit en dehors, comparée à celle de l'autre œil, est diminuée de 2′″, et le malade accuse, par conséquent, des doubles images homonymes dont la distance augmente lorsqu'il regarde à droite. En outre, il existe une légère diminution de la force visuelle des deux yeux, jusqu'à S 1/3, et une anomalie parfaitement symétrique du champ visuel. Ce dernier est notablement rétréci vers la périphérie gauche dans les deux yeux, et en outre la vision excentrique est peu distincte dans toute la moitié gauche, exactement jusqu'à la verticale qui la sépare de l'autre moitié. L'examen ophthalmoscopique, abstraction faite d'une atrophie partielle du nerf optique dont j'aurai encore à parler, ne montrant rien d'anormal, il faut rapporter cette hémiopie gauche à une paralysie de la bandelette optique droite ; et l'affection, tout compris, est composée d'une paralysie du muscle droit externe à droite et de celle de la bandelette optique droite. L'examen des organes démontre l'existence d'indurations artérielles généralisées et très-prononcées, une hypertrophie du ventricule gauche et l'insuffisance des valvules aortiques.

Les commémoratifs sont les suivants : le malade a éprouvé, il y a plus de trois ans, une attaque d'apoplexie qui a laissé à sa suite une hémiplégie gauche, et en même temps une hémiopie gauche. Il était alors à la Clinique, et le journal d'observations indique que l'hémiopie, d'abord presque complète (défectuosité du champ visuel jusqu'à la ligne médiane verticale), s'améliora pendant la convalescence jusqu'à son état actuel ; en même temps la force visuelle monta de 1/6 à 1/3. Il en résulta que depuis ce temps l'état de la vision est resté constamment le même. Quinze jours avant sa visite actuelle à la clinique, le malade avait été obligé de faire nu-tête une course pressée à travers la neige. Il transpira fortement, et le lendemain, souffrant légèrement de la tête, mais sans autre symptôme cérébral, il observa la diplopie, qui s'est prononcée encore davantage les jours suivants.

La première question est de savoir si dans notre cas les deux paralysies, celle de la bandelette optique droite et celle du muscle droit externe de l'œil droit, doivent être attribuées à la même cause. Nous croyons devoir répondre négativement à cette question, et cela par les raisons suivantes :

1° L'hémiopie a évidemment pour cause un foyer apoplectique dans l'hémisphère droit. Son apparition soudaine, accompagnée de symptômes cérébraux, et la coïncidence d'une hémiplégie gauche n'admettent pas d'autre interprétation. Naturellement on ne pourrait pas attribuer à un foyer apoplectique de l'hémisphère droit la paralysie musculaire de l'œil droit ; pour cette dernière il faudrait, si l'on veut la regarder comme causée par une lésion des hémisphères, supposer un second foyer apoplectique à gauche.

2° S'il existait quelques rapports entre les deux affections, si par exemple une affection à la base du crâne était survenue à la suite de la maladie cérébrale préexistante du côté droit, il serait surprenant que les reliquats si nettement limités de la première période n'eussent subi dernièrement aucune altération et fussent restés tout à fait au même degré qu'antérieurement. Je dois ajouter à cela que même un petit affaiblissement du pied gauche, qui avait persisté depuis la première attaque, n'a pas subi la moindre modification par l'attaque de l'autre jour.

3° On pourrait comprendre à la rigueur qu'une hémorrhagie cérébrale circonscrite ne provoquât pas d'autres symptômes paralytiques qu'une paralysie de la sixième paire du côté opposé, comme l'expérience l'a prouvé pour la paralysie faciale. Cependant cette apparition isolée, sans autres symptômes cérébraux, reste toujours très-peu vraisemblable. La paralysie de la sixième paire, sans être totale, est pourtant très-prononcée, et si elle avait une cause centrale, il faudrait accorder une certaine étendue à cette lésion causale, ce qui entraînerait la coexistence d'autres symptômes cérébraux pendant la période de développement.

4° Nous trouvons dans les commémoratifs toutes les causes accidentelles et le mode de développement d'une paralysie périphérique du muscle droit externe.

Ces raisons nous portent à expliquer cette paralysie du muscle droit externe par une cause rhumatismale. Séparons maintenant cette paralysie du reste de la maladie et retournons à l'examen de l'amblyopie. L'ophthalmoscope montre en dehors d'une atrophie sénile, annulaire, de la choroïde autour du nerf optique, une légère excavation partielle de la papille, que l'on ne peut pas envisager comme préexistante (physiologique). D'abord le journal, à la date de la période de convalescence après l'attaque d'apoplexie, indique un état normal de la papille, puis la situation de l'excavation dans la papille présente des caractères spéciaux. Dans l'œil droit, elle se trouve en dehors du point d'émergence des vaisseaux centraux, en s'étendant toutefois jusqu'à l'extrême bord de la papille. Dans l'œil gauche au contraire elle commence au bord interne de la papille et ne s'étend que peu au delà de l'émergence des vaisseaux centraux, de sorte que la surface de presque toute la moitié externe se trouve au niveau des parties voisines de la rétine. On voit ainsi que la lésion dans cet œil diffère essentiellement d'une excavation physiologique. En se servant d'un fort grossissement pour l'examen de l'image renversée et en exécutant de petits mouvements latéraux avec le verre convexe, les détails indiqués sont mis hors de doute. Quand on a une fois reconnu les limites de l'excavation, on les retrouve aussi facilement en constatant la couleur blanchâtre que le reflet plus considérable de la membrane criblée donne à la partie excavée. Puisque ce sont les moitiés droites des deux papilles qui sont frappées d'excavation atrophique, il s'agit d'une atrophie des fibres nerveuses, correspondant à la direction de l'hémiopie. J'insiste d'autant plus sur cette circonstance que malgré toute mon attention je n'avais pas réussi jusqu'ici dans les hémiopies cérébrales

à découvrir une altération restreinte à la moitié correspondante de la papille. Peut-être ne se forme-t-elle que
peu à peu et n'observe-t-on pas les malades pendant assez
longtemps. Chez le nôtre, on n'en avait rien noté lorsqu'il fut mis pour la première fois en observation; les
dernières notes à son sujet avaient été prises à peu près
cinq mois après l'attaque d'apoplexie.

La manière dont les fibres du faisceau latéral et du faisceau croisé
sont disposées dans le tronc même du nerf optique est encore complétement inconnue. Quant à l'ancienne hypothèse de la semi-décussation, je pense l'avoir mise en dehors de toute contestation par des
preuves pathologiques exactes et assez nombreuses. Cependant il
n'est pas encore possible de se faire une idée précise de la disposition
anatomique qui préside à cette loi. Si dans les cas d'hémiopie absolument symétrique, la verticale qui limite la défectuosité du champ
visuel traversait le centre de la tache aveugle, et non pas le point
de fixation, alors on croirait tout simplement que les fibres nerveuses de la moitié externe du nerf optique (qui s'étendent sur la
rétine vers le côté temporal) appartiennent au faisceau latéral, et
celles de la moitié interne au faisceau croisé. Mais un tel arrange-
ment serait naturellement peu conforme au but fonctionnel, car
dans ce cas, toutes les impressions provenant de la tache jaune de
chaque œil arriveraient à l'hémisphère cérébral du même côté (par
le faisceau latéral), et en conséquence le principe de la semi-décussation qui est fondé sur la confluence dans un centre hémisphérique
des impressions provenant de points identiques, serait sacrifié. Le
fait, que dans les cas d'hémiopie cérébrale la ligne médiane traverse le point de fixation, exige qu'une partie des fibres appartenant
aû faisceau croisé s'étende depuis la papille en dehors, ou se trouve
déjà dans la moitié temporale de la papille. Par conséquent, l'atrophie dans la paralysie du faisceau croisé ne peut se restreindre à la
moitié interne du nerf optique, tandis que dans la paralysie du faisceau
latéral elle n'atteindrait pas toute la moitié externe (à partir de l'émergence des vaisseaux). Mais toujours est-il que les fibres nerveuses
en question constituent la plus grande partie de l'une ou de l'autre
moitié de la papille, et l'aspect indiqué plus haut de la papille dans

notre cas, après une durée assez longue d'hémiopie cérébrale, s'explique ici d'une manière très-satisfaisante.

Nous pouvons poser, dans notre cas, un pronostic favorable par rapport au danger de cécité. Quand même l'affection unilatérale du cerveau, après sa longue durée, viendrait à faire des progrès, l'hémiopie, à notre avis, pourrait bien se prononcer plus fortement, mais sans aller au delà de la ligne médiane, et S ne pourrait, en conséquence, pas diminuer d'une manière très-sensible. Une cécité complète dans un cas d'affection unilatérale du cerveau ne peut survenir que dans les circonstances suivantes : a. s'il survient une affection dans l'autre hémisphère du cerveau ; b. si des épanchements subséquents dans l'hémisphère primitivement malade produisent des troubles diffus dans le cerveau, par anémie, par exemple ; c. s'il se développe une affection à la base du crâne qui influence directement les nerfs optiques ; d. si des altérations morbides dans la cavité crânienne arrivent à produire une compression du sinus caverneux, et à la suite l'obstruction veineuse des papilles ; e. si par la propagation de processus encéphalo-méningitiques, une névrite descendante se manifeste.

Toutes ces éventualités sont assez peu probables dans notre cas. Il est vrai que l'affection des vaisseaux pourrait occasionner un épanchement apoplectique dans le second hémisphère (gauche), mais il faudrait alors que cet épanchement frappât spécialement le centre optique du côté gauche. Une nouvelle apoplexie à droite, provoquant une affection diffuse du cerveau, conduirait peut-être à la mort, ou en cas de guérison (c'est-à-dire de disparition des troubles diffus), permettrait de nouveau la transmission nerveuse au centre optique gauche. Pour le moment, nous ne pouvons trouver aucune disposition à des affections de la base du crâne, puisque la maladie paraît purement apoplectique et qu'il n'existe aucun symptôme d'affection des méninges. La pression intra-crânienne n'est augmentée que pendant la période de développement des apoplexies, et cette augmentation ne dure pas assez longtemps pour provoquer dans ces cas l'"étranglement des veines des papilles, que nous rencontrons surtout dans les cas de tumeurs. La névrite descendante, enfin, ne paraît se montrer à la suite des épanchements apoplectiques que lorsque la réaction inflammatoire de la substance cérébrale voisine acquiert un degré et une étendue prononcés.

Il est tout naturel que chez un individu à artères indurées, atteint d'affection cardiaque et qui a déjà éprouvé une attaque d'apoplexie, nous ne puissions prévoir la forme des attaques ultérieures ou d'autres affections cérébrales. Cependant nous pouvons affirmer que le mal devrait changer de place et revêtir une autre forme pour amener la cécité. Une aggravation (c'est-à-dire un degré plus prononcé d'hémiopie) pourrait avoir lieu par un nouvel épanchement dans l'hémisphère droit ou par des altérations de la substance cérébrale autour du foyer primitif. Mais cette appréhension se présente d'autant moins que l'état du malade s'est maintenu pendant trois ans toujours au même point. Par contre, nous ne pouvons en tous cas nous attendre à une guérison par restitution du champ visuel. La longue durée de l'affection et l'excavation atrophique partielle des papilles nous enlèvent tout espoir à ce sujet.

Je ferai observer à cette occasion qu'un léger rétrécissement symétrique (c'est-à-dire à gauche ou à droite) du champ visuel, ou un affaiblissement de la vision excentrique (dans le même sens), se présente très-fréquemment chez les individus atteints d'apoplexie cérébrale, et qu'il en résulte un certain tâtonnement pour prendre des objets placés d'un côté du corps, hésitation dont les parents s'aperçoivent facilement, surtout à table. La vision centrale souffre généralement très-peu une fois que les troubles diffus qui existent dans les premiers temps ont disparu, ce qui d'ailleurs s'observe aussi dans les cas d'hémiopie cérébrale complète. Cette dernière est bien plus gênante pour les hommes de lettres, quand elle porte sur la bandelette optique gauche que lorsqu'elle occupe la droite. Dans le premier cas, l'impossibilité de suivre des yeux les mots situés plus en avant, c'est-à-dire à droite, nuit à la rapidité de la lecture, tandis que dans l'autre cas on n'éprouve quelque difficulté qu'en passant de la fin d'une ligne au commencement de la suivante.

Je n'ai rien à ajouter pour la thérapeutique de notre cas. Les reliquats de l'apoplexie ne pourraient être traités efficacement, et il nous reste seulement à prescrire un régime antiapoplectique et à éloigner les causes accidentelles qui pourraient occasionner une nouvelle attaque.

Après quelques semaines le malade se présente de nouveau. La paralysie du muscle droit externe et la diplopie avaient disparu après un traitement assez peu énergique, ce qui confirme jusqu'à un certain point le diagnostic de paralysie rhumatismale ; le trouble de la vision était naturellement toujours dans le même état.

Observation V. — *Amaurose progressive apparaissant sous formes de scotomes centraux, avec anomalie simultanée de la périphérie du champ visuel.*

Auguste N..., âgé de vingt-trois ans, robuste campagnard, se présente pour une affection de la vision dont il s'est aperçu il y a six mois, d'abord à gauche, bientôt après aussi à droite, affection qui s'est développée depuis ce temps-là d'une manière continue. Nous trouvons à gauche un grand scotome central d'environ 20° d'ouverture, dans l'intérieur duquel il n'existe qu'une perception quanti-tative diffuse. Tout près du bord temporal de ce scotome, dans un endroit déjà fort proche de la tache aveugle, Se atteint sa plus grande force, puis diminue comme à l'état normal jusqu'à la périphérie du champ visuel, lequel présente, du côté de la tempe, une échancrure normale. Le champ visuel, au delà du bord nasal du scotome, paraît à vrai dire normal quand on l'examine à l'éclairage or-dinaire du grand jour, mais en l'explorant à la lampe baissée, on reconnaît un affaiblissement remarquable de la vision excentrique jusqu'à la périphérie, qui est con-sidérablement rétrécie dans cette direction. Il en est à peu près de même en haut, tandis qu'en bas le champ visuel en dehors du scotome est assez normal. A droite, l'exa-men fournit un résultat semblable ; cependant le scotome et l'anomalie du champ visuel dans le sens frontal et nasal sont un peu moins prononcés. Des deux côtés le malade a une fixation excentrique ; il se sert de la partie réti-nienne située entre la *fovea centralis* et le bord temporal du nerf optique, endroit qui correspond à celui de la meil-leure Se. Dans cette direction il compte les doigts à la dis-tance de 6′ et 8′ et peut même déchiffrer à droite les plus grands caractères d'imprimerie.—Le malade, pendant le développement de la maladie, et antérieurement déjà, a souffert de maux de têtes continuels avec pesanteur et étourdissements périodiques ; il s'est pendant tout ce temps plaint de somnolence, et dans les années précédentes il était sujet aux épistaxis. La percussion du crâne est douloureuse dans la région frontale. D'autre part, on ne trouve rien de remarquable dans sa manière de vivre et dans l'état général de sa santé.

Ce cas nous oblige à porter un pronostic bien différent de celui de l'observation III, où nous trouvions également des scotomes. Dans ce dernier cas, le pronostic *quoad cæcitatem* était favorable, parce que la périphérie du champ visuel était absolument normale. Dans notre cas, par contre, nous trouvons en dehors des scotomes un rétrécissement notable du champ visuel en dedans et en haut, et un affaiblissement de la vision excentrique dans les mêmes directions. Cette complication donne généralement aux interruptions centrales ou excentriques la signification de cécité progressive, quoiqu'elle paraisse, moins que les cas ordinaires de retrécissement du champ visuel, se trouver sous la dépendance d'une atrophie idiopathique des nerfs optiques (voy. obs. II).

J'ai eu plusieurs fois l'occasion de prouver que ces amauroses primitivement scotomateuses existaient en même temps que des altérations de la substance cérébrale succédant à des hypérémies chroniques, et même que des foyers multiples, quoique latents, d'encéphalite. Malgré le mauvais pronostic qui s'attache à la coexistence de rétrécissements du champ visuel, nous ne voulons pas dire que la cécité soit absolument inévitable, comme dans l'atrophie essentielle (obs. II). En effet, il existe dans notre cas des symptômes très-prononcés de congestion cérébrale, et de même que ces derniers peuvent guérir, les troubles de la vision pourraient bien aussi s'arrêter.

En outre, le malade raconte que son frère, un peu plus jeune que lui, a été atteint il y a quelques années de symptômes semblables, d'affaiblissement de la vision qui augmenta pendant six mois, le priva entièrement de la faculté de lire, puis s'arrêta complétement depuis lors.

Quant au diagnostic, on pourrait bien penser, à cause de la céphalalgie persistante et surtout de la sensibilité à la percussion du crâne, à une cause inflammatoire, peut-être à une méningite chronique avec hypérémie du cerveau, ou même à une encéphalite latente. Cependant les symptômes ne nous autorisent pas à nous prononcer avec plus de décision. Le traitement sera pour le moment celui de la méningite chronique : cure de petit-lait, sangsues derrière les oreilles, plus tard un séton à la nuque et le sublimé intérieurement. .

Le malade fut traité de cette manière (plus tard avec l'iodure de potassium, la décoction de Zittman et l'hydrothérapie) pendant plusieurs mois. Les maux de tête cessèrent presque complétement, mais la perte de la force visuelle, après un arrêt apparent, continua lentement. A la sortie du malade de l'hôpital, il n'existe plus qu'une bande très-étroite du champ visuel en dedans du scotome central, de sorte que bientôt le rétrécissement périphérique et l'interruption centrale se rencontreront. Déjà le malade ne peut presque plus s'orienter quand le jour baisse. D'après tout cela le pronostic devient absolument mauvais.

En attendant, j'ai examiné aussi le frère du malade, et j'ai constaté, en effet, que les symptômes du côté de la tête ont été, pendant le développement de l'affection, analogues à ceux de notre malade; mais l'état des fonctions était bien différent. La périphérie de son champ visuel était restée tout à fait normale; S est à présent réduite à 1/4 à peu près par un scotome central de 6° à 8° d'ouverture, scotome qui se laisse difficilement limiter; la papille est aussi modérément atrophiée. L'état actuel existe chez lui depuis quatre ans, et les différents traitements qui ont été essayés depuis n'y ont rien changé. Ce cas se rapproche de notre observation III. Il est probable que les deux frères ont éprouvé des affections semblables dans une étendue différente, et par conséquent aussi avec un effet différent.

J'ai déjà indiqué plus haut que même les formes bénignes d'amblyopie qui se rattachent à un trouble de circulation (par exemple, l'amblyopie des ivrognes), se changent en amauroses réelles si la cause de l'affection augmente. De même dans les cas de scotomes centraux se compliquant d'atrophie partielle des nerfs optiques, l'augmentation d'intensité de la même cause paraît suffire pour amener l'atrophie progressive. Ce rapprochement étiologique ne doit naturellement pas nous empêcher de bien séparer l'une et l'autre, par rapport aux symptômes, des formes pathologiques qui en diffèrent de beaucoup pour le pronostic. — L'hérédité, dont nous ne pouvons pas nier l'influence, existe plus rarement, d'après mon expérience, comme cause des atrophies idiopathiques, que dans les amblyopies congestives avec champ visuel normal ou avec interruption centrale. Cette observation n'a rien de surprenant si l'on pense à la propagation si fréquemment héréditaire des dispositions congestives.

OBSERVATION VI. — *Cécité double rapidement développée,
probablement, à la suite d'une tumeur à la base du
crâne ; restitution imparfaite de la vision d'un œil.*

Frédéric R..., tailleur, âgé de trente-deux ans, pâle et
mal nourri, se présente à cause d'une perte récente de
la vision de l'œil droit, accompagnée de faiblesse de l'œil
gauche. L'examen des fonctions montre à droite une
absence de toute perception quantitative ; à gauche une
diminution de la force visuelle jusqu'à $\frac{1}{2}$ et (à la lampe)
un affaiblissement de la vision excentrique en dehors et
en bas. La pupille de l'œil droit, celui qui est aveugle,
est complétement immobile à la lumière, mais se contracte rapidement quand on éclaire l'œil gauche, circonstance qui exclut déjà le soupçon de simulation. Des deux
côtés les papilles optiques ainsi que les vaisseaux rétiniens sont à l'état normal.

Le malade avait souffert dans le courant des dernières
années de violentes attaques de vertige poussées deux fois
jusqu'à la syncope, et s'étant accompagnées une fois de
faiblesse passagère du bras gauche ; les fonctions intellectuelles étaient restées normales, les maux de tête rares
et à peine accusés, la percussion du crâne nulle part douloureuse. Les yeux étaient restés sains jusqu'il y a quinze
jours ; alors le malade observa, en travaillant le matin,
un rétrécissement du champ visuel à droite, qui abolit la
vision des objets situés de ce côté. Cet obscurcissement
s'avança d'une manière régulière de la tempe vers le
côté interne, de sorte que le troisième jour les objets fixés
avec l'œil droit se trouvaient juste à la limite du rétré-

cissement. Le sixième jour il n'y avait plus qu'une faible lueur du côté du nez. Le lendemain, toute perception lumineuse était éteinte. L'affaiblissement de l'œil gauche n'est sensible que depuis quelques jours; il s'accompagne d'une photophobie intense, qui donne au malade l'aspect d'un homme ébloui.

La manière dont l'œil droit est devenu aveugle a décidément quelque chose d'inaccoutumé. Elle diffère par la rapidité de sa marche (en tout six jours) de l'amaurose consécutive à l'atrophie du nerf optique, et d'un autre côté, la manière régulière dont le champ visuel s'est rétréci de droite à gauche la distingue de la vraie anesthésie rétinienne (voy. obs. VII), pour le développement de laquelle l'irritabilité du malade indiquerait d'ailleurs un terrain favorable. Le progrès régulier du rétrécissement du champ visuel fait supposer immédiatement l'existence d'une cause matérielle, agissant sur le tronc du nerf optique, propagée successivement des fibres croisées sur les fibres latérales. Comme une influence pareille commence aussi à agir sur l'œil gauche, et comme tout autre symptôme d'une affection cérébrale diffuse ou bilatérale fait défaut, nous devons localiser cette cause à la base du crâne. Les souffrances antérieures du malade comportent très-bien l'hypothèse d'un néoplasme à la base du crâne. Si des formations pareilles se développent lentement, les nerfs ou la substance cérébrale peuvent s'adapter à cet état et permettre à la lésion de demeurer latente. De temps en temps seulement, généralement sous l'influence de causes accidentelles, les vaisseaux situés à la base du crâne sont comprimés, ce qui produit des troubles de circulation dans le cerveau (ischémies) se

traduisant par des évanouissements ou des attaques épileptiformes, ou une hémiplégie passagère en cas d'ischémie, symptômes qui pendant longtemps peuvent
former à eux seuls le tableau symptomatique de la
maladie.

Une paralysie des nerfs cérébraux a lieu quand la
masse de la tumeur envahit les nerfs, ou quand le tissu
conjonctif des nerfs commence à s'enflammer, ou encore
quand la compression atteint les vaisseaux nutritifs des
nerfs et produit ainsi l'atrophie de la substance nerveuse.
L'une ou l'autre de ces circonstances a dû, dans notre
cas, avoir compliqué récemment le mal préexistant et
atteint les nerfs optiques. Puisque tous les autres nerfs,
et surtout toutes les branches du nerf oculo-moteur, sont
intacts, la tumeur se trouve probablement en avant du
chiasma et entre les deux troncs optiques; à cet endroit,
l'action paralysante doit se produire d'abord sur les faisceaux croisés (moitiés internes des rétines).

Cependant la supposition d'un tel néoplasme ne de-
meure toujours, vu l'insuffisance des symptômes, qu'un
diagnostic de probabilité. Il existe aussi des formes de
périostite circonscrite à la base du crâne qui, à l'opposé
de ce qu'on devrait présumer, ne causent pas de douleurs
et donnent lieu à des symptômes qui simulent ceux d'une
tumeur. Enfin il y a des formes de paralysies qui paraissent autoriser l'hypothèse de tumeurs à la base du crâne,
sans que l'anatomie en ait élucidé les causes matérielles.
L'observation ultérieure donnera peut-être plus de certitude à notre supposition.

Le pronostic doit être défavorable ; mais à l'égard du
pouvoir visuel il n'est pas absolument mauvais comme

dans l'atrophie ordinaire. Plus le tableau symptomatique
de la maladie s'éloigne des formes dont une longue expérience nous a révélé la nature, plus on doit être réservé
dans le pronostic. S'il existe réellement une tumeur, elle
finira par amener une issue funeste ; cependant une
restitution partielle de la force visuelle après une
courte durée de la cécité n'est pas absolument impossible. Elle le serait seulement dans le cas où la tumeur
aurait détruit le nerf optique. Si l'affection du nerf s'explique par une inflammation du tissu conjonctif ou par
une compression des vaisseaux nutritifs, ces processus
peuvent être transitoires et donner lieu à des rémissions.
Ainsi nous observons assez souvent, justement dans les
cas de tumeurs, et malgré l'accroissement naturel qu'elles
prennent, le rétablissement de quelques parties paraly-
sées. Pour le moment, nous devons nous attendre à voir
se développer le rétrécissement du champ visuel du côté
gauche, et l'observation montrera si le mal conduira à la
cécité complète de cet œil ou seulement à l'hémiopie
temporale.

Le malade se présenta de nouveau huit jours après ;
pendant ce temps le rétrécissement du champ visuel du
côté gauche s'était étendu de plus en plus, à peu près
de la même manière que celui du côté droit l'avait fait
auparavant. Depuis la veille, le malade était privé de
toute lueur également dans le second œil ; par conséquent il était complétement aveugle. Il s'était aperçu
aussi récemment d'une diminution progressive de l'odorat, cependant il n'y avait pas d'anosmie complète. L'examen ophthalmoscopique des papilles continue à donner

un résultat négatif. Dans l'intervalle on a aussi observé un léger évanouissement du malade.

Le malade resta six jours dans cet état de cécité complète; après ce temps, la perception de lumière revint, et petit à petit le champ visuel de l'œil gauche se rétablit du côté naal. Six semaines après la première visite du malade, le champ visuel de cet œil a presque repris son étendue normale, tandis que la force visuelle n'est remontée qu'à 1/10 et que la vision excentrique vers la périphérie temporale est restée faible. Cette amélioration, accompagnée du retour des sensations olfactives, était survenue à la suite de l'usage du lactate de zinc à doses croissantes, mais probablement indépendamment de cette médication, très-efficace au contraire dans les anesthésies périphériques de la rétine (voy. obs. VII). L'œil droit reste absolument aveugle et sa papille présente distinctement, depuis quelques semaines, les symptômes de la dégénérescence atrophique.

L'état indiqué en dernier lieu paraît être resté stationnaire (un mois plus tard). J'ai déjà mentionné plus haut que le rétablissement partiel du côté gauche n'infirme pas la supposition d'un néoplasme à la base du crâne. Le malade est toujours pâle et très-faible, la papille de l'œil gauche commence également à montrer des traces de dégénérescence atrophique, mais sans diminution progressive de la force visuelle.

OBSERVATION VII. — *Anesthésie de la rétine avec rétrécissement concentrique du champ visuel ; guérison
prompte.*

Charles S....., garçon chétif, âgé de dix ans, est amené
à la Clinique pour un trouble de la vision de l'œil droit
et des contractions spasmodiques des muscles de la face.
L'œil droit est tellement sensible à la lumière, qu'il peut
à peine être tenu ouvert au grand jour. A un éclairage
moins fort, on trouve (après avoir corrigé une hypermétropie 1/30) S = 1/3. Le champ visuel est rétréci
d'une manière concentrique mais irrégulière, un peu
plus en bas que dans les autres directions. Son diamètre
vertical correspond à peu près à un angle de 40 degrés,
son diamètre horizontal à un angle de 50 degrés. A la
lampe, même très-baissée, cette étendue du champ visuel ne diminue pas, augmente plutôt un peu ; il en est
de même lorsqu'on fait regarder le malade au grand jour
à travers des verres bleu foncé (nuance n° 8). *Les phosphènes sont reconnus dans toutes les directions.* Il est
surtout remarquable que la pression en haut provoque
aussi promptement qu'ailleurs le phosphène inférieur,
quoique ce soit justement dans cette direction que l'insensibilité de la rétine ait le plus d'étendue. Le phosphène
en question tombe au moins de 30 degrés au-dessous de
la limite du champ visuel rétréci. L'examen ophthalmoscopique donne un résultat complétement négatif. A l'œil
gauche, la force visuelle et le champ visuel sont à l'état
normal. — Du côté droit de la face on voit des contractions périodiques de quelques muscles, surtout des zygo-

matiques et de l'élévateur de la lèvre supérieure, qui augmentent quand l'œil droit est ébloui, mais qui persistent même quand l'œil est complétement mis à l'abri de la lumière, et qui laissent rarement entre elles des intervalles de plus d'une demi-minute. D'ailleurs les contractions ne sont pas violentes et ne durent que quelques secondes.

Le malade, sauf une grande irritabilité nerveuse, s'est toujours bien porté. Trois semaines avant qu'il nous consultât, un orage l'avait surpris pendant une promenade à la campagne, et la foudre, frappant un arbre à peu de distance, lui avait causé une frayeur violente. Le lendemain, le trouble visuel et les contractions musculaires furent constatés.

Les observations suivantes se rattachent au résultat de notre examen : nous avons affaire ici à un cas d'anesthésie partielle de la rétine, surtout de sa périphérie, comme on l'observe assez souvent chez des enfants irritables, chez des femmes nerveuses ou hystériques. Même des ophthalmologistes expérimentés ont appréhendé par erreur, dans des cas pareils, une amaurose progressive. La cause accidentelle a chez notre malade quelque chose de particulier ; cependant il est probable que la frayeur seule y joue un rôle. Nous voyons ces anesthésies, coexistant tantôt avec des anodynies cutanées, tantôt comme ici avec des spasmes musculaires, apparaître surtout dans les cas où il existe une prédisposition d'irritabilité générale, et sous l'influence d'une excitation psychique. Elles frappent surtout des individus à tempérament nerveux, des anémiques, des convalescents de maladies graves, par exemple des enfants qui viennent de guérir de scar-

latine, de rougeole, de fièvre typhoïde, sans avoir recouvré une force de résistance suffisante. En résumé, les
symptômes qui distinguent ces formes des affections véritablement amaurotiques sont les suivants :

1° La diminution de la force visuelle centrale n'est pas
considérable, et descend rarement au-dessous de 1/3
ou 1/4, tandis que l'anomalie de la périphérie du champ
visuel, généralement rétrécissement concentrique irré-
gulier, est très-prononcée.

2° L'affection se développe subitement ou atteint son
apogée en quelques heures ou en quelques jours.

3° Les phosphènes sont conservés dans les parties de la
rétine insensibles à la lumière, symptôme qui indique
une interruption périphérique entre les cônes et les
fibres nerveuses.

4° Il existe en même temps une hyperesthésie de la
rétine, et en rapport avec elle un caractère éréthique de
l'affection rétinienne, tel que les malades voient également bien, ou même mieux, à travers des verres foncés,
ou dans une obscurité pour laquelle, dans les conditions
ordinaires, S est déjà diminuée d'une manière considérable.

5° L'âge et le sexe des malades sont également caractéristiques. Il est bien connu que les affections amaurotiques par atrophie du nerf optique, abstraction faite des
maladies congénitales et d'autres affections intra-crâniennes à symptômes manifestes, sont fort rares chez
les enfants et infiniment plus fréquentes chez les hommes
que chez les femmes. Dans les formes d'anesthésie rétiniennes en question, c'est justement l'opposé. D'après
mes observations, cette maladie atteint presque exclusive-

ment des enfants et des femmes, et si, par exception, elle frappe des hommes, — ce que j'ai vu deux fois seulement, — il s'agit d'individus qui, par leur tempérament ou par la constitution de leur corps, se rapprochaient du type féminin et enfantin.

6° Enfin les causes et les complications sont importantes, en ce sens que les premières sont généralement des secousses morales; les dernières, des anodynies cutanées ou des spasmes musculaires isolés. Dans notre cas, l'examen préalable de la sensibilité de la peau n'a pas donné jusqu'ici de résultat positif. Par contre, l'affection particulière de la face s'y rapporte parfaitement.

Ces caractères différentiels ont certainement de la valeur, pris dans leur ensemble; mais dans les détails on rencontre des variations remarquables. D'abord il y a des cas exceptionnels dans lesquels (à l'encontre de 1°) la force visuelle s'abaisse d'une manière extraordinaire; je peux à l'occasion en communiquer deux cas dans lesquels la cécité était presque complète (1). Dans ces deux cas, on avait posé un pronostic fâcheux; cependant, m'appuyant sur les autres caractères, je crus pouvoir me prononcer d'une manière favorable, et j'obtins une guérison complète par la méthode habituelle. Il est même possible qu'il faille classer dans cette catégorie certains cas de cécité absolue, subite, mais on ne peut guère indiquer de caractères formels pour les distinguer d'autres cas incurables (2).

(1) Une cécité *momentanée*, durant quelques secondes, un quart de minute au plus, s'observe assez souvent comme accident intercurrent, soit après un éblouissement, soit après des secousses morales; dans les cas dont nous parlons, il me paraît être sans signification, quant à la gravité de ces cas.

(2) Comparez, dans le mémoire sur la neurorétinite, certains cas de cécité soudaine.

Nous avons observé un fait très-remarquable chez un petit garçon de huit ans. Après que le rétrécissement concentrique du champ visuel eut existé pendant quelque temps, et tandis que tous les autres symptômes se rapportaient à la forme en question, l'hyperesthésie de la rétine augmenta tout d'un coup considérablement, et le lendemain la périphérie du champ visuel était complétement normale, tandis qu'il se montrait des deux côtés un grand scotome central, qui fit baisser la force visuelle de 1/2 à 1/40 (Se). Ce changement était tellement surprenant, que j'avais d'abord peu de confiance dans le dire du malade, jusqu'à ce que la *mensuration* du scotome à différentes distances et la marche ultérieure de la maladie m'en eussent démontré la vérité. Ce petit garçon était convalescent de la rougeole, très-délicat et nerveux ; il fut guéri par le traitement habituel.

L'hyperesthésie rétinienne qui accompagne cette maladie est aussi sujette à de grandes variations ; chez les hystériques elle atteint souvent une intensité considérable, tandis que les enfants de six à quatorze ans, chez lesquels la maladie est observée relativement le plus souvent, ne présentent généralement qu'une photophobie modérée. C'est également par exception que l'affection reste monoculaire comme dans notre cas ; elle est presque toujours double, quoique à des degrés différents.

L'aspect normal de la papille optique dans des cas récents de ce genre n'a pas de valeur pour le diagnostic, puisqu'il est le même dans des cas graves de cécité survenue subitement, pourvu qu'ils soient de fraîche date (obs. VI). Mais il est remarquable que même après une longue durée de la maladie (non traitée) la papille conserve sa rougeur, sa transparence et sa surface normales.

Il résulte de ce que nous venons de dire que nous

considérons le pronostic de ces anesthésies rétiniennes comme favorable. Très-souvent la guérison est complète dans l'espace de quelques semaines; parfois le mal reste pendant quelque temps stationnaire, et la convalescence n'arrive qu'après un certain laps de temps; mais ce n'est que dans des cas isolés que j'ai vu l'amélioration rester imparfaite, même après une longue durée. Dans ces cas il persistait un rétrécissement périphérique du champ visuel et un certain degré d'hyperesthésie, surtout quand il n'avait pas été possible de replacer la santé générale dans des conditions normales (par exemple dans l'hystérie). Mais je n'ai jamais vu ces formes devenir des amauroses progressives.

Quant à la thérapeutique, il importe avant tout de régler l'accès de la lumière dans les yeux. Si l'on a vanté quelquefois les succès de l'obscurité absolue et méthodique dans des affections amaurotiques, je présume qu'on avait affaire aux formes en question ou à des affections héméralopiques, qui (quoique opposées par rapport à la torpeur de la rétine) s'en rapprochent à certains égards. Dans les atrophies, on doit recommander, il est vrai, de tempérer la lumière pour éviter une cause qui accélère la perte de la vision, mais on n'en voit jamais résulter d'amélioration proprement dite. J'ai l'habitude de tenir les malades affectés d'anesthésie rétinienne d'abord pendant quelques jours dans une chambre tout à fait obscure, puis, à partir du sixième ou huitième jour, d'augmenter graduellement la quantité de lumière. Plus tard, lorsque les malades sortent, ils doivent se servir de verres bleus, de nuances différentes suivant l'intensité de la clarté extérieure. Cette partie du traitement est d'autant plus

importante que l'hyperesthésie de la rétine est plus prononcée.

Comme principal médicament, je recommande l'usage
interne des préparations de zinc à doses croissantes, selon
la méthode de Jaksch contre les anodynies cutanées.
Auparavant je faisais fréquemment usage du tartre stibié
à dose nauséeuse, dont l'effet était souvent très-prononçé.
Mais cette méthode tourmente bien plus les malades que
le zinc, et elle n'est pas sans inconvénient pour ceux qui
ont les organes digestifs faibles, de sorte que je ne conseille son emploi que quand le zinc n'a pas réussi. Une
fois l'amélioration commencée, j'administre des médicaments toniques, surtout du fer intérieurement, des bains
aromatiques et salés, et des affusions froides. D'ailleurs,
ce traitement doit s'adapter naturellement à l'état de
santé du malade. Il n'est pas douteux que l'équilibre
moral n'exerce une influence très-prononcée. Les excitations psychiques étant souvent les causes du mal, je les
ai vues aussi provoquer fréquemment des rechutes quand
l'amélioration s'était déjà produite. Il suffit quelquefois
de tranquilliser les malades au sujet de la gravité de leur
affection pour amener un changement favorable. Les efforts
d'accommodation doivent être complétement interdits pendant le traitement. D'autre part, il faut permettre l'usage
de l'air frais aussitôt que le premier temps du traitement
dans la chambre obscure est passé. On doit se garder
surtout dans cette maladie d'employer des émissions sanguines et des moyens hyposthénisants, qui excitent le système nerveux ou troublent le sommeil. Non-seulement le
mal s'aggraverait, mais il deviendrait aussi plus opi-
niâtre.

L'enfant fut soigné de la manière indiquée, c'est-à-dire par l'obscurité et le zinc (lactate de zinc, d'abord à la dose de 10, plus tard de 30 centigrammes par jour) Douze jours après sa réception, on put constater que les spasmes musculaires de la face avaient presque disparu et que l'acuité de la vue était remontée à plus de 2/3. Le rétrécissement du champ visuel en dehors, en dedans et en haut, n'existait plus, mais on pouvait en apercevoir encore des traces à la périphérie inférieure ; l'hyperesthésie de la rétine avait diminué, mais pas encore disparu. Le malade commença alors à prendre du fer et à faire usage d'affusions froides. Lorsque le malade revint à la Clinique et, en somme, après un traitement d'un mois, la guérison était complète et les yeux du malade à l'état normal.

OBSERVATION VIII. — *Hémiopie temporale à la suite d'une affection à la base du crâne (vraisemblablement une périostite). Pronostic douteux ; guérison.*

Madame Émilie B..., âgée de trente-six ans, se présente pour un trouble de la vue ne datant que de huit jours. L'examen de ses yeux montre que S est réduite à 1/2, et que la moitié temporale du champ visuel est abolie d'une façon absolument symétrique des deux côtés. Dans la partie externe, à peu près à partir d'une verticale passant par le milieu du *punctum cœcum*, toute perception lumineuse fait défaut ; de plus, entre cette première ligne et la verticale traversant le point de fixation, les perceptions sont très-obtuses ; ce n'est que près de cette dernière ligne que les doigts peuvent être comptés. Dans la moitié nasale du champ visuel, la vision excentrique est partout normale, même à l'éclairage à la lampe baissée. En rapport avec ces symptômes, le phosphène temporal manque absolument, tandis que le nasal se montre facilement. L'examen ophthalmoscopique donne un résultat absolument négatif.

La malade a été toujours bien portante et n'a jamais eu d'affection syphilitique. Plusieurs mois après ses dernières (septièmes) couches, elle a souffert de douleurs de tête d'une intensité extraordinaire et en même temps de diplopie. Six mois avant sa visite actuelle, elle s'était présentée à la Clinique, se plaignant de ces symptômes, et l'on avait constaté une paralysie du muscle droit externe de l'œil droit comme cause de la diplopie, tandis que les fonctions de la rétine avaient été trouvées absolument normales. A cette époque, on avait pensé qu'une périostite à la base du crâne pouvait avoir déterminé la paralysie et la céphalalgie. Cette dernière céda au traitement révulsif, mais la paralysie du muscle oculaire fut excessivement rebelle, de sorte qu'après l'emploi de l'iodure de potassium et de l'électricité continué pendant plusieurs mois, il resta une perte de mobilité de plus de 1''' 1/2 à laquelle se joignit peu à peu une contracture du droit interne. Pour remédier à ces anomalies, une ténotomie nous avait paru indiquée et avait en effet fait disparaître la diplopie. Depuis cette époque jusqu'il y a huit jours, la santé de la malade ne laissa rien à désirer ; mais alors les règles s'étant supprimées depuis les deux dernières époques cataméniales, la céphalée a reparu avec une grande violence et en même temps les troubles visuels indiqués d'abord ont continuellement augmenté.

L'examen de la santé générale ne donne pas de résultat notable. La malade n'a pas de fièvre, mais a l'air très-fatigué, ce qui s'explique peut-être par l'insomnie complète causée par les maux de tête. L'exploration des orbites ne montre rien d'anormal, et les globes oculaires se laissent repousser sans douleur vers le tissu adipeux qui les entoure. Par contre, la percussion du crâne, surtout au niveau de la base, est excessivement douloureuse, particulièrement quand on percute en même temps les points correspondants des deux côtés.

Il me paraît évident que *la cause* de ces troubles doit être placée à la base du crâne. Dans les yeux mêmes, il n'y a pas de symptôme capable d'expliquer le rétrécissement du champ visuel, et en général ces hémiopies temporales nettement limitées ne sont presque jamais produites par des affections intra-oculaires. Dans l'orbite, il est vrai, une cause morbide pourrait comprimer la partie nasale du nerf optique; mais alors cette cause devrait exister des deux côtés et d'une manière symétrique, supposition pour laquelle tout symptôme manque dans notre cas.

La manière la plus naturelle d'expliquer tous les symptômes, c'est d'admettre une altération localisée au milieu de la base du crâne. Nous savons que lorsqu'une affection part de cet endroit et atteint les nerfs optiques, elle s'en prend d'abord aux faisceaux croisés et influe ainsi sur la périphérie temporale du champ visuel. Si cette influence s'étend d'une manière régulière des deux côtés, le rétrécissement temporal sera également symétrique. Mais jamais dans ces formes il n'existe entre la partie anesthésiée et la partie sensible une déli-

mitation aussi nette que dans les hémiopies homonymes
par rapport au côté du corps (droites, gauches). Ce
symptôme se comprend facilement : Lorsqu'une des bandelettes optiques est paralysée, il se montrera sur la partie
de la rétine qui correspond à l'épanouissement des fibres
de cette bandelette, une délimitation nette de la perception lumineuse, pareillement à ce qui arrrive dans la
paralysie de la cinquième paire pour la sensibilité de la
face. Par contre, lorsqu'une affection du milieu de la
base du crâne, par exemple une inflammation du tissu
conjonctif émanant du périoste, atteint les deux bandelettes optiques, on ne comprend pas comment l'affection
attcindrait en plein une portion du nerf optique sans
toucher plus ou moins aux fibres voisines. Voilà la raison
pour laquelle dans les hémiopies temporales nous trouvons toujours une région de transition dans le champ
visuel. Chez notre malade, le champ de vision fait en réalité complétement défaut au delà du *punctum cæcum*,
mais entre celui-ci et le point de fixation la sensibilité
augmente successivement. L'hypothèse d'une cause siégeant à la base du crâne s'appuie aussi sur la nature de
la céphalalgie qui augmente à la percussion de la tête,
symptôme qui, il est vrai, manque souvent dans les affections de la base du crâne, mais dont l'existence est signi-
ficative.

Notre diagnostic, d'ailleurs, est en harmonie avec l'affection qui avait frappé le malade il y a six mois. Nous y
avions remarqué, à côté de la céphalalgie violente, une
opiniâtreté particulière de la paralysie du muscle droit
externe. L'expérience a démontré que les paralysies rhumatismales ordinaires sont, il est vrai, accompagnées au

début de douleurs locales au front et aux tempes, mais nullement de céphalalgie générale et violente ; en outre, ces paralysies ont une tendance plus grande à la guérison, une fois qu'une partie de la mobilité s'est rétablie. Enfin, la supposition d'une cause siégeant à la base du crâne s'appuie encore sur l'absence de tous les symptômes qui militeraient en faveur d'une lésion dans l'intérieur du cerveau. Malgré l'existence de paralysies, d'abord du muscle droit externe, maintenant des faisceaux croisés du nerf optique, il n'y avait ni hémiplégie, ni trouble de l'intelligence, ni aucun autre symptôme cérébral qui pourrait indiquer un état morbide plus étendu dans la substance du cerveau.

Le diagnostic de *la nature* de cette affection de la base du crâne n'est pas sans difficulté. Le développement rapide des symptômes, la céphalalgie violente et l'intermission complète entre les deux périodes de l'affection, indiquent plutôt un processus inflammatoire qu'un néoplasme, mais il n'est pas possible d'écarter d'une manière absolue cette dernière supposition. Les tumeurs de la base du crâne, lorsqu'elles se développent lentement, peuvent exister en réalité sans autres symptômes que ceux d'irritation périodique ; mais il est rare que lorsqu'un néoplasme a déjà provoqué des symptômes de paralysie, l'état redevienne temporairement tout à fait normal. En général, nous n'observons alors que des variations dans les symptômes paralytiques.

C'est certainement un bon principe pratique, lorsque nous ne pouvons pas établir un diagnostic précis, que de choisir parmi les probabilités de valeur égale, celle qui nous offre le meilleur terrain pour notre activité thérapeutique. Chez notre malade, nous abandonnerons l'idée d'un néoplasme pour celle d'une affection inflammatoire dans la dure-mère, avec d'autant plus de raison que celle-ci a réellement plus de probabilités. Les inflammations des autres méninges ont une trop grande tendance à la diffusion pour produire des paralysies aussi limitées. D'ailleurs, lorsqu'elles se développent d'une manière aiguë, elles sont accompagnées ordinairement de fièvre générale et de symptômes cérébraux ; en outre, leur marche et leur terminaison suivent un autre cours.

Nous supposons donc ici une pachyméningite circonscrite qui pourrait bien ne pas être sans rapport avec l'état puerpéral de la malade. Nous possédons peu d'observations anatomiques et cliniques d'affections circonscrites de ce genre à la base du crâne. Moi-même, j'ai acquis la conviction, basée sur des autopsies, que les paralysies de différentes espèces procédant d'une lésion à la base du crâne n'ont pas d'autre cause que celle que j'indique. Cette observation se rapporte aussi à certaines formes de paralysie à récidive des muscles oculaires; d'autant mieux qu'en général on ne peut nier que les périostites n'aient une tendance aux rechutes.

Le *pronostic* est douteux ; il existe en effet une différence remarquable, par rapport au pronostic, entre les hémiopies temporales et les hémiopies symétriques (voy. obs. IV). Tandis que dans ces dernières la persistance de la cause morbide rend seulement l'hémiopie plus complète, mais ne peut jamais conduire à la cécité absolue, ni d'un œil, ni des deux, nous devons au contraire penser à la possibilité, qu'une affection siégeant à la base du crâne étende son action de plus en plus sur les deux nerfs, en dépassant la limite des faisceaux croisés, et finisse ainsi par abolir complétement le champ visuel (voy. obs. VI). D'un autre côté, le mal peut s'arrêter à chaque instant et même guérir, suivant la nature de la cause qui a produit la maladie. Dans notre cas, nous supposons un processus accessible à l'amélioration, et puisque, à cause de la courte durée du mal, la destruction des éléments nerveux n'est ni probable, ni jusqu'à présent visible dans la papille optique, l'amélioration de la vue n'est pas non plus impossible. Ce n'est que d'après la marche ultérieure de l'affection que nous pourrons nous prononcer sur le pronostic des troubles visuels et sur la terminaison en général.

La malade fut soumise à un traitement dérivatif (sangsues derrière les oreilles; puis ventouses sèches, pilules drastiques, pédiluves irritants; plus tard, iodure de potassium). Les maux de tête disparurent, mais le champ visuel resta le même et S tomba même à 1/4. La santé générale donna des craintes de plus en plus sérieuses. Il survint une polyurie excessive et en même temps une grande pâleur, un amaigrissement et une prostration considérable. La quantité des urines était de 4000 à 6000 centimètres cubes par jour ; leur poids spécifique resta entre 1002 et 1005. Les urines étaient excessivement pâles, sans sucre ni inosite, d'après l'examen du docteur Kuehne. Le matin la soif était inextinguible. Ces symptômes ayant augmenté pendant un mois, et le poids de la malade étant tombé à 94 livres, sans aucune augmentation de la température du corps, on diminua la dose d'iodure de potassium et l'on fit prendre en outre du chlorure de fer. Peu de jours après, mais peut-être sans aucun rapport avec le traitement, la soif et la polyurie diminuèrent, et bientôt le poids du corps et la vision augmentèrent d'une manière continue. Sept semaines après la première visite, la lacune dans le champ visuel n'existait plus, quoique la vision excentrique dans la direction temporale fût encore imparfaite, surtout en dehors et en bas. S était au-dessus de 2/3, le poids du corps à 100 livres, la quantité moyenne d'urine sécrétée en vingt-quatre heures un peu plus de 2000 centimètres cubes et le poids spécifique 1010. Un mois plus tard, la malade fut renvoyée en pleine convalescence. Le poids du corps était de 108 livres, la quantité d'urine sécrétée était normale ; le champ visuel, même à un faible éclairage, était normal, S au delà de 5/6 et la santé générale satisfaisante.

La malade habitant Berlin est revenue de temps à autre à la clinique, et la dernière note, inscrite au journal un an après la maladie, indique une guérison complète. Les règles avaient reparu pendant la convalescence. Nous croyons trouver dans ce rétablissement complet et apparemment durable une preuve de plus en faveur du diagnostic d'une périostite localisée à la base du crâne, bien que, comme il est naturel dans ces régions si obscures, l'idée d'un doute ne puisse être écartée. Le cas me paraît particulièrement intéressant par la guérison complète d'une hémiopie si prononcée et par la polyurie sans sucre ni inosite. A l'égard de la guérison, je n'ai dans ma pratique que peu d'observations aussi heureuses. La coïncidence de la polyurie avec des affections intra-crâniennes a été étudiée sous beaucoup de rapports, mais n'a pas été observée, que je sache, avec l'ensemble de symptômes que nous avons noté dans ce cas.

DE

L'INFLAMMATION DU NERF OPTIQUE

ENVISAGÉE DANS SES RAPPORTS

AVEC LES AFFECTIONS CÉRÉBRALES (1)

Parmi les résultats les plus instructifs que nous retirons de l'examen ophthalmoscopique, nous trouvons la coïncidence fréquente des affections du nerf optique avec des altérations intra-crâniennes. Il y a environ trois ans que j'observai un malade atteint de divers symptômes cérébraux : faiblesse hémiplégique du côté gauche et paralysie incomplète du nerf facial, attaques épileptiformes périodiques, affaiblissement de la mémoire et des fonctions intellectuelles en général; il existait, en outre, chez ce malade, une amaurose progressive. Ma première pensée fut que l'amaurose était aussi causée par une paralysie du nerf optique, et que, par conséquent, je ne trouverais pas d'altération matérielle dans l'œil, si ce n'est des signes d'atrophie secondaire du nerf optique. Mais à l'encontre de ma supposition, je trouvai, à l'aide de l'ophthalmoscope, la papille considérablement et irrégulièrement tuméfiée, de sorte que s'élevant brusquement d'un côté, elle redescendait du côté opposé d'une manière insensible au niveau habituel. La diaphanéité normale de son tissu avait disparu, faisant place à une teinte grisâtre

<hr>

(1) Ce mémoire a été publié in *Archiv für Ophthalmologie.* 1860, vol. VII, t. II, p. 58.

très-fortement nuancée de rouge ; ce changement d'aspect existait également dans les portions adjacentes de la rétine, dérobant ainsi au regard la limite choroïdienne de la papille. L'opacité rétinienne était uniforme, présentant cependant à l'image droite un aspect légèrement strié suivant la direction des fibres du nerf optique. Les veines de la rétine étaient plus larges qu'à l'état normal, excessivement flexueuses, très-foncées par places, et ressortaient d'une manière très-irrégulière du tissu opaque; les artères étaient relativement amincies. L'opacité de la rétine diminuait à partir du bord de la papille d'une façon continue et comprenait en tout une zone large de 4 millimètres, soit, avec la papille, un cercle d'environ 10 millimètres de diamètre.

Sans aucun doute il existait ici une hypérémie et une tuméfaction du nerf optique, dont la nature inflammatoire paraissait bien prouvée par l'opacité du tissu (1). Les lésions intra-oculaires, presque identiques dans les deux yeux, pouvaient bien expliquer la cécité à peu près complète ; mais en tout cas elles coïncidaient avec une affection cérébrale dont le diagnostic, même en regard de tous les détails que je passe ici sous silence, resta longtemps indécis entre une encéphalite du côté droit et

---

(1) Cet état pathologique différait de toutes les variétés de rétinite primitive, surtout en ceci que la tuméfaction et l'opacité étaient concentrées sur la papille même. La diminution des altérations à partir de ce foyer central dans la même mesure que la couche des fibres diminue elle-même d'épaisseur, l'aspect strié de la lésion, l'absence complète des points et plaques blanc jaunâtre qui nous décèlent ordinairement la dégénérescence graisseuse des couches moyennes de la rétine ; tous ces faits nous confirmaient dans l'opinion que nous nous étions formée, à savoir que la couche des fibres optiques servait ici d'intermédiaire pour la propagation du processus pathologique du nerf optique sur la rétine.

une tumeur cérébrale ; ce dernier diagnostic finit par être accepté.

Puisque les autres symptômes cérébraux avaient précédé l'amaurose, il était naturel de considérer aussi la tuméfaction inflammatoire du nerf optique comme un symptôme consécutif, sans qu'on pût préciser la relation qui devait exister entre les deux affections. Six mois plus tard le malade mourut dans une attaque épileptiforme. On trouva à l'autopsie une tumeur sarcomateuse très-étendue dans l'hémisphère droit. Malheureusement, l'examen des yeux ne put être fait. Je dois ajouter que l'aspect d'un des nerfs optiques avait changé considérablement pendant les derniers mois ; la tuméfaction avait presque entièrement disparu et la papille était devenue blanchâtre ; cependant la flexuosité des veines et l'opacité grisâtre de la rétine au voisinage de la papille distinguaient suffisamment cette lésion du fond de l'œil de celle que l'on rencontre ordinairement dans les amauroses cérébrales avec atrophie du nerf optique.

Dans le courant de la même année j'eus l'occasion d'observer un malade d'une trentaine d'années, chez lequel je pus constater également la coexistence d'une tuméfaction inflammatoire du nerf optique, s'accompagnant d'amblyopie amaurotique, avec divers symptômes cérébraux. Ces derniers ne me permirent pas de poser un diagnostic différentiel certain entre une encéphalite du côté gauche et une tumeur du cerveau. L'altération de la papille était la même que dans le premier cas, le nerf optique paraissait encore un peu plus rouge et l'on distinguait quelques ecchymoses dans la rétine adjacente. J'ai remarqué de plus que, pendant la diminution de la tuméfaction, les troubles fonctionnels revêtaient de plus en plus la forme d'une hémiopie, correspondant à la paralysie de la bandelette optique gauche. La force visuelle augmenta un peu, tout en restant toujours excessivement faible (Jaeger, n° 18). La papille reprit plus tard à peu près son niveau normal, devint d'un blanc opaque, tandis que les veines restèrent flexueuses et que la rétine dans le voisinage du nerf optique demeura un peu opaque et blanchâtre. Dix-huit mois plus tard, la malade succomba à son affection cérébrale, et à l'autopsie on trouva un sarcome énorme dans l'hémisphère gauche.

Enfin, j'ai encore suivi en 1858 et 1859 l'observation de deux cas pareils. Dans l'un et l'autre, des symptômes cérébraux très-prononcés indiquaient une affection centrale. Chez un des malades il existait un bourdonnement continuel dans la tête, des vertiges fréquents avec tendance à tomber toujours du même côté, des attaques épileptiformes fréquentes suivies chaque fois d'un état comateux prolongé, de la faiblesse et des douleurs lancinantes dans le bras gauche, de la paresse de la langue, de la faiblesse de la mémoire, de l'apathie et de la somnolence. Chez l'autre, on observait une céphalalgie violente avec des étourdissements périodiques, une altération de l'odorat et du goût, un affaiblissement de l'ouïe et de la sensibilité cutanée sur toute la moitié gauche de la face; plus tard, il survint une hémiplégie du côté gauche, des attaques épileptiformes se répétant à de longs intervalles et un affaiblissement de la mémoire sans autre trouble de l'intelligence.

Chez ces deux malades les pupilles étaient très-dilatées; l'affection amaurotique ne s'était développée qu'après

l'apparition de la plupart des autres symptômes cérébraux. Le nerf optique avait subi les altérations que nous
avons décrites plus haut ; il était atteint des deux côtés ;
la tuméfaction était très-forte et s'accompagnait, dans le
premier cas, d'une coloration rougeâtre très-prononcée.
Ceci mis à part, on constata les mêmes symptômes que
chez les autres malades. Dans le premier cas surtout on
observa de larges ecchymoses sur la rétine dans le voisinage de la papille, ecchymoses qui disparurent plus tard.
Ce malade mourut un an après le premier examen, l'autre
succomba déjà après quelques mois.

J'avais diagnostiqué dans les deux cas, une tumeur des
hémisphères cérébraux ; mon diagnostic était motivé,
d'abord par le développement successif des symptômes,
puis par les attaques épileptiformes, par l'absence de
toute cause spéciale qui eût pu produire une encéphalite
simple ou une encéphalite apoplectique et enfin par l'affection du nerf optique, qui elle-même présentait le
même type que dans les deux cas de tumeurs cérébrales,
observées déjà par moi. En effet, l'autopsie pratiquée par
le professeur Virchow démontra de nouveau dans les
deux cas l'existence de sarcomes de l'hémisphère droit (1).
Les yeux du second des deux malades, chez lequel la tuméfaction et la coloration des papilles optiques avaient
déjà diminué, furent placés dans une solution de chro-
mate de potasse et examinés par le docteur Schweigger,
qui m'a remis à ce sujet la note suivante :

(1) L'histoire de ces malades et les résultats de l'autopsie ne sont ici
que simplement indiqués sans plus amples détails, parce que cet article
n'est destiné qu'à attirer l'attention des praticiens sur ce sujet. Je me
propose d'ailleurs de publier plus tard quelques considérations plus détail-
lées sur les rapports des maladies oculaires avec les affections cérébrales.

« La papille est considérablement tuméfiée ; elle dépasse de plus de 1 millimètre le niveau de la choroïde (1).

» Tout près de la papille (jusqu'à 1 millimètre de distance), la rétine est épaissie ; on y trouve une hypertrophie du tissu cellulaire de la couche des fibres nerveuses, et la préparation permet d'isoler des fibres nerveuses épaissies et des fibres-cellules fusiformes avec des prolongements et des noyaux. Les fibres nerveuses ont par places un diamètre quatre à six fois plus considérable que le diamètre normal ($0^{mm},012$ à $0^{mm},016$).

» A quelque distance de la papille, on rencontre une autre altération toute spéciale de la couche des fibres nerveuses. Les interstices entre les fibres radiées, réfléchissant la lumière plus qu'à l'état normal, sont remplis de corpuscules larges de 0,004 millimètres, arrondis, parfaitement homogènes, ne présentant ni noyau ni membrane d'enveloppe, munis parfois d'un petit prolongement.

» Des coupes pratiquées à partir de la papille dans la direction des fibres nerveuses, font voir que ces altérations ne commencent qu'à une certaine distance de la papille et ont toujours leur point de départ dans le voisinage de la membrane limitante. De cette façon, ces altérations siégent d'abord entre les fibres nerveuses

(1) Pour déterminer avec le micromètre la hauteur des coupes qui traversent la papille dans la direction de l'axe du nerf optique, il faut être sûr que la section traverse le centre de la papille dans la direction des nerfs optiques, parce que sans cela la section serait oblique et la mensuration donnerait des chiffres trop élevés. Ces conditions sont remplies quand les coupes très-minces renferment les vaisseaux centraux du nerf optique dans toute leur longueur. On trouve alors, pour des yeux durcis, que la papille à l'état normal s'élève d'un peu plus d'un demi-millimètre au-dessus du niveau de la choroïde.

conservées et la membrane limitante, puis envahissent plus loin la couche des fibres nerveuses dans toute son épaisseur. Il est probable que ces corpuscules sont le résultat d'une dégénérescence de la couche des fibres nerveuses.

» On ne trouve que peu de résidus de cellules ganglionnaires.

» Les vaisseaux présentent, surtout près de la papille, une membrane adventice très-développée et riche en cellules. La rétine, surtout dans ses couches antérieures, est le siége d'hémorrhagies nombreuses. »

Le second des deux malades cités en dernier lieu, mourut, tandis que l'affection oculaire était encore dans une phase progressive de l'altération. Le professeur Virchow constata, dans ce cas, une prolifération des éléments du tissu cellulaire, surtout vers la périphérie du nerf.

Dans l'un et dans l'autre cas, les altérations pathologiques *siégeaient uniquement sur la papille et dans la rétine adjacente ; la partie extra-oculaire du nerf optique ne présentait pas d'anomalie.*

Eu égard aux résultats fournis par cet examen anatomique, on est en droit de préciser la cause de l'affection en question, en la regardant comme une inflammation du nerf optique et de la rétine adjacente (surtout des couches internes), inflammation qui avait produit l'hypertrophie du tissu conjonctif interstitiel et la dégénérescence des éléments nerveux. Quoique rien dans le résultat de cet examen ne révèle un rapport direct (de structure) entre l'affection oculaire et la tumeur cérébrale, le fait que cette inflammation du nerf optique a été observée quatre fois en coïncidence avec un sarcome du cerveau, me parut suffisant pour engager à rechercher les rapports qui pouvaient exister entre ces deux affections. Des motifs que je vais indiquer finirent par me faire admettre une relation causale entre la tumeur et la névrite optique, par l'intermédiaire de la pression qu'exerce la première sur le sinus caverneux. Cette pression amène nécessairement une stase dans les veines rétiniennes, qui deviennent plus larges et tortueuses. La tuméfaction de la papille par transsudation séreuse, et l'hypertrophie du tissu cellulaire qui en résulte avec le temps, se rattachent aussi très-bien à cette hypérémie mécanique.

Les phénomènes véritablement inflammatoires s'expliquent moins facilement; cependant, lors même qu'ils ne dépendraient pas d'une manière directe de l'hypérémie mécanique, il me paraît cependant plausible de les en déduire indirectement. Non-seulement un organe atteint d'hypérémie mécanique offre moins de résistance aux irritations ordinaires, mais encore l'augmentation de volume et les extravasations sanguines peuvent devenir des causes locales d'irritation. Dans le cas particulier, le gonflement du nerf optique dans l'anneau sclérotical, qui est peu élastique, peut très-bien devenir une cause d'irritation inflammatoire; on peut même penser à une espèce d'étranglement de la papille, lorsque ce gonflement atteint un certain degré. D'autre part, les rapports réciproques de l'irritation et des hémorrhagies ont leurs analogues dans des processus morbides bien connus du cerveau. Or, des hémorrhagies plus ou moins étendues se rencontrent dans la majorité des cas et peuvent d'ailleurs, là où elles font défaut, échapper à l'examen ophthalmoscopique, si, occupant une petite étendue, elles se trouvent dans les couches moyennes, masquées par l'opacité des couches internes.

Si la relation entre l'altération papillaire et l'hypérémie mécanique est telle que nous l'avons supposée, on devait retrouver naturellement quelque chose de pareil en dehors des cas de tumeurs cérébrales, lorsque d'autres causes de compression existent à la base du crâne ou dans l'orbite. En effet, l'expérience est venue démontrer la réalité de cette supposition. Il est bien vrai, que pour trois autres cas, où j'ai rencontré un gonflement de la papille aussi prononcé que dans les quatre cas bien étudiés dont je parle plus haut, on constata aussi une tumeur cérébrale, où l'on fut en droit d'en supposer l'existence d'après les symptômes ; d'autre part, j'ai observé une proéminence de la papille moins grande, mais s'accompagnant d'ailleurs de tous les autres changements caractéristiques que j'ai indiqués plus haut, dans les circonstances suivantes :

1° Avec des tumeurs de l'orbite. L'amincissement des artères rétiniennes était très-prononcé dès le début, ce que l'endroit où s'exerce la pression explique suffisamment.

2° Dans un cas où, après un érysipèle, il se déclara une exophthalmie causée par un phlegmon du tissu graisseux de l'orbite, avec cécité.

3° Dans un degré assez léger après une inflammation de la capsule de Ténon. Dans ce cas, l'affection du nerf optique et de la rétine guérit complétement, tandis que dans tous les autres cas elle amena l'atrophie partielle ou totale. Dans ce cas, il n'y eut probablement qu'une hypérémie mécanique avec transsudation séreuse consécutive.

4° Chez deux malades où, il est vrai, l'autopsie ne fut pas faite, mais où l'ensemble des symptômes indiquait comme probable un épanchement à la base du crâne.

5° Enfin, dans plusieurs cas d'affections cérébrales subaiguës, probablement des encéphalites ou encéphaloméningites.

En somme, l'état du nerf optique que nous avons décrit plus haut me paraît jouer un rôle important dans le diagnostic des tumeurs cérébrales, en ce sens que, lorsqu'il existe à un degré très-prononcé, il est surtout accompagné de tumeurs. Toutefois nos conclusions, dans des cas semblables, doivent être portées avec grande prudence et s'appuyer en même temps sur la considération de tous les autres symptômes. D'autres observations, et surtout celles suivies d'autopsies, nous apprendront probablement que même les plus hauts degrés de cette affection ne se rencontrent pas exclusivement dans des cas de tumeurs cérébrales, mais aussi dans d'autres maladies où la pression intra-crânienne augmente considérablement. Justement parce qu'un tel excès de pression s'établit dans les cas de tumeurs intra-crâniennes plus fréquemment, en moyenne, que dans d'autres affections, les rapports de cause à effet entre ces deux états morbides paraissent plus étroits. J'insiste sur cette manière d'envisager la chose, par la raison que deux communications faites à ce sujet, il y a quelque temps, et publiées en abrégé (*Gazette hebdomadaire*, 1859, et *Berliner medicinische Centralzeitung*, 1860), ont provoqué un malentendu, comme si j'avais voulu prétendre qu'il existe un rapport de causalité strict et absolu entre cette affection du nerf optique et les tumeurs cérébrales.

La complication des maladies du cerveau par la névro-rétinite est certes de la plus grande importance pour la pathologie générale. Les explications qu'on donnait des causes de cécité avant la découverte de l'ophthalmoscope, et les conclusions qu'on en tirait, perdent en grande partie toute leur valeur. Lorsqu'il se déclarait une amaurose dans le cours d'une affection cérébrale paralytique, on croyait naturellement à la paralysie du nerf optique ; et en se basant sur ces cas pour en déduire des théories sur l'entre-croisement des nerfs optiques, on tomba dans de graves erreurs physiologiques. C'est ainsi qu'on a publié plu-sieurs cas dans lesquéls une affection cérébrale monola-térale avait causé la cécité complète de l'œil du côté opposé ; à ma connaissance, cela n'arrive jamais par la paralysie du nerf optique. Une affection localisée dans un hémisphère, que ce soit une apoplexie, une encéphalite ou une tumeur, produit toujours, lorsqu'elle atteint les expansions encéphaliques du nerf optique, des troubles hémiopiques dans un œil ou dans les deux yeux, mais elle n'amène jamais une cécité complète de l'œil du même côté ou du côté opposé. Lorsque une telle cécité existe, ou bien la maladie cérébrale n'est pas monolatérale, et se compose de foyers multiples ; ou bien encore il existe en même temps des états morbides à la base du crâne, qui agissent direc-tement sur les troncs des nerfs optiques ; ou bien enfin il y a une complication de la maladie cérébrale avec une affection périphérique du nerf optique et de la rétine, telle que celle que nous avons décrite. Ces principes sont basés sur l'ancienne théorie de la semi-décussation des nerfs optiques dont j'ai suffisamment prouvé la vérité par des faits d'observation clinique et d'anatomie patholo gique. Ces mêmes principes ont encore une grande influence sur le pronostic de certaines amauroses cérébrales. Par exemple, chez un individu auquel une apoplexie a laissé une hémiopie, la cécité totale n'est jamais à craindre tant qu'il existe des symptômes d'une affection simplement monolatérale, même s'il survient une encéphalite secondaire.

En dehors de cette forme de névro-rétinite que nous venons de décrire, caractérisée par la proéminence remarquable ainsi que par la rougeur et la perte de transparence de la papille et qui, à mon avis, est causée par une *hypérémie mécanique*, il existe encore une autre forme de névrite, qui accompagne les encéphalites et encéphalo-méningites, et qui peut-être est une *névrite descendante*. Dans cette forme la papille se tuméfie aussi, mais d'une manière moins prononcée et sans s'élever brusquement d'un côté ; sa couleur est plutôt grise, tout au plus avec une nuance rougeâtre, mais jamais d'un rouge intense comme dans la première forme. De plus, l'état morbide qui en moyenne semble aussi se développer plus lentement, s'étend à une plus grande distance de la papille, envahit toutes les couches de la rétine, où il peut même se manifester, sans parler d'apoplexies plus nombreuses, par des plaques blanches. Des recherches anatomiques ultérieures auront à élucider si dans cette forme, comme je le présume, le tronc du nerf optique est atteint dans toute sa longueur. On verra ainsi si les altérations se propagent directement le long du nerf jusque dans le foyer central, ou si, à défaut de cette continuité, il ne s'agit que d'une combinaison d'altérations analogues dans le nerf et dans la rétine. Comme exemple de cette forme, d'ailleurs assez fréquente, je cite le cas suivant :

Une jeune fille, d'à peu près vingt ans, me fut présentée dans un état de cécité complète ; quelques mois auparavant elle avait été atteinte, sans cause connue, d'une céphalalgie violente siégeant dans les régions frontale et temporale, et s'accompagnant d'étourdissements, de vomissements, de délire et de convulsions dans les extrémités supérieures. Pendant plusieurs jours, la malade avait perdu connaissance presque entièrement. Ces symptômes avaient peu à peu disparu. Cependant la malade se plaignait de diplopie et de céphalalgie intercurrente. Pendant quinze jours, la vision s'affaiblit de plus en plus jusqu'à cécité complète.

L'examen de la malade permit de constater une paralysie du muscle droit externe des deux côtés (cause de la diplopie accusée antérieurement par la malade), une anesthésie incomplète dans la région innervée par la cinquième paire à gauche, une paralysie incomplète de quelques branches de la troisième, paire à gauche et une amaurose double absolue avec dilatation excessive et immobilité de la pupille.

Quoi de plus naturel que de croire la cécité basée simplement sur une paralysie du nerf optique ; il avait évidemment existé une méningite qui pouvait très-bien expliquer tous les symptômes de paralysie. Cependant là n'était pas la vraie cause. L'ophthalmoscope montra des deux côtés une inflammation du nerf optique et de la rétine ; le nerf était trouble, d'un gris teinté de rouge,

légèrement gonflé ; les veines rétiniennes larges , tortueuses ; les artères amincies. L'opacité de la rétine avoi-
sinant le nerf optique, assez diffuse, avait en quelques
endroits. et à l'aide d'un fort grossissement un aspect
légèrement strié ; cette altération s'étendait assez loin
dans la rétine. En outre, on observait de petites apoplexies très-nombreuses jusqu'à une distance de 10 millimètres de la papille ; de plus, des points blancs groupés
ou en plaques, comme on les observe dans la rétinite
néphrétique ; même la région de la tache jaune présentait
d'un côté l'aspect étoilé bien connu de la maladie de
Bright. En un mot, il existait ici une névrite et une rétinite combinées avec la méningite ou l'encéphalo-méningite. Je ne nie pas, d'ailleurs, qu'on ne puisse se demander, jusqu'à quel point la cécité était produite uniquement
par ces altérations intra-oculaires, ou en même temps par
la paralysie simultanée du nerf optique. .

Cette forme se distingue de la première, comme je l'ai
déjà indiqué plus haut : 1° par le fait que la papille est
moins proéminente ; 2° moins rouge ; 3° par l'extension
des altérations sur la partie de la rétine qui avoisine le
nerf optique ; 4° par la participation à la maladie des
couches moyennes et peut-être aussi des couches postérieures de la rétine. Cette conclusion (abstraction
faite de l'extension mentionnée de l'opacité au delà
de la région dans laquelle la couche des fibres optiques
a une épaisseur prédominante) se déduit légitimement de
la présence de ces petites taches blanches et de l'altération de la tache jaune, qui est dépourvue de fibres optiques.

Un cas semblable est actuellement encore en traitement. Un Polonais d'une vingtaine d'années avait été atteint de maux de tête sourds, augmentant de temps à autre, siégeant surtout à gauche, avec étourdissements, affaiblissement des fonctions intellectuelles, difficulté de parler; son état finissait par se rapprocher de l'idiotie. Pendant le courant de la maladie il était survenu une paralysie incomplète de la septième paire du côté droit, une hémiplégie incomplète droite et une double amaurose. Je posai le diagnostic : encéphalite à gauche (avec ramollissement diffus?)

L'examen ophthalmoscopique fit constater une névrorétinite pareille à celle décrite chez l'autre malade, sauf les taches ou plaques blanches et les altérations de la tache jaune, qui jusqu'ici font défaut. Si l'on n'avait pas pu constater ici l'affection périphérique, j'aurais certainement supposé, pour expliquer l'amaurose double complète, des foyers multiples de ramollissement siégeant aussi à droite, pourvu que d'autres paralysies des nerfs crâniens, surtout de la troisième paire, n'eussent pas indiqué une complication par un état morbide de la base du crâne (méningite chronique).

DE LA NÉVRO-RÉTINITE

ET DE

CERTAINS CAS DE CÉCITÉ SOUDAINE [1].

La coïncidence de l'inflammation du nerf optique avec les affections intra-crâniennes, que j'ai constatée le premier (*Archiv für Ophthalmologie*, vol. VII, 2, p. 58), a été retrouvée par beaucoup d'observateurs et utilisée pour la pathologie. La suite de ces études a même démontré qu'en général la névro-rétinite se présente rarement à l'état idiopathique, et que cette affection dépend presque constamment d'affections orbitaires ou intra-crâniennes (soit organiques, soit quelquefois simplement circulatoires).

Si l'on est bien d'accord sur ce fait, on l'est moins sur les différentes formes de la névro-rétinite et sur l'explication de cette affection, telle que je l'avais indiquée alors. En dehors de la forme qui se caractérise surtout par une stase veineuse dans la papille, c'est-à-dire par une rougeur intense, une proéminence escarpée et souvent aussi par des hémorrhagies, j'avais indiqué (*loc. cit.*, p. 68), une autre forme dans laquelle le gonflement et la rougeur de la papille sont moins intenses, tandis que l'opacité du tissu est plus prononcée, plus étendue, et se

(1) Ce mémoire a été publié en 1866, dans *Archiv für Ophthalmologie*, vol. XII, 2, p. 114.

propage des couches internes de la rétine aux couches moyennes et externes. J'avais émis l'hypothèse que cette forme dépendait d'une névrite descendante le long du nerf, tandis que pour l'autre il était déjà constaté par l'examen anatomique que les altérations se limitaient à la terminaison intra-oculaire du nerf optique et n'en atteignaient pas la partie extra-oculaire. Les deux formes me paraissaient de grande importance au point de vue de la pathologie générale. La propagation de l'irritation le long des troncs nerveux est un phénomène qui, si on le retrouvait aussi en d'autres endroits, aurait une influence capitale sur l'interprétation des symptômes paralytiques dans les affections centrales, en ce sens qu'elle pourrait expliquer beaucoup de symptômes de paralysie par des états morbides dans les troncs nerveux, indépendamment de l'interruption de transmission au foyer même de la maladie. D'autre part, il est du plus grand intérêt de pouvoir étudier la pression intra-crânienne, et d'en constater *de visu* les variations dans une partie périphérique qui, par suite de circonstances anatomiques (gêne de la circulation veineuse dans l'anneau sclérotical) joue pour ainsi dire le rôle d'un multiplicateur.

La supposition que j'ai émise alors sur l'existence de ces deux types différents s'est en effet confirmée. D'abord j'ai eu plusieurs fois encore l'occasion de pratiquer des autopsies dans des cas de « papilles étranglées ». J'ai trouvé dans presque tous les cas des tumeurs intra-crâniennes ou orbitaires. La névrite s'arrêtait nettement à la membrane criblée et les altérations correspondaient si exactement aux résultats publiés dans le temps (*loc. cit.*, p. 62-64), que je n'ai pas besoin d'en donner une description détaillée (1). Par contre, je n'ai eu que trois fois l'occasion d'examiner l'autre forme, et chaque fois j'ai constaté à l'autopsie la névrite descendante diagnostiquée pendant la vie. J'ai déjà parlé brièvement du premier de ces cas devant la Société ophthalmologique de Heidelberg (1864, Procès-verbal de la séance dans Zehender's *Klinischen Monatsblättern*, p. 73); cependant, comme les deux autres s'en rapprochent essentiellement, je vais revenir sur ce même cas en quelques mots :

Pendant la vie il existait un ensemble symptomatique assez vague, très-mal dessiné, démontrant une affection organique du cerveau, mais ne permettant pas un diagnostic exact. On était, en tout cas, en droit d'admettre l'existence d'une irritation encéphalo-méningitique violente (symptomatique d'une tumeur?). Quelques mois avant la mort, il se déclara une amaurose progressive. L'ophthalmoscope fit constater la proéminence légère de la papille, sa décoloration, son aspect grisâtre, légèrement teinté de rouge, et de plus enfin, une opacité diffuse de son tissu, qui s'étendait sur la rétine adjacente sur une largeur de 5 millimètres pour se perdre petit à petit dans le voisinage. Il existait aussi de petites ecchymoses près de la papille, les artères étaient amincies, les troncs veineux, en partie masqués par l'opacité du tissu, étaient élargis et tortueux, mais il n'y avait nullement ce développement extraordinaire des petites divisions, cette rougeur intense et ce gonflement brusque qui caractérisent la « papille étranglée ». Je diagnostiquai une « né-

---

(1) Comparez aussi Koster, dans le *Jahresbericht des niederländischen Augenhospitals*, 1865, p. 8-18, concernant un cas remarquable d'*echinococcus cerebri*.

vrite descendante », je supposai la présence de foyers inflammatoires dans le cerveau et les méninges, sans préciser leur origine, mais je me prononçai contre l'idée d'une augmentation excessive de la pression intra-crâ-nienne. L'autopsie démontra, comme cause de la maladie, des entozoaires particuliers (d'après l'examen de Virchow, ce n'étaient pas des échinocoques, comme on le croyait d'abord, mais des formations se rapprochant des cœnures) qui avaient provoqué une méningite basilaire communiquée aux nerfs optiques. Les symptômes anatomiques caractéristiques d'une augmentation prolongée et prononcée de la pression intra-crânienne, faisaient défaut.

Le résultat de l'examen microscopique fait par le professeur Virchow est le suivant :

« La partie proéminente présente un épaississement considérable de la membrane limitante, et de plus un gonflement de l'extrémité du nerf optique, dans lequel on distingue des vaisseaux très-larges, à parois épaisses, entre lesquels se trouve un tissu fibreux très-dense. Quant aux vaisseaux, leur calibre n'est pas en rapport avec leur largeur, et en beaucoup d'endroits leur canal est plutôt rétréci ; l'épaississement est dû principalement à la membrane adventice, qui est altérée et forme une masse compacte et presque homogène. Les fibres mentionnés font au premier coup d'œil l'effet de fibres du tissu conjonctif, mais en dilacérant la préparation on découvre que ce sont des fibres altérées du nerf optique. La plupart sont un peu plus épaisses qu'à l'état normal, beaucoup sont variqueuses, munies de prolongements fusiformes de grandeur modérée. Cette même altération se retrouve

encore dans une partie de l'épanouissement du nerf optique, tandis que la dégénérescence des vaisseaux se limite
presque nettement à la papille. On ne trouve pas de prolifération de cellules ou de noyaux dans le tissu interstitiel, mais ces altérations se présentent derrière la lamelle
criblée, où en effet le périnèvre des nerfs optiques est
rempli de noyaux et de cellules de nouvelle formation.
Une altération particulière s'étend aussi jusque dans les
couches moyennes de la rétine au voisinage de la papille.
On y trouve les grains des deux couches granuleuses
excessivement gros et resserrés les uns contre les autres;
la couche intergranuleuse présente des stries épaisses qui
se dirigent perpendiculairement à la surface rétinienne;
de plus, en déchirant la préparation microscopique avec
des aiguilles, on voit se dégager de toute l'épaisseur de
cette couche un grand nombre de fibres résistantes
quoique fines, et munies de prolongements fusiformes et
variqueux. En plusieurs endroits se trouve du pigment
dans la couche granuleuse externe.

» Le nerf optique présente dans toute sa longueur un
épaississement très-considérable du névrilème, qui est
séparé de la surface du nerf optique par une masse cys-
toïde et qui ne l'enveloppe plus que comme une membrane
décollée. Outre cette « périnévrite », on trouve les altérations d'une « névrite interstitielle » très-prononcée, dans
toute la longueur des nerfs optiques. — En somme, le
résultat de l'examen se résume dans les deux derniers états
morbides (périnévrite et névrite interstitielle le long du
nerf) et dans une hypertrophie avec sclérose des vaisseaux
de la papille. »

Dans le second cas, où j'avais aussi diagnostiqué une

.névrite descendante, l'autopsie ne fut faite que longtemps après le début de la maladie, lorsqu'il y avait déjà une atrophie prononcée des papilles. On trouva une méningite de grande étendue à la base du crâne, causée par une tumeur circonscrite, méningite qui avait atteint directement le tronc des nerfs optiques. Ces nerfs étaient amincis, le névrilème épaissi, les tubes nerveux en grande partie méconnaissables; il y avait des traces incontestables de névrite interstitielle.

Le troisième cas, — le malade mourut dans le service du professeur Griesinger,—présentait (d'après le rapport du docteur Heine) un ramollissement circonscrit du corps strié gauche, de plus une méningite de grande étendue à la base du crâne et une périnévrite descendante très-prononcée et s'accompagnant d'une névrite interstitielle des nerfs optiques.

Ces observations (1) ont en tout cas démontré qu'il existe une névrite qui se propage le long des troncs des nerfs optiques jusque dans la papille; le résultat des autopsies et la succession des symptômes ne permettent pas de douter que cette névrite ne suive une marche descendante et qu'elle ne soit une propagation de l'encéphalite et de la méningite.

Autre chose est de savoir si dans tous les cas de névrite optique, on peut distinguer pendant la vie cette forme de celle que je décris sous le nom de « papille étranglée ».

Je crois devoir répondre négativement à cette question. D'abord, l'expérience clinique nous montre un cer-

(1) Comparez aussi Horner, dans les *Klinischen Monatsblättern für Augenheilkunde*, 1863, p. 71-78; Fischer, 1866, p. 164-169, et Hutchinson, dans *Ophthalmic Hospital Reports*, vol. V, 1, p. 107.

tain nombre de cas où les signes de l'une et de l'autre forme sont tellement mélangés, que l'on serait embarrassé de les classer d'un côté ou de l'autre ; ensuite, les circonstances étiologiques expliquent suffisamment pourquoi les caractères types ne peuvent pas se présenter toujours, ni dans toutes les périodes de la maladie.

Dans l'affection qui dépend de l'excès de la pression intra-crânienne, la stase veineuse, lorsqu'elle se déclare d'une manière suraiguë, paraît, comme je l'ai déjà exposé, produire une sorte d'étranglement de la terminaison intra-oculaire du nerf optique dans l'anneau sclérotical. Dans ce cas, l'entrée du sang artériel peut être gênée, et même abolie jusqu'à formation de thromboses, auxquelles l'existence de la membrane criblée pourrait bien disposer spécialement. Ces thromboses, comme aussi peut-être la destruction du tissu imbibé de sérosité par des épanchements hémorrhagiques, propagent dans de certaines circonstances les altérations plus loin dans la rétine, et y produisent des changements qui effacent l'aspect primitif de la maladie. On comprend facilement que ces phénomènes consécutifs rendent la distinction entre la papille étranglée et la névrite descendante très-difficile. Ainsi j'ai vu dans deux cas le tableau symptomatique de la maladie, d'abord tout à fait caractéristique, changer d'aspect pendant le temps que le malade était soumis à mon observation. Dans un troisième cas, que je n'ai observé qu'après que la transformation s'était effectuée, on pouvait encore se former une opinion assez exacte sur le mode de développement de la maladie, en considérant le gonflement excessif de la papille et les autres circonstances que je vais indiquer.

Chez le malade, jeune homme de seize ans, il existait un si grand nombre de plaques jaunâtres sur la rétine, groupées d'une façon si régulière autour de la papille, qu'un confrère expérimenté avait supposé une rétinite de Bright ; la figure étoilée autour de la tache jaune, bien connue dans cette maladie, était également très-prononcée. Cependant un examen attentif montra les différences suivantes : *a.* Les plaques étaient plus serrées et se rapprochaient davantage de la papille qu'elles ne le font dans la rétinite néphrétique ; *b.* le gonflement du tissu rétinien autour de la papille était plus considérable ; *c.* la papille, qui, quand même elle est atteinte, ne présente pas à l'ophthalmoscope dans la rétinite néphrétique un gonflement prononcé, était fortement proéminente à sa partie inférieure ; *d.* les veines, très-hypérémiées et tortueuses, coloraient la papille d'un rouge intense. L'albumine manquait dans l'urine, tandis qu'il existait plusieurs symptômes caractéristiques d'une tumeur cérébrale : bourdonnements continuels dans la tête, vertiges, attaques épileptiformes, céphalalgie violente, surtout vers l'occiput ; dans les derniers temps, contracture des muscles de la nuque, somnolence et affaiblissement de l'intelligence. — A l'égard de la céphalalgie, on constate que le malade ne pouvait localiser la douleur exactement ; il indiquait seulement qu'elle se concentrait vers la nuque ; cependant il existait une place du côté droit de l'occiput, place grande comme une pièce de cinq francs, extrêmement sensible à la percussion, qui d'ailleurs exagérait en général les maux de tête pendant quelque temps. J'émis la supposition que cet endroit pourrait bien indiquer le siége de la tumeur, car déjà à plusieurs reprises j'ai tiré parti des *douleurs locales à la percussion* du crâne pour localiser la maladie encéphalique, tandis que les douleurs spontanées ne nous donnent malheureusement que des indications bien vagues sous ce rapport. (Sur la surface convexe du crâne, je me sers de la percussion immédiate un peu forte ; pour la base du crâne, je percute avec le bout du doigt, en appliquant le bout des doigts de l'autre main du côté opposé. Il va sans dire que l'absence de douleurs ne permet de tirer aucune conclusion, car elles existent seulement dans de certaines altérations ou de certaines tumeurs.) A l'autopsie, on constata, en effet, à l'endroit douloureux, un myxôme (Virchow) de la grosseur d'une petite pomme, siégeant à l'extrémité postérieure de la convexité de l'hémisphère droit. Les nerfs optiques n'offraient rien de remarquable ; les altérations, quoique se distinguant par leur forme de celles qu'on trouve dans une *papille étran-glée type*, étaient restreintes comme dans celle-ci à la terminaison intra-oculaire du nerf optique et à la rétine qui l'avoisine. J'espère pouvoir communiquer à l'occasion les détails de l'observation.

Si donc l'aspect ophthalmoscopique de la papille étran-glée peut perdre une partie de ses caractères par des altérations consécutives de la rétine, nous devons ajouter que la névrite descendante peut également, lorsqu'elle produit un gonflement notable des tissus, surtout dans l'anneau sclérotical, devenir la cause d'un ensemble symp-tomatique mixte. L'élargissement des veines et l'amin-cissement simultané des artères, phénomènes constants dans la névrite descendante, sont déjà une preuve de gêne dans la circulation. Naturellement, plus la cause agit rapidement, plus aussi ces symptômes acquièrent de développement, et se rapprochent des caractères de la papille étranglée.

Enfin, les caractères types des deux formes se confon-dent quand l'affection dure longtemps. L'une comme l'autre conduisent à l'oblitération partielle des vaisseaux et à la dégénérescence atrophique de la papille. L'élé-vation à pic de la papille étranglée s'affaisse souvent dans l'espace de deux à huit mois, jusqu'à ne plus former qu'une légère saillie ; le tissu de la papille prend un aspect blanchâtre, et les petits vaisseaux disparaissent de plus en plus. Cette métamorphose régressive s'observe encore plus rapidement, toutes choses égales d'ailleurs, dans la névrite descendante.

A ce moment il n'est plus possible de distinguer comme auparavant les deux modes de développement, mais on peut pendant très-longtemps encore distinguer l'atrophie névritique de la papille de l'atrophie essentielle qui se développe dans l'amaurose cérébro-spinale. Après la névrite (des deux formes), les gros vaisseaux veineux restent encore longtemps tortueux, la limite choroïdienne reste masquée par le trouble de la rétine, une légère saillie de la papille, l'émergence irrégulière des vaisseaux hors de la substance rétinienne et les signes de la sclérose des parois vasculaires se conservent encore pendant longtemps. Dans les amauroses cérébro-spinales on voit, au contraire, la limite choroïdienne se dessiner plus nettement à cause de l'atrophie de la rétine; les troncs vasculaires ont leur largeur normale et suivent leur chemin ordinaire, la surface de la papille est ou plate ou légèrement excavée. Autrefois je croyais que ces caractéres différentiels se conservaient pour toujours, que du moins il en restait quelques traces, et cette supposition s'explique par la circonstance que l'on perd souvent de vue les malades atteints de névrite optique à cause de la gravité de leur maladie, qui est souvent mortelle, et aussi à cause de l'inefficacité de la thérapeutique. Cependant j'ai eu l'occasion, depuis lors, de constater que ces symptômes disparaissent après une durée de plusieurs années (1) et que l'aspect de la papille devient alors pareil à celui de la dégénérescence atrophique essentielle dans l'amaurose cérébrale ou spinale.

Cette disparition des altérations névritiques pourrait expliquer en partie pourquoi, dans beaucoup de cas de

(1) Hutchinson et Jackson (voyez leurs travaux dans *Ophthalmic Hospital Reports*, V, 1) paraissent croire à la disparition complète des traces de névrite après une plus courte durée ; cependant je crois que les observations de ces honorables confrères se rapprocheraient des miennes si nous pouvions tout d'abord nous accorder sur les symptômes différentiels entre l'atrophie névritique et l'atrophie essentielle.

cécité, la papille ne présente qu'une atrophie blanche, même lorsque la pression intracrânienne est notablement augmentée. Cependant je me garde bien d'accepter cette explication pour tous les cas où cette coïncidence se présente. Koster (*Rapport annuel de l'hôpital ophthalmologique d'Utrecht*, 1865, p. 2-8) publie un cas de sarcome à cellules fusiformes placé à la base du crâne, s'accompagnant d'amaurose, cas dans lequel existaient tous les symptômes d'une forte exagération de la pression intracrânienne, tandis que la papille ne présentait qu'une atrophie blanche. La durée de la cécité ne suffisait pas pour expliquer la disparition complète des phénomènes névritiques. Blessig (*Klinische Beitraege zur Sehnervenentzuendung, St. Petersburger medicinische Zeitschrift*, Bd. X, 1866) publie quatre cas de sarcomes basilaires, et parmi ceux-ci un dans lequel il n'y avait pas non plus de phénomènes névritiques, mais seulement une atrophie blanche de la papille. Je pourrais ajouter à ces cas d'autres analogues, tirés de ma pratique et que j'ai même observés dès le début des premières phases de l'affection oculaire. C'étaient toujours des tumeurs *basilaires* — j'attache de l'importance à cette localisation — qui exerçaient une pression directe sur les nerfs optiques. Dans deux cas de sarcomes de l'orbite, qui étaient survenus comme récidives après l'extirpation des globes oculaires sarcomateux, j'ai observé la cécité de l'autre œil sans autre symptôme ophthalmoscopique que la dégénérescence atrophique de la papille. A l'autopsie, on reconnut la propagation de la tumeur orbitaire à la base du crâne, et la pression directe qu'elle exerçait sur le nerf optique de l'autre côté. Les symptômes d'une exagération de la pression intracrânienne avaient été évidents pendant la vie, et l'autopsie en révélait aussi les preuves anatomiques. Dans un autre cas, où il y avait de grosses tumeurs syphilitiques à la base du crâne, je n'ai trouvé également qu'une atrophie blanche de la papille.

Je ne peux pas m'empêcher de donner quelques détails plus précis sur ce dernier cas très-remarquable : J..., tisserand, se présenta au commencement de l'année 1865 à la clinique pour une faiblesse de la vue, qui avait débuté plusieurs mois plus tôt et qui avait fait des progrès rapides pendant les dernières semaines. Le malade avait trente et un ans, une bonne constitution ; il convint avoir été atteint de syphilis, traité par le mercure, mais déclara que les dernières traces d'éruptions cutanées avaient disparu depuis plus de huit ans. Deux ans avant le début de son amblyopie il avait été atteint de maux de tête, surtout dans la région frontale, le quittant à peine, et s'aggravant périodiquement sous forme de paroxysmes. En outre, il avait eu des attaques épileptiformes, d'abord tous les trois mois, et dans les derniers temps chaque semaine.— A l'examen des yeux, on reconnut des deux côtés une dégénérescence blanche de la papille, un rétrécissement considérable du champ visuel en dedans et un affaiblissement de S tel que le malade pouvait seulement déchiffrer avec peine la plus grosse écriture. Supposant une périostite gommeuse du crâne, je fis prendre pendant plusieurs mois l'iodure de potassium à haute dose ; au commencement du traitement, les maux de tête diminuèrent, mais bientôt les symptômes cérébraux s'aggravèrent progressivement ainsi que l'affaiblissement de la vue. Les médicaments (les préparations mercurielles avaient été essayées auparavant sans résultat) restèrent sans succès. En 1865, au mois d'octobre, le malade est complétement aveugle, les maux de tête sont souvent insupportables, les attaques d'épilepsie se répétent journellement et laissent le malade pendant des heures dans le coma. Au mois de décembre de la même année, les facultés intellectuelles commencent à baisser, il survient des hallucinations, du délire et une paralysie de la troisième paire à gauche. Le malade succomba le 31 décembre, peu de temps après une crise épileptique violente.

L'autopsie, pratiquée le 1er janvier 1866 par le professeur Klebs, donne les résultats suivants : « La convexité du crâne présente

un grand nombre de dépressions cicatricielles très-prononcées, formant un réseau serré à la surface externe de l'os frontal ; dans leur
voisinage, on reconnaît une sclérose de la substance osseuse, qui est
d'ailleurs très-blanche. L'os frontal est très-épais et lisse à sa face
interne. Les sutures et les autres os sont à l'état normal. La dure-
mère est assez mince et injectée ; dans sa partie frontale droite, on
trouve à sa face interne et entre celle-ci et la pie-mère, un dépôt
assez mince d'une substance jaunâtre et caséeuse, qui adhère aux
méninges dans une grande étendue. La même lésion se retrouve
dans la région temporale droite, sur l'étendue d'une pièce de cinq
francs en argent.

» Dans la fosse pituitaire, on trouve une tumeur gommeuse de consistance en partie gélatineuse, en partie caséeuse, qui pénètre dans
les trous optiques et qui se confond avec les enveloppes fibreuses des
deux nerfs, de sorte que l'on ne voit plus trace du tissu nerveux;
elle s'étend du bord antérieur de la protubérance jusqu'à l'extrémité
antérieure du nerf optique, dont elle couvre complétement toutes les
parties. La substance gommeuse pénètre d'à peu près un centimètre
dans la substance cérébrale. Les parties voisines du cerveau, jusqu'aux ganglions centraux, ont un aspect gélatineux de couleur pâle.
La paroi supérieure de l'orbite droite est aussi notablement épaissie,
d'à peu près 6 millimètres, par une forte hyperostose. La tumeur se
confond avec la glande pituitaire, qui paraît avoir disparu ; elle se
sépare facilement de l'os. A la surface de la fosse pituitaire, nous
trouvons la face antérieure du sphénoïde raboteuse et comme cor-
rodée.

» L'encéphale, en général, est humide, un peu plus injecté qu'à
l'état normal; les ventricules sont assez larges, remplis d'un peu de
sérosité claire, et leur surface est lisse, non épaissie. Les plexus
choroïdes sont pâles, ainsi que les grands ganglions du centre ; dans
les couches optiques, on trouve quelques vaisseaux engorgés. Le quatrième ventricule est large, la substance blanche ne paraît pas épaissie; les stries auditives sont très-prononcées et la substance grise
se présente par endroits plus injectée qu'à l'état normal. Les artères
vertébrales et basilaires sont larges et remplies de sang foncé. La
face postérieure de la tumeur laisse l'artère basilaire libre jusqu'à sa
division antérieure. Le nerf oculo-moteur du côté droit est d'aspect
normal et n'adhère à la tumeur que dans une petite étendue, environ
2 centimètres après son origine apparente ; celui du côté gauche,

au contraire, ne reste libre que jusqu'à 1 centimètre de son origine apparente et disparaît alors dans la tumeur. »

Ce cas nous prouve, une fois de plus, qu'un traitement antisyphilitique rationnel peut rester sans succès quand la production de tumeurs gommeuses est bien établie. Les attaques d'épilepsie s'expliquent peut-être par l'ischémie du cerveau, la tumeur obstruant une partie des artères qui lui amènent le sang.

A cette occasion, je dois dire que, lors même que les praticiens fassent souvent dépendre l'atrophie progressive du nerf optique d'une affection syphilitique antérieure, je n'ai constaté cette relation que dans les cas où il existait encore en même temps d'autres symptômes, tels qu'une paralysie de la troisième paire, des hémiplégies et surtout une céphalalgie violente. En me basant sur ces données d'observation qui, j'espère, ont été aussi constatées par d'autres, je conseille une certaine prudence dans l'application d'un traitement antisyphilitique rigoureux, lorsque ces symptômes font défaut. Il est d'autant plus dangereux de rapporter à la syphilis, chez un individu qui a été atteint une fois de cette affection, tous les symptômes morbides qui le frappent, lorsque, comme il arrive dans l'atrophie progressive du nerf optique, le traitement antisyphilitique, surtout l'emploi énergique du mercure, peut avoir une influence très-pernicieuse.

En outre, je n'ai trouvé dans plusieurs cas d'amaurose hydro-céphalique aucune autre altération matérielle que l'atrophie blanche des papilles, même pendant les premières phases de la maladie et quoiqu'il y eût augmentation notable de la pression intra-crânienne. Enfin je dois faire observer que dans les affections de l'orbite, infiltrations inflammatoires ou tumeurs, on rencontre dès le début aussi bien l'atrophie blanche que les deux formes de névrite.

La question, posée aussi dans les mémoires de Koster et Blessig, pourquoi dans un cas il existe des altérations névritiques, dans un autre une dégénérescence atrophique de la papille (1), ne peut recevoir de réponse satisfaisante dans l'état actuel de nos connaissances. L'étude attentive des diverses conditions anatomiques et des symptômes cliniques réussira, je l'espère, à résoudre cette question. En attendant, j'émets l'hypothèse suivante : lorsque l'interruption de la transmission nerveuse, soit dans l'organe central, soit à la base du crâne ou dans l'orbite, a eu lieu dans un moment où la pression intra-crânienne ou intra-orbitaire n'était pas augmentée et où il n'y avait pas de névrite descendante, dans ce cas la dégénérescence atrophique survient d'emblée ; elle est pour ainsi dire une conséquence anatomique de la séparation de la périphérie du nerf d'avec son origine. De plus, cette métamorphose régressive, en atrophiant le tissu du nerf et une partie de ses vaisseaux, enlève les matériaux nécessaires au développement ultérieur d'une névrite descendante ou d'un étranglement du nerf. Ces deux derniers phénomènes s'établissent, au contraire, si l'effet de l'excès de pression intra-crânienne ou de l'irritation descendante retentit sur le nerf dans une phase de la maladie où il n'existe pas encore d'interruption complète de la transmission nerveuse (avec sa conséquence : atrophie blanche). Cette hypothèse me paraît d'ailleurs justifiée par le fait que l'atrophie blanche seule s'observe surtout dans les cas où la situation des tumeurs ou bien l'état même des nerfs optiques (aplatissement,

(1) Blessig (voyez le rapport, dans *Klinische Monatsblaetter*, 1866, p. 277) croit que les phénomènes de la névrite se déclarent seulement lorsque la pression intra-crânienne subit une augmentation progressive très-prolongée. Il fonde cette hypothèse sur quelques observations et sur les expériences de Memorsky, dans lesquelles la ligature des veines jugulaires chez les chiens et les lapins ne produit pas de gonflement des nerfs optiques.

surtout prononcé dans leur partie basilaire) annonçait que la conductibilité nerveuse avait probablement dû être détruite de bonne heure.

Pour constater la vérité de cette opinion, il faudrait avant tout examiner attentivement les diverses parties du nerf. Ainsi il pourra bien arriver, dans le cas de névrite descendante, que celle-ci n'atteigne pas la papille (voyez plus bas) et produise en cet endroit uniquement les effets d'une interruption dans la transmission nerveuse, comme le feraient d'autres causes extra-oculaires.

Koster (*loc. cit.*, p. 22) a fait à bon droit jouer un rôle dans ces circonstances à la paroi osseuse du trou optique. La contre-pression qu'exercent les parois de cet orifice sur le nerf gonflé par la névrite descendante, amènera, en effet, facilement une interruption de la transmission (et consécutivement la dégénérescence atrophique de la papille). Quant à la production de la papille étranglée, je maintiens cependant que ladite région est moins importante que l'anneau sclérotical, parce que le trou optique ne livre passage à aucun grand vaisseau veineux, la veine ophthalmique supérieure passant, comme on le sait, par la fente sphénoïdale.

En résumé, on peut établir pour la nosologie de la névrite optique les conclusions suivantes :

1° Il existe, en effet, deux formes anatomiquement différentes dans lesquelles la papille optique présente un aspect qui nous décèle l'existence d'affections extra-oculaires. Dans une de ces formes, la substance du tronc du nerf optique est intacte et l'affection, qui se borne à la portion intra-oculaire, à partir de la lamelle criblée, est caractérisée par des phénomènes d'étranglement. Dans

l'autre, il existe une péri-névrite et une névrite interstitielle qui descendent le long du nerf jusque dans la papille et dans la rétine.

2° Ces deux formes peuvent être souvent distinguées
l'une de l'autre à l'aide de l'ophthalmoscope; cette distinction n'est cependant pas constamment possible, surtout
quant aux phases diverses de développement des deux
processus.

3° Lorsque cette distinction est possible, la première
forme (papille étranglée) indique surtout des affections qui
s'accompagnent d'une augmentation considérable de la
pression intra-crânienne (ou intra-orbitaire); la seconde
caractérise plutôt les états d'irritation avec tendance à la
diffusion. En conséquence, la première se rencontre plus
souvent avec des tumeurs, l'autre plus souvent avec des
méningites ou des encéphalo-méningites. Cependant, il
n'est pas possible de baser un diagnostic exclusif sur
l'existence de l'une ou de l'autre des deux formes, parce
que les tumeurs de dimensions restreintes peuvent provoquer, sans augmentation considérable de la pression
intra-crânienne, une encéphalo-méningite se propageant
sur les nerfs optiques; et, d'autre part, des processus
inflammatoires peuvent, dans de certaines circonstances,
augmenter considérablement la pression intra-crânienne,
sans descendre le long des nerfs optiques.

4° L'atrophie de la papille après névrite peut être dis-
tinguée pendant un temps très-long, mais pas pour toujours, de l'atrophie simple que l'on rencontre dans
l'amaurose cérébro-spinale.

5° Malgré la plus grande fréquence des phénomènes
névritiques dans les cas de tumeurs, il n'est pas rare d'y

rencontrer simplement l'atrophie blanche de la papille. Ce fait ne peut être expliqué jusqu'ici que par une hypothèse ; cependant il existe des raisons qui portent à croire que dans ce cas, l'augmentation considérable de la pression intra-crânienne, si toutefois elle existe, n'est survenue qu'après une interruption directe de la transmission nerveuse.

Le *mode de développement* de la névrite descendante ainsi que de celle amenée par étranglement, présente des différences notables suivant les cas. J'ai observé des malades chez lesquels il y avait augmentation successive des troubles fonctionnels et anatomiques pendant plusieurs mois ; j'en ai vu d'autres chez lesquels l'affection atteignait en quelques jours son plus haut degré de développement, ou même d'autres qui perdirent la vision en quelques heures. Je communiquerai plus loin un exemple frappant de cette dernière forme (1) (obs. nº 1). Dans la plupart des cas, l'aggravation est plus rapide dans les premiers jours ou dans les premières semaines, puis devient de moins en moins sensible. Ces grandes différences dans le mode de développement s'expliquent surtout par la diversité des circonstances étiologiques. Dans les cas susceptibles de guérison, comme on en observe par exemple à la suite de troubles de la menstruation, la période d'augmentation est généralement rapide et la maladie acquiert sa plus grande intensité au bout de quelques jours ou de quelques semaines ; cependant l'affection peut s'arrêter dans ces cas à tous les degrés.

(1) Voyez aussi Hutchinson, *loc. cit.*, p. 100.

Dans les névrites après tumeur cérébrale, le développement se fait ordinairement d'une manière plus lente et plus régulièrement graduée, et conduit généralement à l'abolition complète ou presque complète des fonctions, suivie d'atrophie de la papille. Cependant il existe aussi dans ces circonstances des cas exceptionnels dans lesquels l'affection s'accroît rapidement et d'autres où elle s'arrête à moitié chemin et n'amène qu'une atrophie partielle du nerf. Ce sont les névrites symptomatiques d'encéphalite ou de méningite qui présentent les plus grandes variations, par rapport au mode de développement, aux terminaisons et aux résidus de la maladie.

L'observation qu'*il n'existe aucune proportion, même approximative, entre l'état ophthalmoscopique et celui de la vision*, a déjà fixé l'attention de Blessig. Cette disproportion dépend, selon mon opinion, de deux causes : la première se rattache à l'inégale participation des éléments nerveux aux processus morbides, circonstance qui a été discutée dans les recherches sur la rétinite néphrétique. J'ai démontré ailleurs (*Archiv für Ophthalm.*, XII, 2, p. 111) jusqu'à quel point, dans des cas de tumeurs, le tronc du nerf optique peut être atteint sans que ses fonctions en souffrent; de la même manière, on observe quelquefois un étranglement très-prononcé de la papille, sans qu'immédiatement la transmission soit notablement diminuée.

La seconde cause se rattache à l'état de la circulation artérielle dans ces parties. L'accès du sang est plus ou moins gêné par la constriction qui a lieu dans l'anneau sclérotical, et ces différences dépendent, d'un côté, des circonstances particulières de l'affection, d'un autre côté, de l'élasticité de la sclérotique.

Peut-être faudrait-il rattacher à cette dernière condition, le fait d'observation que chez les jeunes sujets les altérations névritiques, toutes choses égales d'ailleurs, abolissent les fonctions visuelles moins que chez les personnes plus âgées. Je dis peut-être, car il est extrêmement difficile d'apprécier l'influence spéciale de chacune des causes coopérantes.

Dans trois cas de névrite, j'ai observé une pulsation spontanée de l'artère centrale de la rétine : dans deux de ces cas il y avait en même temps des tumeurs de l'orbite, de sorte que je ne pouvais décider si les pulsations étaient causées par la pression extra-oculaire de la tumeur ou par la névrite même (resserrement dans l'anneau sclérotical). Dans le troisième cas il existait une névrite descendante, probablement avec encéphalite (l'autopsie n'a pas été faite) et, dans ce cas, on était bien forcé d'adopter la seconde explication. Dans tous les trois cas, la vue conservait encore une force moyenne pendant l'existence des pulsations mentionnées. Une abolition soudaine des fonctions que l'on observe souvent sans que le gonflement de la papille change beaucoup, est certainement imputable à une ischémie progressive avec thrombose.

Le *pronostic* de la névrite n'est assurément pas facile à décider. C'est avec raison que cette maladie est en général réputée funeste ; d'abord à cause des circonstances pathologiques persistantes et délétères qui lui donnent le plus souvent naissance ; puis il est infiniment plus grave de voir un nerf frappé dans son tronc que dans son épanouissement périphérique, où la maladie se confine plus facilement dans une région limitée ; cette raison seule suffirait pour déclarer la névrite plus dangereuse que la rétinite. Enfin, le resserrement dans l'anneau sclérotical devient une source de danger toute spéciale, à cause de la plus grande facilité d'un arrêt de la circulation veineuse, d'une anémie artérielle et d'une thrombose. Il arrive, en effet, que la névrite se termine par la cécité complète et l'atrophie de la papille, bien que la cause primitive n'ait eu qu'une durée limitée ; comme il arrive, par exemple, dans les cas de troubles circulatoires ou de méningite guérie plus tard. Avant tout, il faut se garder de fixer le pronostic avant d'avoir, par une observation prolongée, étudié le cas à fond. Même dans le cas de tumeurs cérébrales, il arrive, exceptionnellement je le répète, que les fonctions se conservent en partie et que l'atrophie consécutive reste aussi partielle. Les cas de névrite consécutive à des troubles de la menstruation guérissent, pour la plus grande partie, soit complétement, soit partiellement. En général, la maladie prend une meilleure tournure, lorsque le mal arrive rapidement à sa plus grande intensité, que lorsqu'il s'accroît successivement et sans discontinuer. Dans le premier cas, la perception quantitative de lumière peut même se perdre tout à fait pendant quelque temps, sans que la guérison fasse plus tard défaut.

Obs. I. — A l'appui de ce que je viens de dire, je cite le cas suivant, qui est aussi très-remarquable sous un autre rapport. Emile M...,
âgé de huit ans, assez petit pour son âge et d'une gaieté inquiétante,
ayant le crâne excessivement élevé, allongé et étroit, la figure pâle,
me fut présenté à la clinique le 19 juin 1865. La mère souffre
depuis son enfance d'attaques épileptiformes, sans autres symptômes

d'une maladie organique du cerveau. Le père, ivrogne, s'est suicidé. Le petit malade est seul survivant de dix-sept enfants; les autres sont morts dans les quatre premières années de leur vie, à la suite de convulsions. La mère raconte que l'enfant a eu la rougeole à l'âge de six ans, mais que, à part cela, il s'est toujours bien porté et qu'il a joui d'une vue excellente jusqu'au 17 juin, où il s'est plaint d'un brouillard qui lui passait rapidement devant les yeux; la même chose se répéta le lendemain matin. Le 18, dans l'après-midi, l'enfant pouvait cependant encore reconnaître les plus fins objets, courait dans les escaliers, etc.; pendant la soirée il survint un affaiblissement progressif de la vue sans photopsie et sans chromatopsie, et lorsque l'enfant se coucha il était complétement aveugle. En l'examinant, le 19, je constatai une perte absolue de la perception lumineuse, les pupilles dilatées au maximum, sans aucune réaction à la lumière. Les papilles optiques étaient bien évidemment gonflées, mais sans tuméfaction abrupte; le tissu a perdu sa transparence et présente une coloration grisâtre, nuancée de rouge. L'opacité et la tuméfaction se propagent sur la rétine jusqu'à quelques millimètres du bord de la papille. Les veines sont tortueuses et cachées par places sous le tissu opaque; les artères sont très-amincies, et la pression du doigt sur l'œil *ne parvient ni à les vider ni à y provoquer des pulsations.*

Je pose le diagnostic : névro-rétinite des deux côtés. Je cherchais à m'expliquer la rapidité avec laquelle la cécité absolue était survenue, en admettant une thrombose avec anémie consécutive, lésion qu'indiquait aussi l'état des artères (1). Le pronostic me parut défavorable à cause de l'absence complète de toute perception de lumière et à cause de la prédisposition héréditaire aux maladies cérébrales; prédisposition qui, chez le petit malade, se révélait par la forme du crâne et par la gaieté insolite dont nous avons parlé. Ces symptômes, joints à la dilatation excessive des pupilles (irritation des filets nerveux dérivant du grand sympathique), me firent même craindre le début d'une affection cérébrale. Mais ce pro-

---

(1) Lorsqu'il survient une thrombose dans la région de la lame criblée ou derrière celle-ci, pendant que la circulation veineuse est encore libre, il faut s'attendre à trouver les artères rétiniennes vides de sang. Mais s'il existe en même temps une tuméfaction des tissus qui empêche la sortie du sang veineux, nous trouverons quelque peu de sang dans les artères; d'autre part, l'afflux sanguin une fois arrêté, les phénomènes ordinaires qui accompagnent la pression du doigt sur le globe oculaire feront défaut.

nostic ne se réalisa nullement. Le malade déclara, le 22, percevoir la lueur du jour, mais nous ne pouvions nous en convaincre absolument, peut-être à cause du peu d'étendue du champ de vision. Le 24, je pus constater dans son œil droit la perception de lumière (une lampe très-claire à un pied de distance) dans une portion étroite du champ visuel, située en dehors et en haut; le 26, je constatai la même chose pour l'œil gauche. Quelques jours après le retour de la perception lumineuse, la pupille commença à se contracter faiblement. Pendant la semaine suivante, le champ visuel s'élargit successivement, de sorte que le 15 juillet il ne restait plus que des traces légères d'une défectuosité du champ visuel, en dedans et en bas pour l'œil droit et pour l'œil gauche en dedans. Le 24 juillet, on constate que le champ visuel est normal des deux côtés, l'acuité visu elle est 5/6 ; la torpeur de la rétine, qui peu de temps auparavant avait été encore très-prononcée, a disparu. La pupille se montre très-mobile, mais relativement plus dilatée qu'à l'état normal pour un éclairage faible. Les altérations visibles à l'ophthalmoscope étaient restées les mêmes pendant la première phase du rétablissement fonctionnel ; puis les artères avaient commencé à se remplir (pulsations à la pression du doigt sur l'œil), et toutes les autres altérations se mirent peu à peu à disparaître, de sorte qu'il ne resta plus qu'une trace d'opacité rétinienne près du nerf optique, trace si faible, que sans les antécédents, elle aurait passé pour physiologique.

J'avais fait appliquer un large vésicatoire permanent à la nuque et prescrit 3 milligrammes de sublimé deux fois par jour. L'efficacité de ce traitement est certes très-douteuse, et je n'oserais pas me prononcer avec plus d'assurance sur l'avenir du malade. Mais en tout cas nous avons pu constater dans ce cas une guérison complète, malgré l'absence complète de perception lumineuse pendant quatre à six jours.

Si dans ce cas on ne peut contester que la névrite n'ait été la cause de la cécité, il existe des cas de cécité soudaine des deux yeux dont la pathogénie n'est nullement élucidée.

Ainsi j'ai vu, après des maladies générales de différentes espèces, rougeoles, gastrites, angines, quelquefois même sans altération notable de la santé, le champ visuel s'obscurcir (avec ou sans chromopsies et photopsies) et la cécité devenir complète en quelques heures ou en quelques jours. Dans la plupart des cas, l'altération pathologique se montre d'une manière symétrique dans les deux yeux ; une seule fois j'ai vu l'affection attaquer un œil seulement (obs. V). Généralement, la pupille se dilate considérablement, reste immobile à la lumière, et change très-peu dans les mouvements de rotation et pendant les efforts accommodatifs de l'œil, de sorte qu'on est autorisé à songer à une irritation spéciale des fibres nerveuses sympathiques. A l'ophthalmoscope, on reconnaît des altérations incontestables, mais peu prononcées et transitoires, de la papille optique ; le tissu en paraît comme voilé par une opacité diffuse et très-légère qui se propage sur la rétine avoisinante. Le niveau de la papille est ordinairement normal ; s'il s'élève quelque peu, ce n'est que pour quelques jours ; les artères sont amincies, il est vrai ; cependant la pression du doigt sur l'œil provoque de légers battements qui sont un signe certain de la conservation d'une circulation non interrompue ; les veines sont remplies, flexueuses, mais à contours assez nets sur tous les points, en raison du faible degré d'opacité des tissus.

Comme exemples de ces cas j'ajoute ici les observations suivantes :

Obs. II. — Anna P..., âgée de trois ans et demi, entra à la clinique le 7 décembre 1862. Son père, médecin, nous raconta que l'enfant, sauf une légère bronchite et la rougeole, s'était bien portée pendant les deux premières années de sa vie. On avait toujours observé une sécrétion exagérée de la muqueuse nasale. Dans le milieu de novembre 1862, l'enfant fut atteinte d'angine tonsillaire non diphthéritique et guérie au bout de quelques jours. L'enfant se portait bien, mais la sécrétion de la muqueuse nasale avait cessé. Le 3 décembre, vers le soir, l'enfant tout à coup ne put plus distinguer de petits objets; le 4, elle regarde au-dessus des objets qu'elle veut fixer (perte de la vision centrale, probablement aussi paralysie de la moitié inférieure de la rétine); cependant elle marche encore seule. En même temps elle prétend voir remplissant la chambre une fumée épaisse dans laquelle s'agitent continuellement des gouttes rouges et des boules de feu, surtout dans les régions supérieures (espace en relation avec la moitié paralysée de la rétine). Le 5, en se réveillant, la petite malade est complétement aveugle. Le père observa, ce jour ainsi que le lendemain, une augmentation de la dilatation pupillaire avec immobilité absolue de l'iris.

Le 8 décembre, je constate l'état suivant : La petite fille, un peu pâle, jouit d'une bonne santé; pouls à 108 et de tension moyenne, température du corps normale. Absence complète de toute perception quantitative de lumière; les pupilles sont dilatées au maximum, immobiles à la lumière et présentent des oscillations de peu d'étendue pendant les mouvements du globe. La papille optique est légèrement tuméfiée et grisâtre; l'opacité se propage sur la rétine avoisinante, jusqu'à 3 millimètres à peu près du bord de la papille; quoique légère, elle est assez prononcée pour masquer la limite choroïdienne du nerf optique davantage qu'il ne faudrait pour que cet aspect puisse rentrer dans les variations physiologiques. Les artères de la rétine sont amincies et présentent des pulsations déjà à une légère pression du doigt sur l'œil. Les veines, tortueuses et élargies, montrent cependant, à cause de la ténuité de l'opacité, des contours tranchés; on n'aperçoit pas d'apoplexies rétiniennes.

Le 19 décembre, on constate pour la première fois le retour de la perception lumineuse quantitative, dont il n'y avait pas encore trace le 16, c'est-à-dire onze jours après le début de la cécité. Le 31 décembre, la petite malade peut compter les doigts et possède un champ visuel d'une étendue assez notable (l'âge de l'enfant ne permet guère des constatations de détail). Au milieu du mois de janvier l'enfant reconnaissait déjà des objets assez fins, et en même temps il restait à peine des traces des altérations visibles à l'ophthalmoscope, qui d'ailleurs avaient commencé à disparaître, même avant le retour des fonctions de l'œil. Au mois de juillet 1866, le père m'annonça la stabilité de la guérison.

Le traitement se composa d'abord de l'emploi du calomel (1 centigramme trois fois par jour), de frictions locales avec une pommade mercurielle, de l'attouchement de la muqueuse du nez avec le sulfate de cuivre et du repos absolu dans une chambre obscure. Ce traitement étant resté sans résultats jusqu'au 16 décembre, je pratiquai sur l'œil gauche une iridectomie par en haut, parce qu'à cette époque j'étais encore disposé à regarder un arrêt de la circulation artérielle (soit thrombose, soit ischémie) dans la papille comme cause fondamentale des accidents. Pour établir un parallèle, je n'avais opéré que d'un côté. En examinant, le 19, les yeux de l'enfant, je constatai, à ma grande joie, l'existence de la perception lumineuse; mais je trouvai, à ma grande stupéfaction, que cette perception venait surtout de l'œil non opéré, lequel continua à marcher plus rapidement vers la guérison. Nul doute que l'opération ne fût pour rien dans l'amélioration. D'ailleurs l'observation que nous avons faite, que dans ces cas la première perception quantitative de lumière ne se montre souvent qu'après la première ou la seconde semaine (1), doit aussi mettre en garde contre des illusions au sujet de l'efficacité des moyens employés. Nous demeurons également dans le doute au sujet de l'utilité du traitement mercuriel, mais en tout cas on admettra plus facilement l'hypothèse d'un effet consécutif de ce médicament que celle d'un effet de l'opération sur les deux yeux, et de préférence sur l'œil non opéré.

Obs. III. — Emma S..., de Magdebourg, âgée de huit ans, a eu il y a plusieurs années des kératites; elle est d'une constitution délicate, mais du reste bien portante. En 1864, au mois de janvier, elle a eu une rougeole s'accompagnant de bronchite, de toux violente, mais qui du reste suivit une marche régulière. Le 10 février, pendant sa convalescence, elle joue avec d'autres enfants sans manifester la moindre faiblesse de la vue. Le 12, on s'aperçoit pour la première fois qu'elle a de la difficulté à reconnaître des objets fins; le 13, elle lit péniblement la lettre d'une petite amie, en l'approchant beaucoup de ses yeux; le 14, elle ne reconnaît plus que des objets très-grands; le 15, dans la matinée, elle ne distingue que le grand jour, et le soir du même jour elle était complétement aveugle. Le médecin, doc-

(1) Horner (d'après une communication orale) a observé, dans un cas semblable de cécité soudaine, le retour de la perception de lumière après dix semaines et la guérison complète d'un œil, tandis que l'autre resta aveugle.

teur N..., qui donna des soins à la petite malade, constata le lendemain l'absence complète de toute perception lumineuse dans les deux yeux ; cette perception ne commença à revenir qu'au bout d'une semaine. Moi-même j'ai vu l'enfant à la fin de la seconde semaine, lorsqu'elle pouvait déjà reconnaître de grands objets, et je ne constatai plus qu'une opacité diffuse et excessivement légère de la papille et de la rétine avoisinante ; on aurait peut-être pu rester dans le doute sur la signification pathologique de ce trouble, s'il n'avait pas successivement disparu pendant la semaine suivante. Les artères ne présentaient *rien d'anormal* dans ce cas, les veines étaient très-larges, mais peu tortueuses ; la pupille était dilatée, mais réagissait déjà à la lumière. L'amélioration faisait des progrès rapides, et huit semaines après le début de l'affection oculaire, la guérison était complète. Le traitement pendant lequel la perception de lumière reparut avait consisté dans des antiphlogistiques et dérivatifs ; plus tard on ne fit presque que de l'expectation.

OBS. IV. — Albert G..., cocher à Potsdam, âgé de vingt et un ans, fut présenté à la clinique le 9 décembre 1862, après avoir été cinq jours auparavant atteint de cécité soudaine. En l'examinant, on constate les faits suivants : Le malade, jouissant jusque-là d'une bonne santé générale, éprouve depuis plusieurs années des sueurs profuses aux pieds, et dans ces dernières années, de temps en temps, des maux de tête violents qui se terminent chaque fois par un saignement de nez. Dans les intervalles entre ces accès de céphalalgie (quatre à six semaines), il avait encore des épistaxis assez fréquentes. Quinze jours avant sa présentation à la clinique, il avait eu un accès de céphalalgie extraordinairement long ; la sueur des pieds avait disparu, et le jeune homme s'était senti privé d'appétit, abattu, ayant un peu de fièvre, de sorte qu'il se mit au lit le 2 décembre ; sa tête était assez libre. Son maître, qui était médecin, croit à un état gastrique et ordonne un vomitif. Les vomissements s'accompagnèrent d'efforts très-violents ; cependant il est certain que le lendemain, c'est-à-dire le 3 décembre, la vue du malade était encore parfaite. La santé générale s'améliora même, et le malade, sauf une grande lassitude, se sentait assez bien portant, lorsque, dans l'après-midi du 4 décembre, un brouillard apparut soudain devant ses yeux, l'obscurité augmenta, et toute perception de lumière cessa. Il n'y avait ni chromopsies, ni photopsies, ni rétrécissement du champ visuel dans un sens déterminé. Moins d'une heure après l'apparition du premier brouillard le malade était complétement aveugle. Le 5, à midi, on lui fit une saignée ; le soir on lui appliqua des sangsues à la tempe, les jours suivants on le purgea, le tout sans succès.

Le 9 décembre, j'examine le malade et je constate des deux côtés l'absence de toute perception lumineuse, la dilatation *ad maximum* des pupilles, et l'immobilité de l'iris à la lumière ; des traces de contraction pupillaire accompagnent les mouvements latéraux des yeux, plus prononcées dans les mouvements de convergence ou d'accommodation (lorsqu'on dit au malade de fixer son propre doigt rapproché de l'œil). Les papilles optiques sont à peine tuméfiées, mais voilées et grisâtres ; cependant l'opacité n'est pas diffuse ici ; elle présente par places des stries qui s'étendent sur la rétine avoisinante et rappellent un peu l'aspect des fibres nerveuses à double contour. Les artères sont un peu amincies et donnent à la pression du doigt sur l'œil le phénomène des pulsations à peu près comme à l'ordinaire (conservation d'une circulation non interrompue) ; dans l'œil gauche on voit de petites apoplexies sur la papille ; les veines sont larges, foncées, mais pas trop flexueuses, et ressortent d'une manière un peu irrégulière du tissu opaque. La santé générale n'est pas troublée, seulement le malade accuse une grande lassitude. Les organes de la circulation sont normaux, l'urine de même.

Les essais thérapeutiques les plus variés (frictions mercurielles jusqu'à salivation, iodure de potassium, paracentèses, iridectomie à l'œil gauche) restent sans le moindre résultat. La légère tuméfaction et l'opacité du nerf optique se transforment avec une rapidité surprenante en dégénérescence blanche ; celle-ci conserve encore pendant longtemps un aspect particulier (de névrite) à cause des restes des parties striées qui s'étendent sur la rétine et dont nous avons parlé plus haut. La pupille ne reste pas dilatée *ad maximum*, mais conserve cependant un diamètre plus grand que dans la plupart des amauroses cérébrales ; elle est complétement immobile sous l'influence de la lumière. Le malheureux jeune homme, malgré une bonne santé générale, n'a pas recouvré la moindre trace de perception lumineuse.

Ce cas pourrait être considéré comme la transition entre les deux précédents (II et III) et la névrite manifeste s'accompagnant de cécité soudaine (obs. I), parce qu'en effet les altérations de la papille étaient plus prononcées que dans ces deux cas précédents ; il eût fallu seulement une tuméfaction plus forte de la papille et des anomalies plus grandes dans les vaisseaux pour en faire un type de névrite.

J'ajoute encore à ces observations la suivante :

Obs. V. — M. G..., âgé de quarante-quatre ans, se présente le 8 novembre 1862 à la clinique pour une cécité de l'œil droit dont il est atteint depuis quatre jours. Le malade, toujours bien portant jusqu'alors, s'était aperçu, dans l'après-midi du 31 octobre, d'un trouble de la vision sans aucune cause connue. Pour se rendre mieux compte de son état, il ferma les deux yeux l'un après l'autre, et reconnut qu'il voyait bien de l'œil gauche, tandis qu'il apercevait devant l'œil droit une opacité fixe et ayant la forme d'une barre transversale, laissant tout à fait libres les régions situées au-dessus et au-dessous. Cette opacité centrale empêchait depuis lors le malade de lire avec cet œil. L'obscurcissement augmenta pendant les jours suivants, l'opacité devenant de plus en plus épaisse et s'étendant en haut et en bas, de sorte que dans la matinée du 4 novembre la cécité était complète. — En examinant le malade le 8 novembre, je constate les faits suivants : La santé générale est complétement normale et il n'existe pas la moindre anomalie dans l'appareil de circulation ; l'œil gauche est également normal. A droite, la papille optique n'est ni tuméfiée ni opaque dans sa région centrale ; vers sa périphérie elle présente une opacité fine et grisâtre qui se propage dans l'étendue d'un millimètre sur la rétine avoisinante, et forme ainsi une auréole opaque assez régulière autour de la région centrale transparente du nerf. Les parties environnant la *fovea centralis* sont complétement libres. L'artère centrale, quoique très-rétrécie, donne à la pression du doigt sur l'œil une légère pulsation ; les veines, peu remplies, présentent le phénomène d'ondulations que j'ai décrit dans les cas d'embolie.

La perception quantitative de lumière revint après une cécité de seize jours, vers le 20 novembre, et au bout de trois semaines le malade parvint à compter les doigts dans une région très-étroite de son champ visuel, située en haut et en dehors. L'état de la vision s'arrêta à ce degré ; du moins on ne put constater pendant les trois semaines suivantes aucune autre amélioration. La papille présentait un degré notable d'atrophie blanche : les troncs artériels restèrent très-étroits et les rameaux plus fins invisibles. La région de la tache jaune avait été inspectée avec soin pendant tout le temps que le malade fut en observation, sans qu'on pût constater aucune altération consécutive. L'auréole grise autour de la papille avait rapidement disparu, et il ne resta dans ce point qu'une légère augmentation de la réflexion lumineuse.

Je ne suis pas fixé sur l'interprétation à donner de ce processus ; j'étais d'abord disposé à le considérer comme une thrombose. L'état des vaisseaux, à savoir, le peu d'élargissement des veines et la minceur extrême des artères, indiquait plutôt l'existence d'un obstacle dans le tronc artériel même qu'une cause extérieure de compression. C'était surtout le phénomène particulier d'ondulations par saccades dans les veines qui rappelait l'état morbide existant dans l'embolie de l'œil. Cependant les altérations ordinaires dans le voisinage de la *fovea centralis* faisaient entièrement défaut, et l'opacité de la rétine se présentait sous un tout autre aspect que dans les cas d'embolie. De plus, la pression du doigt sur l'œil provoquait des pulsations dans les artères, phénomène qui indique l'existence d'une circulation non interrompue, avec d'autant plus de certitude qu'il manque déjà quand l'afflux du sang devient très-faible (puisqu'on peut vider alors l'artère par la pression, sans obtenir de pulsations, ainsi que cela a lieu dans la période asphyxique du choléra). Enfin, le phénomène particulier d'ondulations dans les veines ne fait que nous indiquer un affaiblissement de la force propulsive du côté des artères, en même temps qu'un affaissement des parois veineuses. Ce phénomène se retrouve aussi de la manière la plus prononcée dans le choléra. Malgré ce mélange de symptômes, je serais donc disposé à ranger ce cas plutôt parmi les précédents que parmi les thromboses idiopathiques, faisant ainsi de l'infiltration le phénomène primitif, et des altérations des vaisseaux le phénomène consécutif. L'existence d'un obstacle gênant moins la sortie du sang veineux que l'entrée du sang artériel devrait alors, il est vrai, être expliquée par des particularités spéciales dans la localisation du processus morbide, supposition justifiée d'ailleurs par la forme extraordinaire de l'opacité (la région centrale de la papille était restée libre) (1).

(1) A cette occasion, je veux faire remarquer en outre que certains cas rangés sous la rubrique d'embolies de l'artère centrale sont probablement susceptibles d'une autre interprétation. Lorsqu'il se présente un ensemble

En comparant ces cas avec les formes bien dessinées de névrite (obs. I), nous reconnaissons que les deux formes ont beaucoup d'analogies, et que nous y trouvons dans cette dernière la névrite, pour ainsi dire, à l'état rudimentaire et transitoire. Ce qui nous frappe surtout, c'est la perte absolue de la vision coïncidant avec des altérations matérielles si peu étendues. Les lésions du tissu de la papille optique et des vaisseaux ne nous semblent expliquer qu'un affaiblissement moyen de la vision, et dans quelques cas (surtout obs. III) nous les croirions même compatibles avec une intégrité presque satisfaisante de cette fonction. Il en

de phénomènes aussi complet que, par exemple, dans le premier cas publié par moi et démontré depuis par l'autopsie faite par le professeur Schweigger; de plus, lorsqu'on observe la maladie dans une période où l'infiltration fait défaut, et en présence des seuls symptômes résultant de la suppression de l'afflux du sang artériel, enfin lorsqu'il existe une cause d'embolies dans une affection du cœur ou des artères, alors on ne peut hésiter dans l'interprétation. Mais lorsque ces dernières affections n'existent pas, on arrive déjà à se demander si la thrombose n'est pas consécutive, et causée par d'autres altérations locales, par exemple une névrite rétro-bulbaire. On a constaté, il est vrai, des embolies cérébrales, même lorsque les organes de la circulation sont absolument normaux, et l'on s'est assuré que dans ces cas on a affaire à des caillots de sang qui se détachent, par exemple, de l'intérieur des oreillettes. Quoiqu'on doive admettre la possibilité d'un fait analogue pour le nerf optique, il existe cependant ici des conditions anatomiques qui expliquent qu'une tuméfaction même peu prononcée des tissus puisse exercer une compression directe sur les vaisseaux. L'existence de ces tuméfactions en dehors du globe oculaire (névrite descendante) est prouvée et s'observe même fréquemment. D'après tout cela, je serais disposé à croire que l'obstruction primitive des vaisseaux par la pénétration d'un caillot (embolie) est bien plus rare que la thrombose secondaire, causée par des conditions locales, surtout par la compression des vaisseaux. Un signe diagnostique auquel j'ai attaché une grande importance dans ma première publication sur l'embolie, à savoir, que dans les cas de tuméfaction il existe en même temps un engorgement absolu des veines, me paraît encore aujourd'hui précieux; cependant l'étude de la névrite descendante m'a appris qu'il n'est pas absolument pathognomonique. Lorsque la tuméfaction a lieu en un point où les veines et les artères ne sont plus situées les unes à côté des autres, comme par exemple dans le voisinage du trou optique, la compression des artères produira absolument les mêmes phénomènes que l'embolie. Dans la *névrite rétro-bulbaire*, les conditions particulières de la localisation, comme je l'ai déjà indiqué dans la dernière observation, seront cause des variations dans les symptômes.

résulte qu'un élément nécessaire pour l'interprétation complète de ces faits échappe à notre observation directe. Alfred Graefe a publié (voy. *Archiv für Ophthalmologie*, VIII, 1, p. 143-159) un cas du genre de ceux que nous examinons ici, et il l'explique par une ischémie de la rétine. Malgré plusieurs raisons attrayantes sur lesquelles il appuie son opinion, j'ai de graves scrupules qui m'empêchent de l'adopter, en tant du moins que cette explication suppose une ischémie idiopathique sans cause locale dans le voisinage des vaisseaux (*loc. cit.*, p. 136). Dans tous les cas en question, on peut constater, d'après ce que j'ai observé, que le mouvement de circulation n'est pas interrompu (1) et que l'afflux sanguin est seulement diminué, diminution qui d'ailleurs ne peut être bien notable quand les vaisseaux sont perméables, et qui certes n'explique pas l'abolition complète des fonctions. Toutes les analogies militent contre cette supposition. D'abord nous savons par Donders qu'à la suite d'une pression exercée sur l'œil sain, les fonctions visuelles ne sont suspendues que lorsque l'arrivée du sang dans la rétine, au lieu de se faire d'une manière continue, se fait d'une manière interrompue (pulsations sur la rétine). De plus, l'application de ce fait à la pathologie a été limitée encore par des observations qui ont prouvé que, dans plus d'une condition, l'afflux du sang peut devenir intermittent, sans que les fonctions soient abolies (par exemple dans le glaucome,

---

(1) Dans les cas de névrite (par exemple obs. 1), je n'ai souvent pas réussi à constater ce fait, et il résulte déjà, je pense, des remarques précédentes, que j'attribue une grande importance à cette ischémie secondaire. D'abord ces cas présentent des conditions favorables pour que l'ischémie arrive au plus haut degré, et puis l'influence de l'ischémie sur les fonctions visuelles sera d'autant plus grande que le nerf optique se trouve déjà malade.

les tumeurs de l'orbite, la névrite). Enfin, j'ai acquis dernièrement la conviction, en étudiant la circulation du fond de l'œil pendant la période asphyxique du choléra, que même les degrés prononcés d'ischémie bien constatée ne diminuent pas considérablement la force visuelle, quoique dans le cas particulier le défaut d'oxygène dans le sang augmentât les chances d'une suppression des fonctions.

Voilà les raisons qui me font admettre que ni l'ischémie primitive par elle-même, ni les altérations légères de la papille que nous constatons dans les cas en question (1), ne peuvent expliquer d'une manière satisfaisante la perte absolue de la vision. Cependant je ne crois pas davantage à une interruption de la transmission nerveuse dans le cerveau (2). Cette interruption, si l'on considère les effets qu'elle produit, ne saurait être limitée à un trouble de la circulation; de l'autre côté, les altérations de la substance cérébrale auraient trop d'étendue pour permettre l'absence d'autres symptômes, surtout si l'on pense à la rapidité de développement de l'affection.

Par conséquent, nous arrivons déjà par voie d'exclusion à localiser le foyer de la maladie dans les troncs des nerfs optiques. J'avoue que la considération des cas bien évidents de névrite subite (obs. I) m'ont incliné encore davantage vers cette hypothèse. S'il existe une névrite symétrique des deux côtés qui abolisse en quelques heures

(1) Dans le cas d'Alfred Graefe, ces altérations ne faisaient pas défaut, car les papilles optiques avaient des bords légèrement « effacés »; mais elles étaient peut-être dans la période de déclin, l'examen de la malade n'ayant été fait que le sixième jour. C'est peut-être la raison pour laquelle l'auteur y a attaché peu de valeur dans l'interprétation de nos cas.

(2) Je suis plus disposé à accepter cette interprétation pour les cas de cécité partielle, par exemple de scotomes centraux.

ou en quelques jours la perception lumineuse, le plus ou moins d'évidence de sa manifestation sur la papille optique ne dépendra en somme que des conditions spéciales de la localisation.

Dans les formes que j'appelle « étranglements, » la terminaison intra-oculaire du nerf optique est toujours la première affectée, et cela exclusivement, tandis que dans les cas de névrite descendante, la papille est atteinte plus tard que le tronc nerveux ; il est donc évident que nous pouvons dans ce dernier cas rencontrer déjà des troubles fonctionnels très-prononcés, lorsque la papille ne présente encore que des altérations très-faibles. Voilà quelle me paraît être aussi la marche du processus morbide dans les cas de cécité en question (1).

Le rétrécissement des artères, ainsi que l'élargissement des veines, s'il en existe, se laissent parfaitement expliquer par une névrite rétro-bulbaire, et de même l'opacité diffuse avec commencement de tuméfaction pourrait être envisagée, surtout si l'on considère sa forme et son caractère transitoire, comme un œdème interstitiel. La différence entre la névrite descendante et la névrite rétro-bulbaire serait constituée par les faits suivants : Dans cette dernière, les lésions considérables des tissus ne descendent pas jusqu'à la papille ; l'affection n'attaque probablement, en général, le tronc du nerf optique que par places et non pas

____

(1) L'apparition de la maladie des deux côtés dans la plupart des cas, peut-être dans tous les cas types, pourrait bien faire penser à l'existence d'une cause commune pour l'affection des deux nerfs, siégeant par exemple dans le périoste basilaire ou dans le chiasma. Cependant l'ophthalmologie est si riche en exemples d'affections symétriques des parties périphériques, que nous sommes autorisés à invoquer cette analogie pour cette catégorie de cécités foudroyantes, tant du moins que toute preuve anatomique du contraire et tout autre symptôme d'affection cérébrale font défaut.

dans toute sa continuité, ou du moins divers degrés d'inflammation s'y rencontrent; enfin, on l'observe sous la dépendance d'affections cérébrales graves moins fréquemment ou même pas du tout. Il est vrai que tout ceci n'est jusqu'ici qu'une hypothèse; cependant on sent le besoin de se former une opinion sur ces cas mystérieux et terribles de cécité soudaine, et naturellement nous donnons la préférence à l'hypothèse que les faits connus démentent le moins. Cette opinion me paraît être celle qui suppose une *névrite rétro-bulbaire* (1).

Remarquons ici que la marche de cette affection présente des analogies avec celle de la névrite vraie, lorsque cette dernière revêt (comme dans obs. I) un caractère foudroyant. Dans les deux affections, la perception quantitative de lumière peut se recouvrer après une cécité prolongée; parfois la guérison est complète (obs. II et III); d'autres fois la vision reste perdue, et il se développe rapidement une dégénérescence atrophique (obs. IV); enfin, il peut se faire que la guérison

(1) L'hypothèse d'une névrite rétro-bulbaire pour expliquer les cas de cécité en question m'engage à faire la remarque que la plupart des paralysies périphériques des muscles de l'œil, paralysies dites rhumatismales, s'expliquent d'une manière analogue. Une ancienne manière de voir leur donne pour cause des transsudations rhumatismales dans le névrilème; mais cette explication, comme aussi la théorie de la névrite émise plus récemment par Remak, ne se basait que sur un nombre restreint de faits anatomiques, de manière qu'il est de notre devoir de combler cette lacune. Dans les dernières années, j'ai eu plusieurs fois l'occasion de faire l'autopsie d'individus que j'avais traités autrefois pour des paralysies rebelles de ce genre, de la troisième et de la sixième paire crâniennes. En dehors de l'atrophie consécutive du nerf, j'ai trouvé des restes d'affection péri-névritique. Il me paraît aussi probable que dans beaucoup de ces cas l'inflammation du périoste des trous qui livrent passage aux nerfs se propage à l'enveloppe fibreuse du nerf. Je publierai à l'occasion un ensemble d'observations qui me paraissent importantes pour l'explication de ces paralysies.

reste incomplète et que le nerf subisse une atrophie partielle (obs. V). La dilatation au maximum de la pupille, qui ne peut être expliquée par la seule abolition de la vision (dans l'obs. IV, la pupille se resserre un peu, malgré la continuation de la cécité), et qui nous oblige à songer à la propagation de l'irritation sur des fibres sympathiques, se retrouve dans les deux affections. Le pronostic me paraît aussi plus favorable pour les enfants et les individus jeunes dans l'une et l'autre de ces deux formes.

Enfin, je pourrais appuyer mon hypothèse sur des observations se rapportant aux lésions du tissu cellulaire intra-orbitaire. Dans des cas d'abcès rétro-bulbaires de nature érysipélateuse et métastatique, ou bien observés à la suite de blessures et d'opérations intéressant l'orbite, j'ai vu plusieurs fois survenir, dans le courant de quelques heures ou de quelques jours, la perte complète de la vision du côté malade. Dans ces cas, j'ai pu constater parfois une névrite évidente, d'autres fois des altérations très-peu prononcées (comme dans les obs. II et III), et dans quelques cas je n'ai même trouvé aucun symptôme à l'ophthalmoscope. Pourtant on doit présumer que les lésions qui produisent dans ces cas la cécité se caractérisent plutôt par des différences de siége que par des différences dans leur nature.

Je crois que dans le premier cas, il survient de bonne heure un étranglement du nerf optique ou une névrite rapidement descendante ; que dans le second, il se produit une névrite rétro-bulbaire qui s'étend à peine jusqu'à la papille ; et que dans le troisième, il existe une interruption de la transmission nerveuse dans la partie orbitaire du nerf optique, causée soit par une compression des vaisseaux nourriciers, soit par une névrite circonscrite (n'atteignant pas la papille). Dans les affections de l'orbite, ces états morbides peuvent également amener l'atrophie de la papille, mais ils peuvent aussi guérir; rarement cependant, car je ne l'ai observé que deux fois après une abolition complète de la vue, dans des cas d'érysipèle.

Jusqu'à présent il ne m'est pas possible d'expliquer convenablement les cas d'amaurose que l'on voit survenir subitement après des vomissements de sang (voyez une note publiée *Archiv für Ophthalmologie*, VII, 2, p. 243); il me paraît cependant probable qu'ils ont leur cause dans des irritations de la partie rétro-bulbaire des nerfs optiques. Je n'ai eu qu'une seule fois l'occasion d'observer cette amaurose pendant la période de développement, et, à cette époque, je n'apportais peut-être pas encore assez d'attention aux petites altérations de la papille. Tous les autres cas avaient déjà traversé cette période instructive, et ne présentaient d'autres symptômes que ceux de l'atrophie consécutive. La rapidité avec laquelle les altérations visibles disparaissent aussi dans les cas précités me fait croire que dans les amauroses liées aux vomissements de sang, il existe un état morbide semblable, dont les symptômes ont précédé le moment où les malades se présentent à notre observation.

SUR L'EMBOLIE

DE L'ARTÈRE CENTRALE DE LA RÉTINE

COMME CAUSE DE PERTE SUBITE DE LA VISION (1).

Le 7 décembre 1858 a été présenté à ma clinique un homme qui avait perdu subitement la vue de l'œil droit une semaine auparavant. Le malade, atteint depuis deux mois à peu près d'autres phénomènes morbides, raconte les faits suivants :

Il avait toujours joui d'une bonne santé, n'avait jamais eu de rhumatisme, ni éprouvé aucun symptôme d'une maladie du cœur jusqu'au mois de septembre dernier. Voulant alors arrêter une voiture qui s'avançait, il avait reçu un coup violent du timon contre la partie gauche de la poitrine, ce qui avait immédiatement déterminé des douleurs, et quelques heures plus tard un gonflement visible à l'endroit frappé. Le lendemain, le malade éprouvait de l'essoufflement pendant la marche, et surtout en montant un escalier, essoufflement qui augmenta successivement, et le dixième jour après l'accident, il eut une expectoration de sang assez considérable. Cette hémoptysie s'est répétée quelques jours plus tard, suivie d'un grand épuisement et d'une oppression très-gênante ; puis le malade s'est remis peu à peu, mais il souffrait toujours d'essoufflement lorsqu'il montait un escalier. — Le 26 novembre,

(1) Ce mémoire a paru dans l'*Archiv für Ophthalmologie*, V, 1, 1859, et la même observation a fourni le sujet d'une leçon clinique publiée dans la *Clinique européenne*, 1859, n° 14.

le malade avait déjà repris ses occupations de cocher, lorsqu'il s'aperçut, en travaillant dans l'écurie, qu'un nuage se formait devant son œil droit. Il ferma l'œil gauche pour juger de l'état de l'œil droit, et il reconnut qu'il pouvait encore voir tous les objets, mais d'une manière diffuse, et à travers un nuage coloré. Le champ visuel se rétrécit alors rapidement, et après quelques minutes, la perception de lumière de l'œil droit fut complétement abolie. Il n'avait plus que des sensations subjectives de couleurs, sensations qui augmentaient et variaient beaucoup pendant tous les mouvements de son corps.

A l'examen du malade, on constate d'abord une cécité absolue de l'œil droit qui a perdu complétement la sensation de lumière. Les phosphènes faisaient entièrement défaut, la pupille ne montrait aucune réaction lorsque la lumière tombait dans l'œil droit ; elle avait au contraire conservé les mouvements sympathiques avec ceux de la pupille de l'œil gauche, et elle se contractait aussi un peu lorsque le malade regardait du côté gauche, ou lorsqu'il faisait des efforts d'accommodation pour la vue d'objets rapprochés. L'extérieur de l'œil ne présente rien d'anormal.

En examinant avec l'ophthalmoscope l'œil de notre malade, je fus étonné de trouver un état que je n'ai jamais rencontré dans l'amaurose toute récente. Les milieux réfringents étaient parfaitement transparents, mais la papille du nerf optique était très-pâle, et tous ses vaisseaux étaient réduits au minimum. Les principaux rameaux artériels se présentaient aussi au delà de la papille sur la rétine comme des lignes très-étroites ; leurs ramifications s'amincissaient graduellement, et les branches qui, à l'état physiologique, sont encore assez larges, devenaient imperceptibles. L'état des veines différait de celui des artères; on les trouvait, il est vrai, partout plus minces qu'à l'état normal, mais en s'approchant de l'équateur du globe oculaire, on les voyait relativement augmenter de calibre. Les vaisseaux de l'œil gauche, tant sur la papille du nerf optique que sur la rétine, présentaient un aspect normal. La comparaison des deux images ophthalmoscopiques, représentée dans les figures 19 et 20, est en effet extrêmement remarquable.

FIG. 19.

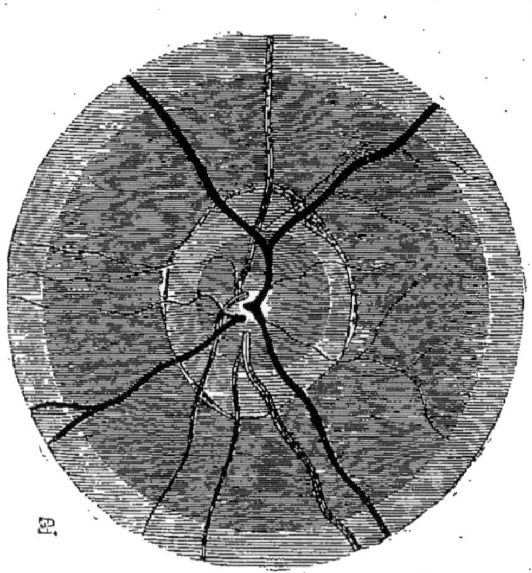

La figure 19 représente le fond d'un œil normal et a été dessinée, quant à la forme du nerf optique et la configuration des vaisseaux, d'après l'œil droit du malade, tandis que la largeur des vaisseaux est exactement celle des vaisseaux de l'œil gauche du malade. De cette manière, il sera facile de retrouver sur le fond de l'œil malade, représenté dans la figure 20, les veines et les artères, qui se distinguent dans la figure 19 par la différence dans la coloration.

Si nous avions affaire à une amaurose datant de plusieurs années, nous ne serions pas étonné de cet état des vaisseaux, car nous rencontrons un amincissement progressif des vaisseaux dans différents cas d'amaurose avec atrophie consécutive de la rétine. Nous savons, en outre,

FIG. 20.

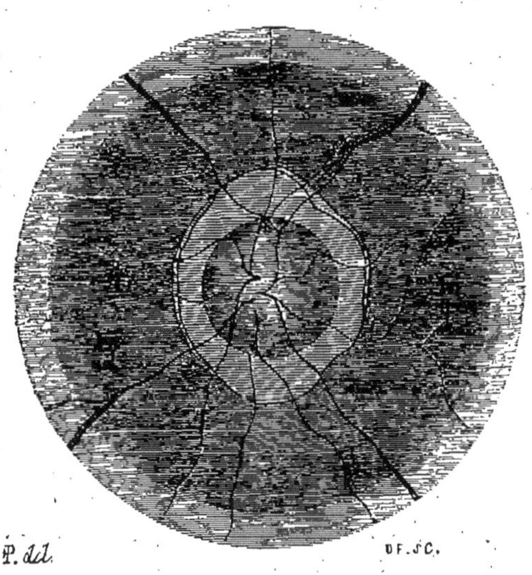

que certaines formes d'infiltration de la rétine, qui se caractérisent d'abord par une plus grande flexuosité et la dilatation des vaisseaux, par l'opacité diffuse ou striée de la rétine, et par l'effacement des contours du nerf optique, finissent par déterminer une atrophie de la rétine, de sorte qu'il devient même à une certaine époque difficile de préciser, à l'aide de l'ophthalmoscope seul, s'il s'agit ou non d'une amaurose due à une cause extra- ou intra-oculaire. Ajoutons encore que les affections de la rétine consécutives à des maladies de la choroïde, l'infiltration de la rétine par du pigment, etc., peuvent amener également l'atrophie de la rétine et l'amincissement des vaisseaux.

Mais tout cela ne pouvait s'appliquer à notre malade. D'abord l'amaurose était récente, puisque le malade, en fermant souvent pendant son travail l'œil gauche, avait constaté l'intégrité de l'œil droit, et que même, au début de l'accident, il avait pu voir tous les objets et observer le développement de l'amaurose. Puis deux particularités observées dans l'image ophthalmoscopique s'opposent à ce qu'on fasse dépendre les altérations des vaisseaux de l'atrophie de la rétine. D'abord on ne trouve jamais dans l'atrophie de la rétine, qu'elle soit déterminée par une cause extra-oculaire ou intra-oculaire, le rapport mentionné entre les artères et les veines ; les dernières surtout ne sont jamais, dans ce cas, relativement plus remplies à la périphérie de la rétine qu'à la papille. Puis nous voyons, dans notre cas, la substance de la papille du nerf optique parfaitement transparente depuis la superficie jusqu'à la lame criblée, tandis que dans l'atrophie de la rétine, sa substance devient opaque (par suite de la condensation du tissu cellulaire interstitiel), ou diminue progressivement de volume (H. Müller). Dans le premier cas, la surface de la papille reste lisse, il est vrai, mais elle prend l'aspect blanc, tendineux, qu'elle revêt dans la plupart des amauroses cérébrales et spinales anciennes. Dans le dernier cas, la papille s'excave, et le reflet produit par la lame criblée mise à nu se manifeste plus visiblement qu'à l'état normal. Chez notre malade, le reflet que produisent la lame criblée et les faisceaux nerveux qui la traversent, est légèrement voilé comme à l'état normal par les couches semi-transparentes de la substance nerveuse.

Seulement la couleur est en général pâle à cause de l'amincissement des vaisseaux.

Comment pourrait-on maintenant expliquer cette disparition subite d'une partie du sang, et ces troubles de la circulation rétinienne?

On pourrait tout d'abord songer à une *compression des vaisseaux du nerf optique provenant du dehors,* qu'elle soit exercée par un épanchement sanguin dans le névrilème du nerf optique, ou dans les parties environnantes, ou par une infiltration aiguë dans ces mêmes parties. Mais cette supposition ne peut pas être admise pour les motifs suivants : par suite de la contiguïté des artères et des veines en question, toute compression venue du dehors s'exerce sur ces deux espèces de vaisseaux en même temps, de sorte que si les artères se vident par l'arrêt du courant sanguin, les veines se remplissent par la rétention du sang, et le dernier effet est même plus considérable, puisque les veines sont plus compressibles que les artères. En effet, dans tous les cas de compression extra-oculaire, l'image obtenue par l'ophthalmoscope diffère beaucoup de celle de notre malade. Les veines sont alors flexueuses et dilatées; la rétine elle - même est quelquefois gonflée et légèrement troublée par suite d'une transsudation séreuse, elle cache plus ou moins la limite choroïdienne du nerf optique. Cette image (hypérémie mécanique et œdème de la rétine), qui d'ailleurs se transforme insensiblement en celle qui se produit à la suite de certaines infiltrations inflammatoires de la rétine, s'est présentée à moi dans divers cas de compression intra-orbitaire, par exemple dans des cas de tumeurs, dans des cas d'ostéophytes à la suite de carie, dans les tumeurs du crâne qui compriment les sinus veineux, et enfin dans des cas d'infiltration dans le nerf optique et autour de lui. J'ai eu plusieurs fois l'occasion de constater par l'autopsie ce mode de développement. Ainsi la dilatation et la flexuosité des veines de la rétine ne manquent jamais dans les désordres que l'on observe à l'ophthalmoscope, dans les cas de compression extra-oculaire.

On pourrait expliquer encore l'état pathologique qui nous occupe par une *déchirure des vaisseaux*, par exemple dans le nerf optique. En effet, les vaisseaux ne recevant plus de sang, se rétréciront, et le peu de fibres musculaires qui existent dans les parois veineuses de leurs ramifications périphériques, expliquerait l'accumulation relative du sang dans ces parties. Je me rappelle le cas d'un étudiant atteint d'une amaurose après un coup d'épée reçu sur l'œil, et chez lequel l'examen ophthalmoscopique, fait peu de temps après la lésion, avait présenté une image analogue à celle dont il s'agit ici; dans ce cas, j'avais cru devoir admettre la déchirure des vaisseaux, ou du moins de l'artère renfermée dans le nerf optique. Mais dans le cas actuel, l'œil n'avait pas été blessé, et l'on ne pouvait rattacher l'amaurose à un traumatisme de cet organe.

Il ne restait donc plus que l'hypothèse d'*un obstacle dans l'intérieur des artères*. Il est évident qu'une obli-tération de l'artère centrale de la rétine altérerait l'image ophthalmoscopique de la même manière que sa déchi-rure. La théorie des embolies, établie par Virchow, et qui a pris un développement si important en pathologie, nous oblige, dans tous les cas où nous supposons un obstacle dans les vaisseaux, à bien examiner le cœur et tout le système vasculaire pour chercher à reconnaître l'origine de quelque embolie. L'exploration du cœur, qu'on ne doit jamais négliger dans les cas d'amaurose, était encore plus nécessaire chez notre malade, à cause des commémoratifs. En appliquant l'oreille sur la pointe du cœur, j'entendis, au premier temps, un bruit très-fort et prolongé qui retentissait dans toute l'étendue du cœur, et même jusque dans les carotides. Le cas m'a paru tellement important, par rapport au diagnostic, que j'ai présenté le malade à mon ami le professeur Traube, et voici ce qu'il a constaté dans la poitrine :

« Le manubrium du sternum et les cartilages qui s'articulent avec lui sont un peu plus proéminents qu'à l'état normal ; la poitrine se dilate comme dans l'état de santé parfaite ; rien d'anormal dans les poumons. Il n'y a pas de choc de la pointe du cœur ; on constate seulement une vibration diffuse et faible entre la quatrième et la sixième côte. La matité du cœur commence en haut et à gauche au niveau de la troisième côte, et se perd en bas sans ligne de démarcation dans celle du foie ; elle est à peine plus forte qu'à l'état normal, et elle ne dépasse pas la ligne mamillaire ; au-dessous du sternum, le son est également normal. Dans toute l'étendue du cœur, on constate, au premier temps, un bruit anormal fort et prolongé qui a son maximum d'intensité à droite du sternum dans le deuxième espace intercostal, et puis au niveau de la pointe du cœur. Le second bruit au niveau de la pointe du cœur est faible et un peu vague, de même qu'à gauche du sternum à la hauteur de la troisième côte; il manque à droite à cette hauteur. Dans le deuxième espace intercostal droit, la palpation fait constater, au premier temps, un frémissement faible, mais distinct. En dehors de ces phénomènes, la région du cœur et les autres parties de la poitrine ne présentent ni choc ni matité anormales. Les carotides sont de volume et de tension moyenne; elles font entendre, pendant la systole, un murmure grossier, et en outre un bruit sourd et âpre; le bruit diastolique manque dans les carotides. Les artères radiales ne sont pas flexueuses, l'excursion du pouls est petite. Les veines jugulaires sont un peu plus proéminentes qu'à l'état normal. »

D'après cet examen, il est évident qu'il y a un rétrécissement de l'orifice aortique, et il est probable qu'il s'agit d'une endocardite récente qui n'a pas encore parcouru toutes ses phases. Cette dernière opinion est basée sur les commémoratifs, puisque le malade a souffert d'essoufflement et d'hémoptysie, seulement depuis le coup qu'il avait reçu deux mois auparavant contre la poitrine; elle s'appuie, en outre, sur ce que le volume du ventricule gauche n'est pas encore augmenté, ou du moins que son augmentation est très-peu sensible. Nous savons que dans les cas de maladies récentes du cœur, liées à une endocardite qui n'a pas encore parcouru toutes ses phases, les conditions sont des plus favorables au développement des embolies. Mais en supposant même que l'état de la valvule aortique soit dû à une autre cause morbide plus ancienne, cela n'empêcherait pas la formation d'une embolie. Les coagulations de sang qui ont lieu sur les bords épaissis de la valvule, peuvent, comme les débris détachés de la valvule elle-même, être

entraînées dans le courant sanguin et déterminer l'obli-
tération des vaisseaux.

Dans ces circonstances, nous nous croyons autorisé à
poser le *diagnostic d'une embolie de l'artère centrale de
la rétine de l'œil droit*. Nous avons constaté dans le
cœur tout ce qu'il faut pour déterminer une pareille obli-
tération des vaisseaux ; car nous avons trouvé un rétrécissement de l'orifice aortique, produit probablement
par une endocardite encore existante ; de plus, l'état de
l'œil droit ne peut s'expliquer d'après nos observations,
et selon nos conclusions, que par un obstacle dans l'intérieur de l'artère elle-même. Il est évident qu'ici notre
diagnostic est beaucoup mieux fondé que dans le cas
d'une hémiplégie compliquée d'une lésion du cœur
gauche, où nous admettons une embolie dans l'encéphale. Dans le dernier cas, nous n'avons du côté de
l'encéphale qu'un trouble fonctionnel, tandis que dans
notre cas, outre le trouble fonctionnel (l'amaurose), nous
avons encore le symptôme tout à fait pathognomonique
d'un manque de sang complet, et d'un trouble particulier
de la circulation que l'ophthalmoscope nous présente
dans l'organe affecté. Nous plaçons le siége de l'embolie
dans l'artère centrale de la rétine, parce que la circulation de la choroïde étant parfaitement normale, il n'y a
pas de raison pour le supposer plus haut.

L'observation ultérieure de ce malade nous parut naturellement avoir une grande importance. Il fallait s'attendre
à voir la circulation se rétablir ou à voir survenir des
changements matériels dans la texture de la rétine.
Par conséquent le malade fut admis à ma clinique.

Déjà deux jours après cet examen, le 9 décembre,

notre attention fut attirée sur un nouveau phénomène que l'examen ophthalmoscopique permettait de constater. Une veine de la rétine (celle que dans l'image renversée on voit se diriger en dedans et en haut, et qui était la plus large de toutes les veines de la rétine), nous présentait un phénomène singulier dans sa circulation. On constatait d'abord une grande irrégularité dans la distribution du sang contenu dans cette veine : des endroits tout à fait vides de sang alternaient avec d'autres qui en étaient relativement pleins. Cet aspect ne pouvait pas s'expliquer par l'état des tissus ambiants qui auraient recouvert la veine d'une manière inégale; car la veine était parfaitement distincte dans toute son étendue. D'autres modifications de la circulation, dont nous allons parler, s'opposent d'ailleurs à ce qu'on puisse admettre cette explication. En examinant plus attentivement les diverses parties, on voyait les cylindres sanguins, contenus dans la veine, agités de mouvements tout à fait irréguliers : tantôt ils s'avançaient par saccades vers le nerf optique, tantôt ils s'arrêtaient brusquement. En même temps on remarquait que les parties de la veine qui étaient vides de sang, tout en restant intercalées dans les parties pleines, changeaient quelquefois de place en même temps que ces dernières, tandis que d'autres fois le sang était versé des parties pleines dans les parties vides, de sorte que la différence entre ces diverses parties devenait moins tranchée. Ensuite le sang s'accumulait peu à peu dans certaines portions de la veine, de manière à rétablir à peu près l'apparence primitive. En même temps que ces phénomènes avaient lieu, la forme de la veine et sa flexuosité offraient aussi des variations notables.

Ce phénomène était surtout prononcé dans la portion
de la veine qui ne s'éloignait pas du nerf optique de plus
de trois lignes. Dans cette partie du vaisseau, on remarquait souvent un gonflement brusque de la veine, lequel
faisait avancer les cylindres de sang vers le nerf optique
jusqu'à un certain point, au delà duquel il y avait de
nouveau un vide plus ou moins complet. Ces phénomènes
offraient souvent l'apparence de mouvements péristal-
tiques dans le vaisseau. La partie de la veine siégeant
sur la papille optique, restait ordinairement tout à fait
vide de sang; seulement, dans les saccades les plus
fortes, le sang y pénétrait, et pouvait même, exceptionnellement, s'avancer jusqu'à son origine, de sorte qu'il
semblait alors qu'une partie du sang veineux de la rétine
abandonnât périodiquement l'intérieur de l'œil.

Un examen très-attentif permettait de poursuivre ces
phénomènes circulatoires, quoique d'une manière beaucoup moins distincte, jusqu'à la zone moyenne de la
rétine. Les jours suivants, on put constater également
les mêmes phénomènes dans la veine qui se dirige en
dehors et en bas, puis un peu plus tard, on les observa
parfois dans toutes les veines; mais ils étaient ordinairement le plus prononcés dans la veine qui, dans l'image
renversée, se dirige en dedans et en haut.

Rien n'était plus naturel que de considérer ces phénomènes singuliers comme le siége d'un rétablissement
partiel de la circulation sanguine. En effet, en examinant
l'état fonctionnel de cet œil, je constatai un commencement de perception quantitative de lumière en dedans et
en haut. Le symptôme était en rapport avec la direction
de la veine qui offrait principalement les phénomènes en

question, puisqu'elle se dirigeait dans l'image renversée en dedans et en haut, et par conséquent, en réalité, en dehors et en bas. On pourrait en conclure que la partie de la rétine qui commence à être excitée un peu par le sang, redevient, par suite de cette excitation, capable d'accomplir ses fonctions jusqu'à un certain degré. Mais cette relation entre l'état des vaisseaux et l'aptitude fonctionnelle des parties correspondantes de la rétine ne se maintint pas durant la marche ultérieure de la maladie. Il est vrai que la perception de la lumière fit de petits progrès dans les semaines suivantes; mais le retour de cette faculté n'offrait pas un rapport de siége constant avec les phénomènes circulatoires. Ainsi, un mois plus tard, la perception de la lumière n'était évidente que du côté de la tempe, tandis que les phénomènes circulatoires restaient prédominants dans la veine ci-dessus mentionnée.

Diverses hypothèses peuvent être invoquées pour expliquer le phénomène circulatoire observé. S'il était certain qu'une partie du sang veineux s'écoule périodiquement de l'œil par l'embouchure de la veine dans la papille optique, il faudrait aussi admettre que le sang pénètre de nouveau dans la rétine. Ceci pourrait tenir à une résolution insensible du thrombus dans les artères extrêmement amincies, ou bien à l'établissement d'une circulation collatérale qui échapperait à nos investigations. Mais le fait sur lequel repose cette hypothèse de l'écoulement périodique du sang ne peut pas être considéré comme pourvu de preuves suffisantes, et il est possible qu'il n'ait qu'une valeur secondaire. En effet, on pourrait admettre que, par suite des changements de la pression intra-oculaire, produits, soit par la pénétration du sang dans la choroïde, soit par les mouvements d'accommodation, les cylindres du sang sont simplement déplacés dans les veines de la rétine, lesquelles, dans leur état affaissé, offrent peu de résistance.

Il est inutile de faire remarquer que les phénomènes circulatoires en question n'ont rien de commun avec le pouls veineux de la rétine ; on peut s'en convaincre déjà par le mode de propagation des mouvements dans le tronc veineux jusque dans la zone moyenne de la rétine, puis par leur défaut complet de régularité, et enfin par leur apparence générale. Hâtons-nous de dire qu'un phénomène identique avec le nôtre a déjà été observé, en 1854, par Édouard Jæger (1), mais sans qu'il l'ait rattaché à une embolie.

Une semaine après la première présentation du malade aux élèves de ma clinique, la région de la tache jaune n'était plus normale. La partie centrale de la rétine commença à troubler la teinte de la choroïde sous-jacente, en formant au devant d'elle un voile qui s'épaississait tous les jours, et qui, le 20 décembre, présentait déjà une infiltration d'un blanc grisâtre et complétement opaque. Le foramen central se présentait entouré d'une tache d'un rouge cerise foncé qui avait environ le quart du diamètre de la papille du nerf optique, et se trouvait au milieu de l'infiltration dont nous venons de parler. Du reste, la portion malade de la rétine ne se séparait pas des parties saines par une limite bien tranchée dans tous les sens ; elle se perdait plutôt insensiblement dans ces

(1) E. Jæger, *Ueber Staar und Staaroperationen*, *nebst anderen Beobachtungen und Erfahrungen aus seines Vaters Fr. Jæger Praxis.* Wien, 1854, p. 104-108.

dernières. Mais il était évident qu'à partir de la tache rouge entourant le foramen central l'infiltration augmentait d'épaisseur dans tous les sens et présentait son maximum dans un espace ovalaire dont le plus grand diamètre était horizontal et dépassait un peu celui de la papille du nerf optique. En dehors de cet espace, l'épaisseur de l'infiltration diminuait graduellement de la même manière. Dans le voisinage immédiat du nerf optique, la rétine était encore légèrement malade, mais au delà, c'est-à-dire à la partie interne de la papille, elle était parfaitement normale.

Un examen superficiel pouvait faire croire que l'infiltration de la rétine était assez uniforme; mais on reconnut, en employant des moyens d'investigation plus parfaits, notamment en produisant une image renversée plus grande par des verres d'une convexité plus faible, qu'il n'en était pas ainsi. Les parties infiltrées présentaient de nombreux points blanchâtres qui, à en juger par l'observation faite dans des autopsies d'états analogues, consisteraient en des agrégations de cellules granulées. La tache rouge qui entourait le foramen central était une couleur tellement vive que je pensais d'abord à une hémorrhagie; mais bientôt je fus obligé d'admettre une explication que le docteur Liebreich a proposée le premier dans des infiltrations analogues de la rétine. A son avis, la tache rouge serait due exclusivement à un effet de contraste. Ainsi, tandis que les régions environnantes de la rétine qui sont très-infiltrées, cachent la choroïde par leur opacité, la région voisine du foramen central reste exempte de l'infiltration (en raison de sa structure?), et laisse voir distinctement, par transparence, la choroïde, qui paraît offrir ici une coloration d'autant plus intense qu'elle con-

traste avec la couleur blanchâtre des parties environnantes.

L'altération de la rétine nous rappelle, sous beaucoup
de points de vue, ce qui se passe dans la substance cérébrale à la suite d'une embolie des artères de l'encéphale.

La perception de la lumière, que nous avions constatée chez notre malade, restait extrêmement bornée;
elle diminuait même à mesure que l'altération de la rétine
se développait, de sorte qu'on arriva à ne plus pouvoir
l'observer que par un examen pénible et dans une direction limitée.

Bien que la nature de l'affection laissât peu d'espoir
pour le rétablissement de la vision, je ne pouvais abandonner le malade sans traitement. Dans un autre cas
d'amaurose aussi subite, on se serait arrêté à un traitement dérivatif; mais on sait déjà par l'histoire de l'embolie de l'encéphale, que les moyens débilitants empêchent, en général, la guérison spontanée. Ainsi, chez
notre malade, une double émission sanguine sur la tempe
était restée sans aucun effet, et je n'avais aucun motif pour
la répéter ou recourir à d'autres moyens analogues. La
seule indication qui se présente dans des cas d'embolie est
d'éloigner toutes les causes qui pourraient empêcher le
développement d'une circulation collatérale. La pression
intra-oculaire me paraît être une de ces causes. On sait
qu'à la suite de paracentèses, les vaisseaux de l'intérieur
de l'œil reçoivent plus de sang ; qu'à la suite d'une
iridectomie dans le glaucome, il survient de nombreuses
apoplexies de la rétine, etc. Ainsi la diminution subite
de la pression pourrait favoriser soit la résolution d'un
thrombus, soit le développement de la circulation colla-

térale. Quoi qu'il en soit, je me suis cru autorisé à suivre cette indication, après avoir réglé le régime diététique du malade et avoir pris en considération les symptômes du côté du cœur. On a donc pratiqué d'abord une paracentèse, puis une iridectomie.

Quant à l'effet immédiat de ces opérations sur les vaisseaux, je ne puis guère l'indiquer, parce que je n'ai pas jugé à propos de soumettre l'œil à l'examen ophthalmoscopique peu de temps après qu'il eut subi l'opération. Mais quelques jours après l'iridectomie, deux phénomènes ont attiré mon attention : d'abord les vaisseaux se remplissaient un peu plus de sang, du moins de temps en temps, de sorte que la différence entre le tronc de la veine qui occupe le nerf optique et ses divisions n'était plus aussi prononcée que je l'ai présentée dans la figure 19 (voyez page 279). Comme la veine renfermait maintenant fréquemment, pendant un certain temps, une petite colonne sanguine qui se prolongeait jusqu'à son embouchure, il faut admettre l'existence d'une circulation continue, quoique faible et d'une activité variable. Le phénomène circulatoire mentionné précédemment persistait encore, quoique moins prononcé.

Le second changement qui a attiré mon attention était une diminution très-rapide de l'infiltration de la rétine. Les parties qui étaient auparavant très-opaques et blanchâtres étaient devenues en quatre jours pâles et tellement transparentes, que la couche pigmentaire de la choroïde était partout visible. A mesure que cette infiltration diminuait, la couleur rouge-cerise qu'on avait constatée dans le voisinage du foramen central a disparu en passant insensiblement par une teinte brunâtre claire, qui ne se

distinguait pas notablement de celle des parties ambiantes.
Ce changement de la couleur, en rapport avec la diminution de l'infiltration, milite en faveur de l'explication
que nous avons rappelée plus haut, d'après le docteur
Liebreich, et qui attribue cette coloration à un effet de
contraste. Quinze jours après l'iridectomie, il n'y avait
plus que de faibles traces de toute l'altération de la rétine ; la région où l'infiltration présentait auparavant son
maximum d'intensité était marquée par un anneau d'un
gris clair qui entourait l'espace ovalaire dont nous avons
parlé plus haut. En dedans, la rétine était tout au plus
couverte d'un voile très-fin.

La question de savoir si l'évolution rétrograde de l'infiltration était réellement l'effet immédiat de l'iridectomie
est difficile à résoudre. Quand on considère la marche
progressive et rapide de la maladie avant l'iridectomie,
et son déclin également rapide après l'opération, il paraît probable que cette décroissance lui est due. Cet
effet pourrait s'expliquer de la manière suivante : par
suite de la diminution de la pression, une circulation
continue s'est rétablie à un certain degré, et, par conséquent, les troubles de la nutrition consécutifs à l'interruption de la circulation ont en partie disparu. Toutefois
il est possible que le déclin de l'affection soit survenu
tout à fait spontanément, puisque nous voyons des infiltrations analogues de la rétine guérir rapidement dans
d'autres circonstances.

Quant aux fonctions de l'œil, il est certain que l'on
constate maintenant une perception plus nette de la lumière dans la direction de la tempe. Dans cette direction,
le malade reconnaît à un, deux ou trois pieds de distance,

suivant l'intensité de la lumière, les mouvements d'une main. Mais l'amélioration s'est bornée là, et il est devenu de plus en plus évident que le retour d'une vision distincte n'aura pas lieu. Cette certitude est confirmée, en outre, par un autre phénomène : la substance qui se trouve dans la papille du nerf optique, entre sa superficie et la lame criblée, devenait de plus en plus mate, et elle a fini par devenir d'un blanc opaque, ce qui, certes, est un indice d'atrophie consécutive des éléments nerveux. On ne peut plus douter que les troubles de la circulation n'aient amené d'abord une décomposition du tissu de la rétine (probablement une transformation graisseuse), et finalement son atrophie. A l'examen ophthalmoscopique, nous n'avons pu démontrer l'altération du tissu que dans les parties centrales de la rétine, mais cela ne prouve pas qu'elle n'ait pas eu lieu dans une étendue beaucoup plus considérable. Nous savons, surtout, depuis les recherches de H. Mueller, que beaucoup d'altérations morbides de la rétine, notamment celles des couches fibreuse et cellulaire qui aboutissent à la disparition complète de ces couches, n'ont pu être constatées jusqu'à présent que par l'autopsie. D'autre part, il est possible que les mêmes troubles circulatoires produisent dans les diverses régions de la rétine des altérations différentes, suivant leur structure. Selon toute probabilité, les environs du foramen central, lesquels sont surtout riches en cellules ganglionnaires, sont l'endroit où les globules inflammatoires se développent de préférence et produisent cette infiltration que l'ophthalmoscope révèle facilement.

Quant à l'état général du malade, ses forces se sont rétablies d'une manière notable pendant le traitement par

les acides minéraux alternant avec de légers purgatifs et
des diurétiques ; l'essoufflement a un peu diminué ; mais,
malgré tout cela, un bruit diastolique s'est ajouté au
bruit systolique : il a son maximum d'intensité au-dessus
de l'appendice xiphoïde ; mais, en ce point même, il est
beaucoup plus faible que le bruit systolique. Nous en concluons que les valvules aortiques, rétrécies, sont maintenant devenues insuffisantes ; et la proposition par nous
émise au premier examen du malade, savoir : qu'il s'agissait d'une maladie liée à une endocardite qui n'avait pas
encore parcouru toutes ses phases, trouve dans ces faits
une confirmation nouvelle.

Enfin, qu'il me soit permis d'ajouter ici quelques
remarques relatives à l'histoire de la maladie qui nous
occupe.

L'embolie dans les vaisseaux de l'œil n'est pas nouvelle.
Virchow, qui a non-seulement découvert ce groupe de
maladie, mais qui l'a aussi étudié de la manière la plus
ingénieuse, n'a pas négligé le globe oculaire dans ses
recherches anatomiques. On trouve déjà dans le recueil
de ses mémoires (*Gesammelte Abhandlungen*, 1856,
p. 539 et 711) deux exemples de maladies de l'œil par
suite d'embolies dans les troncs ou les ramifications des
artères ; de même dans ses *Archiv für pathologische Anatomie* (1856, t. IX, fascicule 2, p. 307, et t. X, fascicule 2,
p. 179). Dans ces publications, Virchow a non-seulement rattaché à l'embolie, du moins pour la plupart des
cas, la forme inflammatoire connue en ophthalmologie
sous les noms de choroïdite métastatique, endophthalmie
pyohémique, puerpérale ; mais en outre il émit déjà l'hypothèse (*Archiv für pathologische Anatomie*, t. X,

fascicule 2, p. 187) que « non-seulement les formes ichorémique et puerpérale, mais aussi certains cas d'amauroses rhumatismales et arthritiques ont leur point de départ dans une endocardite. » C'est à cette prévision que se rattache notre cas, comme première observation de ce genre. Dans tous les cas publiés jusqu'à présent, il s'agit de maladies liées à diverses altérations inflammatoires des membranes oculaires, avec infiltration du corps vitré, maladies qui ont de la tendance à amener la destruction plus ou moins rapide du globe oculaire. Tout cela n'existait pas chez notre individu ; sa maladie a débuté par une amaurose, sans offrir aucune altération inflammatoire ; et, même plus tard, les altérations n'existaient que sur la rétine. Les différences s'expliquent, soit parce que chez notre malade la circulation de la choroïde est restée parfaitement normale, soit par la qualité chimique de l'embolie. Les cas publiés jusqu'à présent s'observaient chez des individus qui, dans le cours d'une fièvre puerpérale, d'une phlébite ou d'une endocardite, étaient atteints de pyohémie, et chez lesquels, dans tous les endroits affectés d'embolie, il y avait une tendance à l'infiltration purulente ; tandis que, chez notre malade, la composition du sang était parfaitement normale. Sa maladie n'avait d'autre origine qu'une endocardite traumatique. On conçoit, dès lors, que chez lui l'embolie n'ait agi que par l'obstacle mécanique qu'elle apporte dans la circulation des organes qu'elle occupe.

Les cas de la dernière catégorie sont évidemment beaucoup plus intéressants pour l'ophthalmologie. Les malades qui, dans le cours d'une fièvre puerpérale ou dans l'état pyohémique, sont atteints de la prétendue métastase

sur l'œil, sont, dans la grande majorité des cas, con-
damnés à la mort ; par conséquent, le praticien ne s'occupe de la maladie de l'œil que d'une manière secondaire,
et seulement au point de vue de la sémiologie. Dans les
cas de notre catégorie, au contraire, le diagnostic par
lui-même exige une observation très-attentive ; puis les
phénomènes secondaires, qui restent accessibles à l'examen ophthalmoscopique, offrent un grand intérêt pour
la pathologie, et enfin ils donnent lieu à des idées diverses concernant le pronostic et le traitement. Ainsi cet
état peut jouer un rôle important comme précurseur
d'autres embolies qui mettraient la vie en danger. Il
serait certes plus satisfaisant d'observer le rétablissement
de la vision par la résolution du thrombus ou par le développement d'une circulation collatérale ; malheureusement nous n'avons pas eu ici cette satisfaction.

Quant à la question de savoir si les phénomènes que
nous venons de décrire sont une cause fréquente de
l'amaurose subite, il faut attendre les observations ultérieures. Si je passe en revue mes propres observations,
j'y trouve un certain nombre d'amauroses que je crois
maintenant pouvoir rattacher à cette cause. Ainsi je me
rappelle deux individus atteints d'une maladie du cœur
qui ont perdu subitement la vue d'un œil ; de ces deux
malades l'un m'a consulté quelques semaines après le début de l'amaurose, et l'autre un peu plus tard. Chez l'un
d'eux, j'ai observé une infiltration dans la région centrale
de la rétine ; chez tous les deux, j'ai été frappé par le
grand amincissement des vaisseaux à une époque peu
éloignée du début de l'amaurose. Chez tous les deux aussi
le traitement n'a eu aucun succès ; cependant je ne suis

pas bien certain de l'explication que je donne maintenant de ces cas, parce que la théorie de l'embolie n'était pas alors très-avancée, et que je n'avais pas encore une idée bien nette de tous les détails importants de cette maladie.

Le rapport des maladies du cœur avec les amauroses dont Seidel, Kanka et Blodig ont déjà cherché à démontrer l'existence par des faits cliniques, est anatomiquement établi par notre cas où l'on a constaté une embolie bornée aux vaisseaux de la rétine. Il est hors de doute qu'on trouvera encore d'autres liens de causalité en dehors de l'embolie, notamment pour le cas où l'amaurose se développe graduellement à la suite d'une maladie du cœur. La quantité du sang affluente augmentant ou diminuant suivant la nature de la maladie du cœur, peut, par cela même, altérer la formation des fluides nutritifs de manière à troubler la fonction, et empêcher la nutrition des éléments nerveux si délicats, soit dans l'œil, soit en dehors de l'œil (1).

(1) Il sera sans doute intéressant pour les lecteurs de savoir que le cas décrit par M. de Graefe fut plus tard soumis à l'autopsie. Le malade succomba aux progrès de la maladie du cœur deux ans après le début de l'affection oculaire ; la dissection de l'œil fut confiée à M. Schweigger. Les préparations, conservées dans les collections de la clinique de Berlin, montrent que l'embolie siégeait à un millimètre au delà de la lame criblée ; les altérations de l'artère centrale de la rétine en dehors et au delà de son obstruction sont les mêmes que celles que l'on rencontre dans les autres cas d'embolie.   (E. M.)

DE L'OPHTHALMIE SYMPATHIQUE [1]

L'affection sympathique qui se présente sous la forme
d'une iritis maligne a été décrite plusieurs fois avec tant
de détails et une si grande vérité, que sous ce rapport il
reste bien peu de chose à ajouter (2). Sa malignité est
causée, à mon avis, par le développement progressif d'une
prolifération morbide à la surface postérieure de l'iris,
processus qui produit une synéchie postérieure totale
dans la véritable acception du mot, et une immobilité
complète de la pupille qui résiste à l'influence des mydriatiques dans une période où le champ pupillaire est
encore assez libre et la force visuelle relativement satisfaisante. Cette prolifération gagne bientôt les procès
ciliaires ; l'iris présente alors souvent de gros vaisseaux
veineux qui indiquent évidemment que le sang s'échappe
plus difficilement par la région ciliaire. La même cause
pourrait bien gêner l'afflux artériel, et ces circonstances,
jointes à la prolifération rétro-irienne qui envahit peu à
peu l'épaisseur entière de l'iris, expliquent la dégénérescence spéciale du tissu de cette membrane. L'iris, qui
d'ordinaire se plisse facilement, est alors remplacé par
un tissu fibreux rigide et fortement tendu dont nous ne
connaissons que trop l'extrême résistance lorsque nous
tentons une opération. Il est vrai que lorsque nous pratiquons dans ces conditions l'iridectomie selon les règles

(1) Ce mémoire a été publié en 1866 dans l'*Archiv für Ophthalmologie*,
XII, 2, p. 149.
(2) Un travail très-détaillé et très-instructif sur ce sujet se trouve dans
le Rapport annuel de la clinique ophthalmique d'Utrecht, 1865, p. 27-96.

ordinaires, nous réussissons à enlever des fragments d'iris atrophié, mais sans avoir obtenu de résultat au point de vue de la vision, non plus qu'un arrêt définitif du processus morbide. Les tissus réellement nuisibles, à savoir les couches plastiques, qui sont généralement traversées par de minces vaisseaux de nouvelle formation, non-seulement restent hors d'atteinte, mais encore nous en stimulons la prolifération par le traumatisme, surtout par l'attouchement des pinces, qui glissent sur la face antérieure de ses couches.

La transformation rapide de cette iritis en irido-cyclite est encore caractérisée par des symptômes plus tranchés, tels que des variations frappantes de la consistance du globe oculaire qui se ramollit après une augmentation de tension plus ou moins longue, la sensibilité remarquable de la région du corps ciliaire à l'attouchement, parfois des signes d'affection du corps vitré, et enfin un certain changement dans le plan de l'iris lui-même. Quoique en général la chambre antérieure se rétrécisse bientôt, en même temps que la quantité de l'humeur aqueuse diminue par l'amoindrissement de l'afflux du sang artériel du côté des parties ciliaires, l'iris, lorsqu'on l'examine attentivement, présente un retrait de sa périphérie, retrait produit par des tractions exercées par l'adhérence de la surface postérieure de cette membrane avec les procès ciliaires (1).

Quant à la question de savoir à propos de quelles mala-

____

(1) Cette rétraction, que j'ai constatée à diverses reprises sur des yeux extirpés, ne se développe pas dans la première période de la maladie, mais plutôt à l'époque où les produits inflammatoires se sont solidifiés. Elle constitue, à mon avis, non-seulement ici, mais encore dans beaucoup d'autres circonstances, un symptôme de grande valeur pour le diagnostic de la cyclite hyperplastique.

dies de l'un des yeux nous devons craindre une affection sympathique de l'autre œil, nous sommes obligés d'avouer que c'est là un des sujets les plus difficiles de l'ophthalmologie, et qu'une réponse précise à cet égard ne sera probablement donnée que dans un avenir très-éloigné. Chaque praticien qui voit se développer une irido-cyclite sympathique pendant qu'il observe un malade, devrait noter attentivement l'état de l'œil primitivement atteint et les commémoratifs de la maladie. Après avoir continué mes recherches sur ce sujet pendant plusieurs années, je trouve que le nombre des affections dans le cours desquelles se développe une irido-cyclite sympathique est encore plus restreint que je n'avais cru d'abord. Je ne crois plus qu'une simple augmentation de la tension avec ou sans ectasie, ou que des hémorrhagies intra-oculaires répétées puissent provoquer par elles-mêmes des ophthalmies sympathiques, mais je suis d'avis que si ces dernières se montrent dans le cours de ces affections, c'est que celles-ci ont été compliquées d'une *cyclite hyperplastique*.

Les douleurs spontanées que les malades ressentent dans l'œil aveugle me paraissent dans ces circonstances avoir moins d'importance que la sensibilité douloureuse spéciale qui résulte de l'*attouchement de la région du corps ciliaire* (les malades, même les plus courageux, retirent involontairement la tête), sensibilité qui, chez les malades que j'ai observés, ne faisait presque jamais défaut dans les cas où le second œil était atteint d'ophthalmie sympathique. Généralement nous trouvons que la tension de l'œil primitivement malade a déjà notablement diminué; il me paraît même que ce symptôme de sensibilité douloureuse est moins constant pendant l'époque d'augmentation considérable de la tension : celle-ci, en effet, diminue la conductibilité des nerfs ciliaires.

Dans les inflammations séreuses (ou sécrétoires) qui augmentent la pression intra-oculaire, les douleurs spontanées, s'irradiant au loin, sont généralement très-vives, tandis que l'attouchement de la région du corps ciliaire paraît moins douloureuse. L'explication de ces deux signes est facile : la tension des nerfs ciliaires est en elle-même une source d'irritation, qui se propage dans une direction centripète et provoque des irradiations douloureuses ; d'un autre côté, l'étude du glaucome nous a fait reconnaître que dans les parties tiraillées du nerf même la conductibilité diminue, ce qui va jusqu'à amener l'insensibilité de la cornée. La même cause se fait valoir dans l'iris et dans le corps ciliaire ; le premier se dérobe par sa situation à la palpation, mais le corps ciliaire peut très-bien être touché à travers la sclérotique qui le recouvre. — Dans les inflammations hyperplastiques, où la tension intra-oculaire diminue de bonne heure, les nerfs ciliaires ne sont pas tendus et sont moins souvent cause de douleurs rayonnantes ; mais en revanche, nous y trouvons, la transmission nerveuse étant conservée, la sensibilité douloureuse à l'attouchement très-prononcée, d'autant plus prononcée que dans ces processus morbides le tissu devient plus sensible que dans les inflammations séreuses.

Ainsi la réduction de la pression intra-oculaire pourrait, dans certaines conditions pathologiques, favoriser l'affection sympathique de l'autre œil. Le fait indubitable que des yeux staphylomateux disposent aux affections sympathiques, lorsqu'ils s'atrophient après des inflammations répétées, ne peut pas être allégué ici, parce que la choroïdite hyperplastique qui amène la diminution de la tension du globe est en même temps cause de l'ophthalmie sympathique. Mais j'ai bien pu me demander si le développement relativement fréquent du glaucome dans le second œil, bientôt après qu'une iridectomie a été pratiquée sur le premier, observation confirmée aussi par Bowman, ne pourrait être attribué à l'amélioration de la conductibilité dans les nerfs ciliaires, amélioration qui est le résultat de la réduction de la pression intra-oculaire.

En conséquence, j'attache pour la pratique une importance capitale à cette *sensibilité locale de la région du corps ciliaire*, et la durée de ce symptôme est une des raisons qui m'engagent le plus à pratiquer une opération. Ce symptôme, lorsqu'il ne revient que par moments, a peu d'importance ; on le trouve fréquemment pendant les hypérémies des membranes internes de l'œil qui accompagnent la kératite, l'iritis, etc., ou bien aussi après des opérations normales, lorsque le bandage comprime par trop le globe oculaire, etc. Mais lorsque ce symptôme est permanent et qu'il existe en même temps une diminution de tension, on doit le considérer comme signe d'une cyclite plastique, et penser au danger que court l'autre œil. Si, par exemple, au moment où le malade est observé, l'énucléation n'est pas encore urgente, j'ai l'habitude d'attirer l'attention du médecin qui surveille le malade, ou de ce dernier lui-même, sur cette sensibilité douloureuse au toucher. Naturellement il peut se faire que ce symptôme, dans le cas de désorganisation du globe oculaire, ne survienne qu'après de longues années, surtout en présence de corps étrangers, de dépôts calcaires qui, en entretenant dans l'organe une disposition à la cyclite plastique et à la choroïdite, deviennent une cause fréquente de l'ophthalmie sympathique.

Je veux mentionner ici deux cas très-intéressants de traumatisme de l'œil, dans lesquels je n'ai pas pratiqué l'énucléation de l'œil blessé qui jouissait encore d'une certaine force visuelle ; dans ces deux cas j'ai constaté, à l'époque où l'affection sympathique éclata, la sensibilité douloureuse du second œil exactement à l'endroit symétrique de celui où elle s'était rencontrée sur le premier pendant toute la durée de l'observation. Je communiquerai plus loin un de ces cas à cause d'un intérêt d'un autre ordre qu'il nous présente.

Cette conviction où je suis que l'ophthalmie sympathique naît par l'intermédiaire des nerfs ciliaires pourrait justifier l'essai de substituer la section de ces nerfs à l'énucléation du globe oculaire. La section de tous les nerfs ciliaires à la surface externe de la sclérotique pourrait être dangereuse à cause de la section simultanée des vaisseaux. Cependant la détermination exacte de la région sensible au toucher pourrait indiquer un plan d'opération plus limité et par cela même plus facile à exécuter. Lorsque cette sensibilité n'existe que dans une petite partie, par exemple, en haut, on pourrait parfaitement débrider la conjonctive et pénétrer dans cette direction. Il vaudrait peut-être mieux encore faire une section intra-oculaire à l'aide d'un petit névrotome introduit dans le bulbe désorganisé et poussé contre la paroi interne de la sclérotique, perpendiculairement à la direction des nerfs, derrière la portion douloureuse du corps ciliaire. La disparition de la sensibilité au toucher, que l'on avait constatée avant l'opération, indiquerait le succès. Cet essai, que je n'ai pas encore tenté, serait de grande importance pour le jugement que nous devons porter sur les causes de l'affection.

Les fontes purulentes suraiguës qui remplissent de pus la plus grande partie de la cavité du globe oculaire, ne deviennent pas une cause d'affections sympathiques, et l'insensibilité des moignons qui persistent après ces inflammations me paraît indiquer suffisamment que les nerfs ciliaires sont pour la plupart détruits par la suppuration. Cette observation est de grande valeur pour la pratique, c'est-à-dire pour la production artificielle de la choroïdite suppurative au moyen d'un fil (1), procédé dont je peux de nouveau préconiser les avantages sur l'énucléation, surtout appliqué à des yeux hydrophthalmiques; pour cela je puis m'appuyer sur un grand nombre d'observations. Dans de certaines circonstances je ne trouverais pas irrationnel d'employer le fil pendant un ou deux jours, lorsqu'un œil blessé ou opéré ne donne plus d'espoir, pour amener rapidement un phlegmon de l'œil. Le malade souffre moins d'une panophthalmite (traitée avec des cataplasmes) que d'une cyclite prolongée; il conserve un moignon moins sensible qui porte parfaitement un œil artificiel, et il n'y a plus de dangers pour l'autre œil.

Nous sommes malheureusement obligés d'avouer franchement, comme Critchett l'a déjà fait, que la thérapeutique de l'iridocylite sympathique n'est pas jusqu'ici un des côtés satisfaisants de l'ophthalmologie. Il est d'autant plus de notre devoir de tout faire pour combler cette lacune. Une observation prolongée a démontré d'abord que même l'énucléation de l'œil primitivement atteint n'a plus

(1) Le procédé dont M. de Graefe fait mention a été indiqué par lui dans l'*Archiv für Ophthalmologie*, VI, 1, p. 125. Dans un article spécial sur ce sujet (*Archiv für Ophth.*, IX, 2, p. 105), l'auteur le décrit de la manière suivante : Un fil de soie double est passé à travers le corps vitré, de façon qu'une portion large de 10 à 12 millimètres de la sclérotique soit renfermée dans la suture; on fera bien d'introduire le fil parallèlement à la périphérie de la cornée et d'*éviter les parties très-amincies des enveloppes*. Lorsqu'on néglige cette dernière précaution, le fil rencontre la partie atrophiée de la choroïde, qui ne fournit pas une matière propre à la production de la suppuration. Après avoir fermé la suture légèrement, on coupe le fil tout près du nœud, on ferme les paupières avec des bandes de taffetas ou un bandage légèrement compressif, et l'on attend pour l'écarter les premiers signes de la panophthalmite (chémosis, protrusion légère et roideur dans les mouvements du globe).   (E. M.)

d'influence sûre lorsque l'affection sympathique s'est établie dans l'autre. Les « succès superbes » que l'on attribue à l'énucléation se rapportent à des affections d'un tout autre ordre, à savoir l'hyperesthésie du second œil, l'impossibilité de s'en servir, le blépharospasme, affections provoquées par l'irritation de l'organe primitivement atteint, ou bien ces succès ont été obtenus dans cette forme bénigne d'iritis sympathique qui se présente avec les symptômes de l'iritis séreuse sans dégénérescence notable des tissus. Dans les cas d'iritis maligne, dont on reconnaît la nature dès la première période, par la vascularisation et la désorganisation de l'iris, par le rétrécissement de la chambre antérieure et la résistance invariable que la pupille oppose aux mydriatiques, enfin, par la sensibilité persistante dans la région ciliaire, l'énucléation produit bien une rémission passagère, mais ne détourne pas réellement, du moins d'après mes observations (1), la maladie de sa marche ordinaire.

C'est justement cette expérience qui indique de ne pas attendre l'invasion du second œil par des altérations matérielles, mais d'opérer toutes les fois que l'état du premier œil atteint fait redouter sérieusement une affection sympathique. Cette crainte se fonde surtout sur la *sensibilité persistante de la région ciliaire*, comme je l'ai déjà exposé. En opérant dans ces conditions, il nous arrivera naturellement d'extirper un œil chez un certain nombre de malades qui n'auraient pas été atteints d'ophthalmie sympathique, maladie dont l'apparition n'est jamais absolument certaine. Mais dans une autre série de

____

(1) Critchett a fait la même observation (voy. *Klinische Monatsblaetter*, 1863, p. 442).

cas, nous aurons par l'énucléation prévenu la cécité, et la considération d'avoir écarté un si grand danger, comparée à l'inutilité de l'œil aveugle que nous avons enlevé, peut certes rassurer notre conscience.

Lorsque l'iritis sympathique a déjà éclaté, nous ne pouvons plus compter sur l'efficacité de l'énucléation, et même nous hésitons alors à la recommander d'une manière générale. J'ai été deux fois dans le cas de m'en abstenir complétement, puisque le premier œil atteint n'était pas complétement aveugle. Dans ces deux cas justement l'affection sympathique guérit, une fois par une très-large iridectomie pratiquée au début de l'affection, l'autre fois par une extraction du cristallin avec dilacération des fausses membranes, suivie plus tard d'iridectomie avec dilacération répétée.

Dans ce dernier cas, où il s'agissait d'un traumatisme, il existait déjà dans le premier œil atteint une diminution considérable de la tension, en même temps que la région ciliaire était sensible au toucher, l'iris désorganisé, la chambre antérieure rétrécie et la pupille presque fermée; cependant le malade comptait les mains et même les doigts, quoique avec peine et à faible distance. Quant au second œil, atteint deux mois plus tard d'affection sympathique, on pouvait déjà y constater le ramollissement du globe oculaire, la vascularisation et la désorganisation de l'iris. Le malade comptait également les doigts à une distance de deux à trois pieds. Dans ces circonstances je ne crus pas devoir sacrifier l'œil primitivement atteint, qui pouvait encore rendre des services au malade. Le résultat définitif obtenu en opérant à plusieurs reprises, comme je l'ai dit plus haut, l'œil atteint de l'affection sympathique, compte parmi les plus brillants de ma pratique, car le malade arriva, après huit mois d'un traitement que j'exposerai plus loin avec détail, à jouir de plus d'un $\frac{1}{2}$ de l'acuité normale.

Je suis bien loin de vouloir tirer de ces deux cas une conclusion générale, et je persiste au contraire dans l'habitude de faire l'énucléation du premier œil atteint, lorsqu'il est tout à fait aveugle et lorsqu'il a conservé sa sensibilité au toucher, même quand l'irido-cyclite sympathique a déjà atteint l'autre œil. Ne doit-on pas croire que les mêmes circonstances qui sont causes de l'affection sympathique empêchent par leur présence l'efficacité de la thérapeutique employée pour l'autre œil ? De ces deux cas et de l'effet peu satisfaisant de l'énucléation, je tire seulement la conclusion que l'affection sympathique une fois développée poursuit une marche indépendante. L'observation clinique nous apprendra dans quelles conditions l'énucléation doit être abandonnée contre l'iritis sympathique déclarée ; jusqu'à ce moment, les faits indiqués pourront nous déterminer à nous abstenir de l'opération dans les cas où il existe encore quelque peu de force visuelle, si petite qu'elle soit, dans le premier œil atteint.

Quant aux traitements dirigés directement contre l'iritis sympathique, je ne veux pas répéter ici les observations déjà suffisamment publiées qui démontrent que les sangsues, l'atropine, les mercuriaux, les ponctions, l'immobilité, la compression légère, etc., restent sans aucun succès. L'iridectomie même, pratiquée lorsque l'état de l'œil était encore passable, n'avait pas généralement réussi pour moi comme pour d'autres. Dernièrement seulement l'idée m'est venue que je pratiquais peut-être l'iridectomie trop tard et qu'il pouvait être préférable de faire une excision très-large, surtout vers la périphérie de l'iris ; cette dernière considération m'a été suggérée par l'observation de la formation rapide des synéchies postérieures totales et par le fait de la propagation du processus pathologique vers les procès ciliaires. Je me proposai de faire, le cas échéant et lorsque l'affection sympathique se serait nettement déclarée, une incision très-périphérique, comme dans mon procédé actuel pour l'opération de la cataracte avec le couteau étroit, dans l'espoir d'obtenir ainsi, sinon un prolapsus de l'iris qui, dans ces cas, est peu disposé à se plisser, mais du moins une plus grande facilité d'en saisir une large portion avec les pinces. Je n'ai opéré jusqu'ici qu'un seul cas de cette manière, mais avec un résultat tellement encourageant, que je vais le communiquer en détail :

Christian H..., âgé de vingt-neuf ans, se présenta à ma clinique cinq jours après avoir été blessé par un coup de bâton qui avait atteint l'œil gauche à sa partie inférieure. La sclérotique, au-dessus de la cornée, présentait une plaie presque horizontale, longue de 15 millimètres, et qui, à sa partie centrale, s'éloignait de 2 millimètres à peu près du bord de la cornée. Par conséquent, elle devait traverser le corps ciliaire, dont on reconnaissait quelques lambeaux dans la plaie ; la pupille était échancrée en haut, la partie supérieure de l'iris en partie refoulée ; le cristallin, autant que la forte hémorrhagie intra-oculaire permettait d'en juger, paraissait chassé de l'œil, une quantité assez notable d'humeur vitrée s'était échappée ; la perception lumineuse quantitative était précise. Le traitement habituel et surtout l'immobilité de l'œil amenèrent la guérison, mais la plaie, ou plutôt le prolapsus du corps ciliaire formait toujours une légère saillie et présentait une sensibilité prononcée au toucher. Le malade finit par compter péniblement les doigts à deux pieds de distance.

Quatre semaines après l'entrée du malade à la Clinique, son œil droit commença à souffrir. On constata d'abord de la photophobie, parfois de l'injection ciliaire et de la sensibilité du globe oculaire au-dessus de la cornée, au même endroit que sur l'autre œil, puis un chémosis léger, un trouble diffus de l'humeur aqueuse, une décoloration de l'iris d'un jaune sale et un rétrécissement modéré de la chambre antérieure. La consistance du globe oculaire était tantôt légèrement augmentée, tantôt notablement diminuée.

Tous ces symptômes s'étaient développés graduellement dans l'espace de deux semaines et demie, et la force visuelle avait baissé d'abord d'une manière peu sensible, puis rapidement jusqu'à 1/5 ; le champ visuel resta intact. L'application de sangsues et l'emploi des mercuriaux restèrent sans résultats. L'effet des mydriatiques, déjà peu prononcé au début, finit par faire entièrement défaut. — Je ne pus me décider à pratiquer l'énucléation de l'œil blessé qui avait recouvré une partie de sa vision. Le corps vitré, il est vrai, était tellement rempli d'opacités membraneuses, restes de l'infiltration hémorrhagique, que l'on ne pouvait espérer une restitution complète de la vision de cet œil gauche ; cependant, en considération des appréhensions graves qu'inspirait l'œil droit, il eût été imprudent de sacrifier l'œil gauche.

Du côté droit je pratiquai, trois semaines environ après le début de l'affection sympathique, une iridectomie par en haut, en exécutant les deux premiers temps de mon procédé actuel d'extraction linéaire modifiée. L'iris déjà fortement désorganisé ne faisait pas prolapsus, comme on devait le présumer, mais je réussis à en saisir une portion considérable très-gonflée, sans rencontrer de grande résistance, et à l'exciser de la manière ordinaire.

Déjà pendant les jours suivants l'œil offrait un aspect plus favorable. Il est vrai que la pupille artificielle se rétrécissait un peu et que la pupille naturelle présentait d'un côté une légère adhérence; cependant il se conserva un coloboma de largeur notable. On y distinguait des fausses membranes, des couches pigmentaires, couvertes d'abord de sang et situées sur la cristalloïde en forme d'ilots séparés, présentant vers la périphérie une plus grande étendue. Ces îlots n'avaient pas la coloration brunâtre uniforme des dépôts pigmentaires ordinaires; il existait par endroits une teinte grise produite évidemment par des proliférations pathologiques. Cette circonstance et l'état de l'iris excisé confirmaient mon opinion émise plus haut sur ce processus.

Bientôt, à ma grande satisfaction, la tuméfaction et la décoloration de l'iris diminuèrent, l'humeur aqueuse devint claire et le chémosis disparut. Les symptômes d'injection péricornéenne et de photophobie reparurent de temps en temps, mais l'aspect général de l'œil n'inspira plus de craintes; la chambre antérieure conserva sa profondeur habituelle et le globe oculaire sa consistance normale et régulière. A partir de la troisième semaine, la région du corps ciliaire avait perdu sa sensibilité au toucher ; les dépôts pigmentaires notés dans l'espace du coloboma disparurent en laissant à peine des traces, et dans la cinquième semaine il n'existait plus de symptômes d'irritation, de sorte que le malade fut renvoyé avec S = 1. J'ai eu plus tard l'occasion de constater la persistance de la guérison, lorsque le malade avait déjà repris depuis quelque temps ses occupations habituelles. La vision de son œil gauche s'était encore améliorée (jusqu'à S $\frac{1}{40}$) et la sensibilité au toucher avait graduellement disparu.

D'autres observations nous apprendront si le résultat satisfaisant obtenu dans ce cas par une iridectomie pratiquée par une grande incision linéaire périphérique (1) se présentera d'une manière constante et quelles circonstances secondaires auront de l'influence sur le résultat de cette opération. En tout cas, je répète encore une fois le conseil d'opérer *de très-bonne heure*, et au premier symptôme caractéristique de cette affection dangereuse.

Lorsque l'iritis maligne de nature sympathique a poursuivi sa marche, que les fausses membranes qui attachent l'iris à la cristalloïde et aux procès ciliaires sont solidifiées, et que la désorganisation du tissu irien a fait des progrès, on doit faire entrer en ligne de compte de graves considérations, lorsqu'on discute l'opportunité d'une opération. Les insuccès de la simple iridectomie ont été déjà cités souvent, mais aussi le procédé avec le couteau étroit ne paraît guère plus sûr. D'abord son exécution normale devient déjà difficile par le rétrécissement de la

---

(1) Je préfère aussi ce procédé à l'iridectomie ordinaire quand il s'agit d'autres affections qui se communiquent rapidement aux parties ciliaires, par exemple dans les cas d'infiltrations purulentes dans la cornée, avec irido-cyclite consécutive.

chambre antérieure, mais c'est surtout l'organisation des fausses membranes qui s'oppose à un bon résultat. On ne peut les extraire sans blesser la capsule du cristallin, et si elles restent dans l'œil après l'opération, elles ne sont plus résorbées comme pendant la période de leur développement (par exemple dans le cas cité); on constate alors, au contraire, une prolifération plus active. Il est vrai que l'extraction simultanée du cristallin permet la dilacération vigoureuse ou l'excision des fausses membranes, mais le cristallin présente dans ces cas une viscosité toute spéciale (qui est peut-être le résultat d'une prolifération des cellules intra-capsulaires et d'une imbibition albumineuse) et sort difficilement de sa capsule. En outre, cette opération paraît être trop grave pour que l'organe puisse y résister dans ces circonstances; si l'opération ne cause pas une panophthalmite purulente, que je n'ai, il est vrai, jamais rencontrée dans ces conditions-là, on voit survenir une formation plus active des fausses membranes, l'inflammation se communiquer au corps ciliaire, et le processus morbide se terminer par l'atrophie progressive de l'œil. En résumé, je crois que l'on fait bien de s'abstenir de tout traitement chirurgical pendant la période aiguë et lorsque l'inflammation est à son plus haut point (1).

Cependant il est fort difficile d'indiquer nettement le terme de cette période; essayons pourtant de l'établir. D'abord, la sensibilité de la région ciliaire au toucher doit avoir, sinon disparu, du moins notablement diminué; puis, la formation des gros vaisseaux veineux dans

______

(1) La même opinion est émise par Critchett (*loc. cit.*, p. 443).

l'iris désorganisé doit être arrêtée et même en voie rétrograde ; la teinte jaunâtre des dépôts plastiques dans la
région pupillaire doit avoir fait place à une coloration
grisâtre ; enfin, la consistance du globe oculaire, en général ramolli, ne doit plus présenter de modifications
brusques. En tout cas un intervalle de trois à quatre mois
doit séparer le moment de l'opération du début de l'affection. On reprochera naturellement à ce retard que la
marche normale de l'affection abolira, en attendant, les
fonctions de l'œil et en même temps les chances de succès.
En effet, on observe dans quelques formes d'irido-cyclite
maligne que pendant cette période d'expectation, l'état du
globe oculaire devient désespéré, par suite de l'atrophie
progressive et de la perte de sensibilité lumineuse. Cependant l'expérience m'a démontré que dans ces cas l'opération reste sans efficacité et ne fait que précipiter la
perte de l'œil ; en outre, ces cas ne constituent pas la règle
et comptent plutôt parmi les rares exceptions. En général, la perception lumineuse quantitative reste bonne,
même lorsque la perception qualitative s'éteint ; la projection, il est vrai, souffre assez fréquemment, mais l'intégrité complète des phosphènes démontre que c'est là
uniquement le résultat de la forte diffusion de lumière à
travers les fausses membranes, ce dont le résultat des
opérations fournit la preuve. L'atrophie du globe oculaire s'arrête aussi en général à un certain degré et prend
la forme de l'atrophie antérieure. *Lorsque l'œil reste
dans le même état, on gagne assurément à retarder l'opération aussi longtemps que possible* ; tant mieux si l'on
peut attendre six mois, un an et même au delà.

La vascularisation et l'irritabilité des fausses membranes diminuent lorsque le processus morbide a dépassé son maximum d'intensité, et les graves opérations dont il s'agit dans ces cas sont alors mieux supportées, tandis qu'au début les hémorrhagies provenant des vaisseaux de nouvelle formation et les proliférations des jeunes tissus détruisent le résultat. Il faut ajouter encore que *la tendance prononcée de l'irritation traumatique à se propager le long du tractus uvéal diminue avec le temps, et qu'il n'est pas rare de voir se relever la consistance du globe oculaire* (1).

J'ai déjà cité plus haut un cas où j'ai obtenu, après une expectation prolongée, un résultat de $S \frac{1}{2}$ par l'extraction linéaire du cristallin et par la dilacération des fausses membranes. Un autre cas instructif, qui date d'une période où mon opinion sur l'ophthalmie sympathique n'était pas encore fixée, vient de se représenter à mon observation. Le jeune homme en question avait, il y a dix ans environ, perdu un œil par une blessure ; quelques mois plus tard il fut atteint d'une iritis sympathique pendant qu'il recevait encore mes soins. Peu de jours après la première rougeur et lorsque la force visuelle était encore intacte, je fis l'énucléation de l'œil perdu (opération que

---

(1) Nous considérons comme une loi générale de pousser l'expectation aussi loin que possible, dans les cas d'irido-cyclite plastique qui ont amené une diminution de la consistance du globe oculaire, et au contraire de ne pas tarder en cas d'inflammation séreuse avec augmentation de la consistance. Dans ces derniers cas, il se forme de plus en plus un ensemble de conditions délétères ; dans les premiers, au contraire, nous rencontrons fréquemment, à moins qu'il n'existe des complications incurables, des phases dont la terminaison spontanée nous vient en aide. Une tendance à l'augmentation de la pression intra-oculaire et à l'excavation du nerf optique ne se manifeste pas du tout, ou du moins très-exceptionnellement dans l'irido-cyclite sympathique. Lorsque cette affection détruit complétement la perception lumineuse, c'est par des dépôts calcaires dans la région ciliaire, par l'atrophie du corps vitré et par le décollement de la rétine.

j'aurais dû pratiquer déjà plus tôt). L'affection de l'autre œil, après un arrêt apparent de quelques jours, suivit sa marche ordinaire, et tous les moyens employés contre elle restèrent inefficaces. Dans la quatrième semaine et lorsque la maladie avait déjà acquis une intensité notable, je pratiquai (à tort) une iridectomie. Cette opération et deux autres semblables n'eurent pas d'effet, et le résultat définitif fut que le malade, quatre mois après son entrée à la clinique, retourna dans son pays dans un état de cécité complète. Le globe oculaire était légèrement atrophié, la chambre antérieure rétrécie, l'iris désorganisé et traversé par un grand nombre de gros vaisseaux; la perception quantitative était bonne, la projection inexacte du côté interne et la pupille obstruée par des fausses membranes. Je considérai alors le cas comme désespéré; cependant je conseillai au malade de se représenter après un an. Lorsqu'il revint après un peu plus d'une année, je constatai une amélioration notable dans l'aspect de l'œil, tandis que la perception lumineuse était restée la même, et je lui conseillai d'attendre encore un an. Ce délai se prolongea encore, de sorte qu'il y avait presque trois ans lorsque j'entrepris une nouvelle opération. La consistance de l'œil était alors presque normale, la chambre antérieure à peine rétrécie, l'iris d'une coloration anormale (les fausses membranes luisaient à travers le tissu atrophié), mais la teinte jaunâtre avait disparu; à la place des nombreux vaisseaux, on n'y voyait que deux grandes veines en rapport avec les cicatrices des opérations. Je pratiquai l'extraction linéaire du cristallin incomplétement opaque et l'excision des fausses membranes composées d'un tissu conjonctif très-dense. Le résultat,

très-satisfaisant par rapport aux circonstances dans lesquelles se faisait l'opération, fut complété un an plus
tard par la discision d'une cataracte capsulaire. Au bord
de la pupille artificielle on peut évaluer encore maintenant l'épaisseur extraordinaire des fausses membranes.
Le malade, avec $S\frac{1}{8}$, s'applique maintenant à diverses
occupations.

En outre, lorsque malgré la désorganisation notable de
l'œil la pupille reste assez libre pour permettre un certain degré de vision, ce qui arrive parfois dans cette
forme d'iritis sympathique, l'expectation recommandée
délivre le médecin de la triste éventualité d'enlever peut-
être au malade le reste de sa vision. Ajoutons ici qu'il y
a, en effet, des cas exceptionnels d'iritis sympathique
qui, quoique l'aspect de l'iris nous fasse désespérer de
l'issue de la maladie, prennent encore une tournure favorable.

Léopold H..., âgé de quatre ans et demi, de Nurem-
berg, avait, en octobre 1862, perdu l'œil droit par un
éclat de capsule qui y avait pénétré profondément. En
octobre 1863, l'enfant, atteint d'une affection récente de
l'œil gauche, fut amené à Berlin. Je constatai l'atrophie
de l'œil droit par suite de choroïdite, et de plus une sensibilité très-prononcée au toucher sans douleurs spontanées ; du côté gauche il existait également de la sensibilité
au toucher, une iritis avec trouble léger de l'humeur
aqueuse, infiltration commençante du tissu, inefficacité
complète des mydriatiques ; la force visuelle était encore
passable. L'énucléation de l'œil droit, par laquelle je
commençai le traitement, resta sans aucune influence sur
l'autre œil. Dans le courant du mois suivant ce fut sur-

tout la prolifération du tissu irien qui augmenta d'une manière considérable ; il est vrai que la sérosité amassée derrière l'iris contribua à donner à cette membrane un aspect bosselé ; mais on constata, en outre, à l'éclairage oblique, un grand nombre de vaisseaux traversant l'iris. Toute la surface de cette membrane était mamelonnée et veloutée, manquait de son relief habituel et était partout colorée en brun sale ; la consistance du globe oculaire ne parut pas être altérée. La pupille, légèrement rétrécie, ne présentait qu'un léger épanchement grisâtre ; l'enfant comptait les doigts à cinq pieds seulement. Ces symptômes acquirent leur plus grande intensité un mois environ après l'énucléation et s'arrêtèrent alors. Je me décidai à ne tenter aucune opération et je conseillai l'usage prolongé du calomel à petites doses et des instillations d'atropine dans l'œil. Je vis l'enfant à Wurtzbourg en automne 1864, et je constatai à ma grande joie que le processus morbide avait rétrogradé d'une manière très-favorable : l'iris paraissait moins bosselé, la tuméfaction et la vascularisation du tissu avaient disparu ; l'enfant comptait les doigts à dix pieds de distance ; il existait naturellement une synéchie postérieure totale. En automne 1865, l'amélioration avait encore fait des progrès, l'iris n'était plus bosselé ; il existait un commencement de cataracte polaire postérieure ; cependant la force visuelle était encore un peu meilleure que l'année précédente. Évidemment les circonstances étaient infiniment plus favorables qu'au début pour un traitement chirurgical, cependant je ne trouvai pas d'indication suffisante pour opérer.

Lorsqu'il a déjà été fait contre une irido-cyclite sympathique un essai d'iridectomie non suivi de résultat, il devient plus urgent encore de différer toute autre tentative chirurgicale. Rien n'est plus funeste à ces yeux qu'une accumulation d'irritations traumatiques; les plus beaux succès opératoires immédiats sont irréparablement perdus lorsqu'on touche trop tôt à ces tissus inflammables.

L'opération que l'on est appelé généralement à pratiquer plus tard pendant la période de rémission est celle de l'extraction du cristallin combinée avec l'iridectomie et la dilacération des fausses membranes. Dans la plupart des cas, je préfère actuellement l'incision que je recommande pour l'extraction linéaire modifiée, en donnant à cette incision, même chez les sujets jeunes, une très-grande étendue (au moins aussi grande que pour les cataractes séniles les plus dures), car les cristallins dans les cas d'iridocyclite sympathique se dégagent, à cause de leur viscosité, souvent très-difficilement de la capsule, et il en reste facilement des fragments en arrière. Lorsque la chambre antérieure est restée étroite, je crois bon de traverser en ponctionnant immédiatement l'iris et les fausses membranes avec le couteau étroit, et de faire avancer l'instrument derrière celles-ci jusqu'au moment de pratiquer la contre-ponction (dans une plus grande étendue, comme on voit, que dans la méthode de Wenzel). Le couteau pénètre ainsi dans la capsule, qui est intimement liée aux couches de nouvelle formation, mais pas assez avant dans le cristallin pour le déplacer. La substance corticale se présente quelquefois immédiatement après la terminaison de l'incision. C'est là un avantage de ce procédé, que dans le second temps de l'opération on pénètre immédiatement avec une branche des pinces droites derrière les membranes que l'on veut extraire, et avec l'autre branche dans la chambre antérieure. Cette manœuvre est souvent la seule efficace pour arriver à une extraction complète. La branche postérieure des pinces pénètre généralement dans la substance corticale antérieure, de sorte que l'on extrait en même temps une grande partie de la capsule et que l'on favorise la présentation du cristallin visqueux dans la plaie. Lorsqu'on ouvre les pinces dans la chambre antérieure, comme on le fait habituellement dans l'iridectomie, on peut aussi arriver au même but en appliquant les branches des pinces plus perpendiculairement et en saisissant les membranes d'une manière très-énergique ; mais on arrache ainsi une portion moins grande des fausses membranes et de la capsule ; en outre, on est obligé, en relevant perpendiculairement les pinces, d'écarter davantage les lèvres de la plaie cornéenne. Quand les parties saisies par les pinces offrent une résistance considérable, on fera bien de ne les attirer que légèrement et de les exciser avec des ciseaux droits (1).

Lorsqu'on observe dans les ouvertures qui ont été faites par l'opération des membranes minces (généralement les

---

(1) Dans des cas tout à fait désespérés, surtout lorsqu'il existe des dépôts calcaires et un tissu conjonctif épais dans les fausses membranes, j'employais autrefois un couteau lancéolaire très-fort et courbé comme un couteau à extirpation, avec lequel je pénétrais immédiatement dans le cristallin en faisant au-dessous du centre de la cornée une contre-ponction large de 2 millimètres à peu près ; je portais alors les deux branches de la pincette, l'une en avant, l'autre derrière les fausses membranes situées entre les incisions supérieures et inférieures, et j'attirais ces parties ; puis je terminais l'opération avec des ciseaux droits par deux sections latérales, en faisant l'excision de toute cette substance. Cependant les avantages d'une incision très-étendue et périphérique me paraissent l'emporter de beaucoup sur la diminution des résistances du côté opposé, diminution que l'on obtient au besoin par la manœuvre des ciseaux sans rendre la lésion plus compliquée. Par conséquent, je suis tenté de préférer le procédé sus-indiqué.

restes de la capsule du cristallin) couvertes de petits lambeaux de fausses membranes , on fera mieux de les dilacérer avec un crochet aigu que de les saisir et de les exciser. Ces dernières manœuvres exigent plus de tiraillements et produisent la sortie d'une plus grande quantité d'humeur vitrée.

Nos confrères ont pu constater que l'iritis maligne ne constitue pas la forme unique de l'ophthalmie sympathique (voyez la discussion sur ce sujet dans les comptes rendus de la Société ophthalmologique de Heidelberg. Zehenders *Monatsblaetter*, 1863, p. 447). On rencontre des cas plus légers d'iritis séreuse qui se distinguent très-vite de la forme maligne. Les phénomènes d'injection sont moins prononcés et se bornent en général à un cercle de vaisseaux ciliaires autour de la cornée. Il n'existe point de disposition à l'infiltration sous-conjonctivale; la chambre antérieure conserve son état normal ou devient même plus profonde ; les mydriatiques ne manquent pas leur effet; et, quant à l'iris, il présente bien la décoloration habituelle des inflammations, mais nous n'observons ni les symptômes d'une forte hypérémie mécanique, ni du gonflement, ni de la désorganisation de son tissu. Le trouble de l'humeur aqueuse, les dépôts sur la membrane de Descemet, et tout au plus quelques adhérences du bord pupillaire, constituent les produits de l'inflammation.

La tension de l'œil présente ici généralement une légère augmentation assez constante. Je mets en doute que de cette forme procède jamais une iritis maligne, lors même que l'on ne pratique pas l'énucléation. Cette affection peut présenter également une grande opiniâtreté, mais elle ne conduit pas à la perte de l'œil, elle ne paraît même pas se compliquer facilement d'affection du corps vitré, qui, dans d'autres cas, accompagne si fréquemment l'iritis séreuse. J'ai observé quelquefois cette forme dans des cas où le premier œil atteint n'avait pas perdu la vision, et où, par conséquent, il ne pouvait s'agir d'énucléation ; par exemple, dans des cas de petites hernies de l'iris, après la pénétration d'un cil dans la chambre antérieure. On obtenait la guérison en supprimant ces désordres de l'œil primitivement atteint et en prescrivant le traitement dirigé habituellement contre les iritis. Deux fois seulement je fus obligé, pour guérir le malade, d'avoir recours aux paracentèses de la chambre antérieure, et une fois même de pratiquer une iridectomie à cause de l'opiniâtreté toute spéciale du cas. Lorsque le premier œil atteint est complétement aveugle et que la sensibilité de la région ciliaire au toucher persiste, on est certainement autorisé à pratiquer l'énucléation, d'autant plus que l'on peut promettre la conservation de l'autre œil atteint d'ophthalmie sympathique.

Outre ces deux formes connues d'iritis maligne et d'iritis séreuse, j'ai observé dernièrement deux fois une affection dont le développement par sympathie est indubitable, et que l'on pourrait désigner sous le nom de *rétinite sympathique*, ou, si l'on veut, de *choroïdo-rétinite sympathique*.

Adolphe S..., âgé de trente-cinq ans, avait perdu l'œil gauche dans son enfance ; mais dans les derniers temps seulement cet œil, après un changement particulier de son aspect, était devenu douloureux. Le 22 avril 1864, on constata la présence d'un cristallin crétacé dans la

partie inférieure de la chambre antérieure, entre l'iris et
la cornée. Le globe oculaire, atrophié et sans aucune perception lumineuse, est rouge, surtout au-dessous de la
cornée, et larmoyant. L'œil droit, absolument sain, est
atteint d'une légère photophobie. Je me décidai à faire
l'extraction du cristallin, qui, après une incision linéaire,
sortit facilement à l'aide de la curette, suivi, comme presque
toujours dans ces cas, d'une certaine quantité d'humeur
vitrée jaunâtre et très-liquide. La plaie guérit très-bien,
mais l'œil resta pendant quelques semaines rouge et
très-sensible au toucher ; plusieurs fois la chambre antérieure renferma de petites quantités de sang ; le malade
se plaignait de névralgie ciliaire, l'iris était décoloré ; en
un mot, il s'établit une cyclite ou choroïdite plastique à
la suite de cette opération, pratiquée, il est vrai, sur
un œil déjà prédisposé par son état morbide antérieur.

Six semaines après l'opération, quand l'œil n'était encore
qu'imparfaitement guéri et qu'il existait encore une grande
sensibilité au toucher, l'œil droit, sain jusqu'alors, s'affaiblit tout d'un coup sans que le malade ressentît de douleur. La force visuelle était tombée à 1/5 à peu près, et l'on
constatait une torpeur considérable de la rétine, ainsi qu'un
affaiblissement de la vision excentrique dans sa moitié
externe, affaiblissement tel, que le malade, même au grand
jour, ne comptait plus les doigts dans cette direction. A
l'ophthalmoscope, on constate une flexuosité considérable des veines de la rétine avec augmentation de leur
calibre, plus prononcée dans la moitié interne. La rétine
présente un trouble diffus de sa transparence, qui voile la
limite choroïdienne de la papille et qui donne à quelques

parties de la rétine, le long des gros vaisseaux, un aspect
œdémateux et grisâtre. Bientôt après, on constata aussi
quelques symptômes d'iritis séreuse, tels que des dépôts à
peine visibles sur la membrane de Descemet, en même
temps que l'accommodation était presque entièrement
paralysée (accommodation 1/30, avec hypermétropie 1/16).
J'étais d'autant plus tourmenté au sujet de la guérison,
que je devais attribuer le danger où se trouvait le malade uniquement à l'opération de l'œil gauche. A ma
grande joie, les fonctions de l'œil s'améliorèrent d'une
façon continue après que la force visuelle fut tombée à 1/8
et fut restée pendant quelques semaines à cet état.
J'avais employé les émissions sanguines et prescrit du
sublimé, puis, plus tard, de l'iodure de potassium ; cependant j'ignore si l'amélioration doit être attribuée à
ce traitement, ou plutôt à ce que l'œil gauche avait perdu
sa sensibilité douloureuse au toucher. Cette dernière
hypothèse me paraît la plus vraisemblable. Les symptômes
ophthalmoscopiques disparurent un peu plus lentement
que les troubles fonctionnels, et l'on vit apparaître petit
à petit des altérations de la choroïde sous forme de
taches disséminées sur le fond de l'œil. Les dépôts sur
la membrane de Descemet disparurent les derniers. Le
16 août, la force visuelle était de 4/5, le champ visuel
absolument normal, la torpeur de la rétine avait disparu
et l'affaiblissement de l'accommodation avait considérablement diminué (accommodation 1/8, et hypermétropie seulement 1/24, parce que l'accommodation
rétablie avait rendu latente une partie de l'hypermétropie).

J'ai pratiqué plus de douze fois l'extraction de cataractes crétacées sur des yeux aveugles depuis longtemps, sans avoir rencontré les mêmes dangers que chez le malade en question. Mais ce dernier cas suffit pour faire renoncer à ces extractions en donnant la préférence à l'énucléation du globe, si toutefois une opération était indiquée. D'ailleurs ce genre de cataracte se complique généralement de dépôts calcaires à la face interne de la choroïde, lesquels entretiennent l'irritation après l'opération, deviennent ainsi la source de souffrances continuelles, et empêchent, en cas d'atrophie progressive, l'usage habituel d'un œil artificiel.

Le second cas, qui est encore en traitement, est celui d'un jeune homme de vingt ans chez lequel l'œil gauche, aveugle depuis la première enfance, est devenu douloureux depuis quelques mois. En même temps l'œil droit s'est affaibli. A gauche, il y a un décollement complet de la rétine derrière laquelle on reconnaît des masses blanchâtres. Ces dernières pouvaient faire croire d'abord à une tumeur; cependant leur position, le ramollissement du globe et la marche de la maladie me disposèrent plutôt à diagnostiquer des produits inflammatoires calcaires. L'œil est sensible au toucher. A droite, la force visuelle n'est que peu diminuée; mais la vision périphérique est affaiblie et la torpeur de la rétine très-prononcée. A l'ophthalmoscope, les veines de la rétine paraissent flexueuses et plus larges, la rétine même est trouble, pourtant moins que dans le cas précédent. Le corps vitré renferme des opacités circonscrites, et la choroïde présente quelques altérations à sa périphérie. L'énucléation de l'œil gauche fut pratiquée, et l'on reconnut en ouvrant le globe un décollement de la rétine en forme d'entonnoir, plus des dépôts calcaires abondants accumulés à la face interne de la choroïde. L'œil droit s'est amélioré ; mais la guérison n'était pas encore complète lorsque nous avons examiné le malade pour la dernière fois.

OBSERVATIONS OPHTHALMOLOGIQUES

CHEZ LES CHOLÉRIQUES (1).

L'épidémie de choléra qui a sévi à Berlin pendant l'été de 1866 m'a fourni l'occasion de faire quelques observations que je me propose de communiquer ici.

1° Le facies cholérique, si bien décrit par les observateurs des premières épidémies, surtout par Romberg, est causé principalement par l'affaiblissement remarquable de la portion du nerf facial qui sert à l'expression de la physionomie; cet affaiblissement n'est pas en rapport avec l'état du sensorium. Le front devient lisse, les joues et les lèvres se détendent et s'immobilisent, les commissures buccales s'abaissent, les replis naso-labiaux s'effacent, et l'expression individuelle de la physionomie disparaît plus complétement que dans aucune autre maladie, abstraction faite des affections paralytiques. Lorsque le malade entre en convalescence, nous voyons reparaître sur cette figure de cholérique les traits propres à l'individu, remarque joyeuse pour le médecin homme de cœur, lorsqu'il traverse les salles occupées par les victimes de l'épidémie.

L'œil prend une part essentielle à la formation de ce facies cholérique. Il n'est généralement qu'à moitié fermé, parce que la paupière supérieure, quoique abaissée, n'a pas son bord libre tendu horizontalement, et

(1) Ce mémoire a paru en 1866, in *Archiv für Ophthalmologie*, XII, 2, p. 198.

que, d'autre part, le bord de la paupière inférieure décrit une courbe à concavité supérieure, comme dans les cas de lagophthalmos paralytique ou dans l'atrophie de l'orbiculaire.

En analysant ces caractères, que nous rencontrons aussi dans d'autres maladies graves, à un degré plus ou moins prononcé, nous trouvons qu'ils se composent de deux éléments : 1° le manque d'activité (affaiblissement de l'énergie) de l'orbiculaire, et 2° l'enfoncement de l'œil dans l'orbite.

L'état de l'orbiculaire est analogue à celui des autres muscles de la face. Les malades sont bien en état de fermer pour quelques instants la paupière quand on les y invite, et tant que le collapsus général n'est pas encore arrivé à un degré extrême ; ils peuvent de même aussi contracter suffisamment tous les autres muscles de la face ; mais lorsque l'effort cesse, le muscle reprend son état antérieur de relâchement, comme si la résistance que rencontre la contraction musculaire était trop grande pour la volonté subsistante. Ce phénomène soulève la question de savoir si ce lagophthalmos cholérique résulte d'une perte d'excitabilité à l'origine centrale du nerf facial, ou bien d'une diminution des excitations réflexes de la cinquième paire (1) sur le facial, ou enfin d'une affection périphérique des muscles, question que je suis hors d'état de résoudre.

(1) L'abaissement rapide de l'excitabilité réflexe constitue un des caractères principaux du choléra ; en même temps, à mon avis, c'est une des causes principales de la grande et rapide léthalité de cette maladie. Quant à la cinquième paire crânienne, les expériences sur la sensibilité de la face, l'excitation du cul-de-sac conjonctival, et le peu de douleur causée par des opérations pratiquées dans la région temporale, paraissent démontrer que la conductibilité diminue très-rapidement dans ce nerf, et plus rapidement que dans les nerfs sensitifs du reste du corps.

Les deux premières causes, si elles contribuent réellement à produire le phénomène que nous décrivons, doivent, à cet effet, se combiner entre elles, puisqu'elles résultent l'une et l'autre de l'anémie artérielle du cerveau (1). Cependant je suis très-disposé à accorder le rôle principal à la troisième cause, parce que la situation superficielle de l'orbiculaire, sous la peau même de la paupière, doit y rendre tout particulièrement sensible l'influence de la perte d'eau jointe à l'anémie musculaire.

L'enfoncement du globe oculaire dans l'orbite contribue à la production du lagophthalmos cholérique, en ce sens que le ligament suspenseur des tarses (fascia tarso-orbitaire) perd alors son point d'appui, ce qui donne à la paupière une forme concave défavorable à l'occlusion. Cet enfoncement, que l'on constate facilement par la mensuration, et qui se manifeste par le creux profond qui s'établit chez le cholérique tout autour du globe oculaire, trouve son explication dans la diminution de volume du tissu cellulo-adipeux de l'orbite, diminution qui survient aussi dans le cours d'autres affections consomptives, quoique moins rapidement. Le phénomène en question est surtout prononcé dans le cas où la quantité des liquides

(1) Cette anémie explique aussi l'état d'apathie des malades et le trouble de leurs idées. J'ai observé plusieurs fois que des malades, qui pendant l'accès même paraissaient jouir de leur intelligence, c'est-à-dire répondaient parfaitement à toutes les questions qu'on leur posait, plus tard ignoraient complétement leur maladie, de sorte que les secousses du brancard qui les avait transportés de leur domicile à l'hôpital constituaient les dernières sensations dont ils se rappelassent. Par conséquent, la très-petite quantité de sang qui afflue au cerveau doit encore permettre à cet organe de former des idées, lesquelles sont cependant trop peu énergiquement conçues pour fournir matière à la mémoire (il en est de même, dans certaines phases de la narcose par le chloroforme, mais sous l'influence de conditions tout autres).

transsudés par l'intestin est très-considérable; voilà pourquoi aussi, dans ces cas, le lagophthalmos cholérique
atteint en général un degré plus prononcé que dans les
cas asphyxiques dès le début.

Il ne me paraît pas dépourvu d'intérêt de noter que
l'état préexistant de la région orbitaire n'est pas sans
influence sur le développement du lagophthalmos. Ainsi
j'ai observé plusieurs fois que ce phénomène ne se
montrait pas, ou du moins fort peu, lorsque d'ailleurs les
autres circonstances de la maladie paraissaient fournir
un terrain favorable à son développement. Les malades
étaient dans ces cas fortement myopes, et le centre de la
cornée dépassait de beaucoup son plan habituel, comme
nous l'avons même pu, dans un cas surtout, constater
par des mensurations précises pendant la convalescence.
Dans ces cas, l'affaissement du tissu cellulo-adipeux de
l'orbite, au lieu d'amener le résultat ordinaire, arrivait à
faciliter l'occlusion des paupières, qui s'effectuait ainsi
malgré la faiblesse de l'orbiculaire. D'autres fois, le tissu
cellulo-adipeux de l'orbite avait déjà été diminué avant
l'accès de choléra par un marasme général, et les paupières s'étaient, pour leur mécanisme d'occlusion, peu à
peu habituées à ce changement de forme de l'orbite,
de sorte que le choléra ne pouvait augmenter que fort
peu l'atrophie des tissus orbitaires, et par conséquent
contribuait moins que dans d'autres cas à la formation
du lagophthalmos cholérique. Enfin ce symptôme dépend encore des différences individuelles dans l'état particulier des paupières; lorsque, par exemple, ces dernières
sont très-flasques et relativement larges, la difficulté de
les fermer, toutes choses égales d'ailleurs, se produira

certes moins facilement que lorsque les paupières sont étroites et bien accolées au globe oculaire, etc.

Le lagophthalmos cholérique disparaît en peu de jours, en même temps que l'état général s'améliore. Ajoutons que c'est la faiblesse de l'orbiculaire qui disparaît la première, tandis que la paupière inférieure, affaissée par l'enfoncement du globe oculaire dans l'orbite (et laissant encore pour quelques jours l'œil à découvert pendant le sommeil), ne reprend que plus tard et par degrés sa position normale.

On a tout particulièrement remarqué que dans le facies cholérique, la cornée se trouve placée plus haut qu'à l'état normal, de sorte que la paupière supérieure la recouvre complétement; dans la fente palpébrale à moitié ouverte, on n'aperçoit presque que la sclérotique. Je suis persuadé que ce phénomène ne résulte pas d'une altération matérielle d'un muscle de l'œil; c'est le lagophthalmos lui-même qui le produit. En réalité, la cornée n'est pas placée plus haut chez les cholériques qu'à l'état normal, lorsque l'orbiculaire se contracte; seulement, chez les cholériques, d'après ce que nous venons de dire, les paupières ne se ferment qu'imparfaitement et permettent d'entrevoir la cornée, qui se dirige naturellement en haut à chaque contraction de l'orbiculaire. Le même phénomène se produit dans les cas de lagophthalmos paralytique, et s'explique par la loi de physiologie pathologique qui veut que la faiblesse d'un muscle fasse augmenter, relativement aux effets de ce muscle, l'étendue des mouvements associés.

2° Les affections spéciales de la *conjonctive* et de la *sclérotique* ont déjà attiré l'attention des premiers observateurs. Ils ont été frappés tout d'abord par l'injection de la conjonctive du globe oculaire vers le bord inférieur de la cornée, injection qui ne manque presque jamais dans les cas graves de choléra s'accompagnant de lagophthalmos. Cette injection se trouve à peu près à la place que les paupières ne recouvrent pas ; elle est constituée par le développement très-prononcé des veines conjonctivales antérieures et de quelques vaisseaux du tissu épisclérotical. On est surpris par la rougeur et la teinte très-foncée de cette coloration, qui ne paraît pas en rapport avec le nombre et la largeur des vaisseaux ; sans doute la couleur du sang est altérée, et l'on peut considérer le phénomène comme une cyanose de la conjonctive, bien que le peu d'épaisseur des vaisseaux et de la couche qui les recouvre empêche la coloration de revêtir une teinte livide. L'injection s'étend généralement jusqu'au limbe de la cornée, où elle cesse brusquement. Pendant l'attaque cholérique, on n'observe pas d'affection de la cornée, abstraction faite de légères irrégularités de la couche épithéliale. Mais, par contre, dans la période des affections consécutives, on rencontre parfois des formes de kératite névro-paralytique.

En même temps que cette injection, il existe une certaine sécheresse de la surface épithéliale de la cornée, qui ne présente plus, à l'éclairage oblique, le miroitement ordinaire et qui prend un aspect mat ; plus tard on y voit aussi par-ci par-là de petites pellicules blanchâtres comme celles du xérosis. Cette affection est cependant limitée à la partie inférieure de la cornée, qui reste découverte quand les paupières ne sont pas bien fermées. Par conséquent il n'est pas douteux que ce ne soit surtout la protection in-

complète de ces parties par les paupières qui soit la cause
principale de ces phénomènes : le desséchement de l'épithélium produit une hypérémie active, et le défaut de
pression des paupières sur ces parties favorise la stagna-
tion du sang altéré dans les veines et l'ectasie de ces dernières. Cependant, en comparant le développement rapide de cette affection dans le choléra avec ce que nous
observons dans les cas de lagophthalmos paralytique,
nous sommes obligés de supposer que la résorption des
fluides nutritifs, peut-être aussi le défaut de conductibilité dans la cinquième paire des nerfs crâniens, entraînant
l'arrêt de la sécrétion lacrymale, y jouent un certain rôle.
En effet, la conjonctive ne fournit que très-peu de sécrétion ; on n'observe jamais pendant le choléra le larmoiement que l'affection de la conjonctive pourrait faire admettre à priori ; les médicaments irritants, par exemple
la teinture d'opium, mis en contact avec la conjonctive,
n'ont que très-peu d'effet par rapport à la douleur et à
la sécrétion des larmes. Malgré l'affection de la conjonctive, les paupières ne sont pas accolées l'une à l'autre par
du muco-pus.

L'injection en question disparaît très-lentement, et l'on
en voit encore des traces lorsqu'il n'existe déjà plus de
lagophthalmos cholérique. Les interstices qui séparent
les vaisseaux de la conjonctive s'élargissent de plus en
plus, et finalement il reste seulement à la surface antérieure de la conjonctive quelques vaisseaux qui disparaissent aussi après quelques jours.

L'affection conjonctivale en question ne doit pas être
confondue avec les taches noirâtres ou livides de la sclérotique, que l'on trouve déjà notées par Phœbus et

Bœhm. Tandis que la première de ces affections accompagne presque toujours le choléra bien prononcé, on n'observe les taches sur la sclérotique que dans des cas isolés (dans l'hôpital n° IV, dont je dirigeais le service pendant l'épidémie, chez 4 pour 100 des cholériques). Tandis que la première ne peut en rien influencer notre pronostic, les taches annoncent toujours (comme aussi les selles sanguinolentes) une terminaison funeste. Ces taches s'observent surtout à la partie inférieure du globe oculaire, sans occuper toujours, comme l'affection conjonctivale, la région laissée à découvert par les paupières. J'ai même vu dans un cas la coloration s'étendre au-dessus de la ligne horizontale, en dehors de la cornée. Généralement on les rencontre près de la cornée, dans une étendue de deux lignes et demie jusqu'à trois lignes ; leur forme est irrégulière, et elles sont, soit isolées, soit confluentes. Bœhm (voyez Romberg, *Rapport sur l'épidémie cholérique de l'année* 1835, p. 7) émet l'opinion que ces taches sont le résultat de la dessiccation de la sclérotique, qui devient ainsi transparente et laisse entrevoir les parties ciliaires sous-jacentes. Je partage cette opinion, et je m'en suis convaincu en faisant comme Bœhm une coupe de ces parties scléroticales unies au corps ciliaire, en les déposant sur un fond clair (papier blanc ou soucoupe de porcelaine), et en constatant la transparence de la sclérotique altérée, dès qu'on en enlevait les parties ciliaires. Cependant je ne suis pas de l'avis de Bœhm, qui croit que la dessiccation gagne la sclérotique à travers la conjonctive le long de la fente palpébrale. J'ai vu apparaître ces taches très-rapidement dans des cas foudroyants de choléra asphyxique,

sans trace d'affection conjonctivale. La dessiccation me
paraît plutôt être le résultat d'une absorption excessive
des fluides nutritifs, et l'influence de l'air ne me paraît
jouer qu'un rôle secondaire, puisque d'ailleurs les taches
s'étendent aussi sur les parties recouvertes par les paupières. On pourrait rapprocher ce phénomène de la dessiccation que nous observons dans les organes internes,
à l'exception de l'intestin.

Remarquons encore que la sclérotique, si on l'examine
par transparence, revêt dans ces endroits une teinte rougeâtre très-prononcée qui dépend principalement de
l'ectasie des veines situées en grand nombre dans le tissu
épisclérotical et dans les couches superficielles de la
sclérotique. L'opinion de Phœbus, qui pense que cette
dessiccation n'a lieu qu'après la mort, me paraît tout à
fait erronée; car non-seulement le phénomène en question se montre bien réellement pendant la vie, mais
encore ces taches ont plutôt une tendance à s'effacer après
la mort, parce que la conjonctive perd alors sa transparence, et peut-être aussi parce que les parties desséchées
de la sclérotique empruntent un peu de liquide aux parties voisines.

Quant au phénomène optique en lui-même, je n'ai
que peu de mots à en dire : l'opacité de la sclérotique
résulte de la différence entre l'indice de réfraction du
tissu sclérotical et celui du liquide qu'il renferme. Lorsque ce dernier disparaît par la dessiccation, la réfraction
de la lumière dans l'intérieur de la membrane se fait plus
régulièrement, d'où résulte une transparence anormale.
La perte de liquide produit aussi une légère dépression
de ces parties, relativement aux parties environnantes de

la sclérotique. Les taches elles-mêmes sont nettement limitées, ce qui s'explique peut-être par la situation particulière des vaisseaux dans la sclérotique; ce caractère, ainsi que la forme des taches, paraît aussi militer contre la supposition d'un simple desséchement sous l'influence de l'air.

3° Une observation dont je n'ai trouvé mention nulle part, est la suivante : Pendant la période algide et surtout lorsque la faiblesse du cœur atteint le plus haut degré (forme asphyxique), on trouve les pupilles du malade généralement très-contractées. Il est vrai que les grandes différences individuelles qui se rencontrent dans le diamètre des pupilles exigent que les observations soient faites avec de grandes précautions. Cependant nous avons rencontré des cas où le rétrécissement de la pupille dépassait de beaucoup le maximum physiologique, et nous avons constaté en outre ce fait en instituant des comparaisons exactes à la lumière artificielle et graduée, dans les différentes périodes de la maladie. Il va sans dire que tous les malades soumis à ces observations n'avaient pas pris d'opium, et que la largeur de la pupille était toujours déterminée pendant que les paupières étaient complétement ouvertes. Sans ces dernières précautions, la contraction du muscle circulaire de l'iris (qui accompagne la contraction de l'orbiculaire des paupières) aurait pu s'accroître d'autant plus, que la force de l'orbiculaire lui-même avait diminué (d'après la loi des mouvements associés citée plus haut).

Le rétrécissement de la pupille me paraît résulter d'une faiblesse de la transmission nerveuse dans le centre ciliospinal, et jouer un rôle analogue à l'affaiblissement du centre excito-moteur du cœur. Je préfère ne pas toucher à la question délicate qui consisterait à examiner si cette faiblesse des fibres du grand sympathique est toujours une conséquence de la transsudation intestinale et de l'altération du sang qui en résulte, ou si dans certains cas, surtout dans ceux qui suivent une marche foudroyante, cet état paralytique du grand sympathique ne serait pas un effet direct du virus cholérique (à haute dose).

4° Les phénomènes ophthalmoscopiques, dans le choléra, furent pour moi l'objet d'études particulières. Je me proposais, en observant la circulation dans les vaisseaux de la rétine, de vérifier l'hypothèse répandue, surtout depuis les expériences très-connues de Dieffenbach, à savoir, que pendant la période asphyxique du choléra, les petites artères du corps et même les artères moyennes ne renferment pas de sang, et que la circulation y est abolie, hypothèse qui me paraissait invraisemblable à priori, à cause de la conservation de la connaissance et de la vision chez ces malades. En effet, l'ophthalmoscope montre que la circulation, sauf pendant l'agonie réelle, ne cesse pas dans les vaisseaux de la rétine. Il est vrai que l'artère centrale et ses ramifications sont plus amincies qu'elles ne le sont jamais, soit à l'état normal, soit dans d'autres affections générales ; mais elle renferme toujours du sang, dont la présence se révèle plus facilement, toutes choses égales d'ailleurs, dans le choléra que dans les conditions ordinaires, à cause de la coloration plus foncée du sang. La circulation du sang dans l'artère était évidente, car tantôt il existait une pulsation spontanée dans l'artère, tantôt on la voyait se produire sous la pression du doigt sur le globe oculaire ; tantôt enfin l'artère, sans montrer des pulsations, se vidait sous la pression du doigt.

Je n'ai vu qu'une seule fois des pulsations spontanées dans l'artère centrale de la rétine chez un malade qui avait eu pendant deux jours des évacuations excessives, et dont le cœur n'était que modérément affaibli (le pouls passable, le second bruit cardiaque encore très-prononcé). Le phénomène des pulsations spontanées dans les artères de la rétine ne me semble pouvoir se produire dans le choléra que lorsque la force du cœur est relativement bien conservée, en même temps que la quantité de sang est fortement diminuée et que les artères sont en collapsus.

On observe très-fréquemment que l'artère rétinienne amincie présente des pulsations sous la pression du doigt sur le globe oculaire; généralement une pression très-légère du doigt suffit, dans les cas de choléra, pour produire le phénomène, tandis que sous une pression un peu plus forte, qui à l'état normal ne suffirait même pas à produire des pulsations, l'artère se vide complétement. Dans ces cas, la faiblesse du cœur n'était pas très-prononcée et la quantité de sang paraissait peu amoindrie, comme dans les formes entériques, légèrement algides, ou dans la forme asphyxique au début.

Lorsque l'affaiblissement de l'action cardiaque atteint un plus haut degré (absence du pouls radial et du second bruit du cœur), et lorsque la cyanose est intense et générale, on observe le phénomène suivant : les artères rétiniennes amincies se vident sous une légère pression du doigt sur l'œil, sans présenter auparavant de pulsations.

Il paraît donc qu'il n'existe plus alors qu'une circulation continue, sans afflux rhythmique du sang à chaque systole du cœur, et que les pulsations perceptibles disparaissent déjà dans le système artériel avant les divisions visibles sur la papille (1).

Dans la période asphyxique, les veines sont très-rouges, même livides, tandis que les artères renferment peu de sang et présentent par conséquent un aspect pâle. Les premières sont visibles jusqu'aux plus fines ramifications, tandis que les fines artères, que l'on voit bien à l'état normal, sont complétement invisibles. Cependant les veines n'étaient ni plus larges ni plus flexueuses, de sorte que le fait qu'elles ressortaient mieux qu'à l'état normal devait être attribué uniquement à la couleur du sang et à un état de plénitude exagérée (avec augmentation de la pression veineuse latérale). Dans quelques cas ces vaisseaux étaient même un peu plus minces qu'à l'état normal et présentaient, les artères étant aussi excessivement amincies, le phénomène du mouvement rhythmique et saccadé de la colonne sanguine qu'elles renfermaient, phénomène que nous avons décrit en parlant de l'embolie de l'artère centrale de la rétine (*Archiv für Ophthalm.*, V, p. 146, et *Clinique ophthalmologique*, p. 287). Ce mouvement rhythmique était, dans un cas, tellement

(1) Le fait que la circulation artérielle est réellement conservée, quoique modifiée pendant la période asphyxique, s'appuie encore sur l'observation de ce qui se passe lorsqu'on ouvre l'artère radiale (pour faire des transfusions). Il en sortait toujours, même dans les cas où le pouls n'était plus sensible sous le doigt, un jet très-notable de sang, dont on pouvait très-bien apprécier les mouvements rhythmiques. Par conséquent, je suis d'avis que les observations de vacuité complète des artères, même de calibre moyen, ne peuvent se rapporter qu'à des agonisants ou à des malades chez lesquels l'orifice aortique du cœur était en partie obstrué par des caillots.

accentué, qu'il devenait évident même pour un observateur peu expérimenté. Il paraît donc que ce phénomène particulier de la circulation veineuse se présente lorsque la *vis à tergo* est affaiblie et que la quantité de sang est diminuée dans les veines.

La couleur de la papille optique était souvent anormale. Elle ne présentait pas la nuance rose qui résulte du passage du sang dans les vaisseaux fins de la papille. La couleur du sang et la quantité relativement plus grande qu'en contenaient les veines donnaient à la papille une teinte violacée qui pâlissait un peu vers le centre.

Il est un fait surprenant, c'est que malgré l'altération profonde de la circulation dans les vaisseaux de la rétine, la vision n'est guère en souffrance dans la période asphyxique du choléra. Non-seulement la force visuelle des malades est normale ou à peu près, mais encore on n'observe même pas une torpeur prononcée de la rétine lorsqu'on diminue l'intensité de l'éclairage. Il serait difficile de dire si les nébulosités passagères, et surtout le brouillard noir que les malades accusent presque toujours devant les yeux, au début de la période algide, dépendent de l'ischémie de la rétine ou de l'ischémie du cerveau.

Je ne puis rien dire de la circulation dans la choroïde, les examens ophthalmoscopiques trop prolongés étant très-pénibles aux malades.

En terminant, je dois dire que la pression intra-oculaire ne paraît pas altérée dans le choléra. Je m'étais attendu, à priori, à une diminution de cette pression, à cause de la diminution dans la pression artérielle et de

la perte rapide du liquide dans d'autres organes, enfin à
cause de la diminution de l'innervation dans la cinquième
paire crânienne; cependant je n'ai pu reconnaître une
diminution de la pression intra-oculaire, malgré toute
l'attention que j'ai apportée à cette recherche.

NOTICE SUR LE CYSTICERQUE [1]

La science possède déjà un nombre si considérable
d'exemples de cysticerques observés dans l'œil ou dans
les parties adjacentes, que la publication d'un cas isolé
ne peut avoir d'importance qu'autant qu'elle nous fait
découvrir un côté nouveau de l'affection. Les notices
suivantes, résumé d'une série étendue d'observations,
peuvent servir à compléter l'histoire pathologique de cette
affection.

Le cysticerque a été observé par moi dans les parties
profondes de l'œil, quatre-vingts et quelques fois durant un espace de treize ans et parmi 80 000 malades
environ atteints de maladies des yeux, c'est-à-dire
1 fois sur 1000 malades. J'ai rencontré le cysticerque
trois fois seulement dans la chambre antérieure, cinq
fois sous la conjonctive, une fois dans le système cristallinien (voy. plus bas), et une fois dans l'orbite (voy.
plus bas). Il résulte de ces chiffres que, du moins dans
notre pays, le cysticerque est observé relativement très-
fréquemment dans les parties profondes de l'œil, fréquence qui est d'ailleurs en rapport avec l'existence fréquente des cysticerques dans d'autres organes, surtout
dans le cerveau (Virchow, d'après une communication
orale, l'y trouve dans 2 pour 100 de toutes les autopsies) (2).

(1) Ce mémoire a paru en 1866 (*Archiv für Ophthalmologie*, XII, 2,
p. 174).
(2) Déjà Rudolphi raconte qu'il trouvait habituellement à Berlin, parmi

Il est vrai que l'on a constaté l'existence de cysticerques dans le corps vitré ou derrière la rétine, aussi bien dans le midi de l'Allemagne, en Suisse et en France qu'à Berlin ; moi-même, dans mes voyages, j'en ai vu en Suisse et à Paris qui m'ont été présentés par mes confrères, mais il est hors de doute qu'ils y sont bien plus rares que dans le nord de l'Allemagne, quoique dans quelques parties de la Suisse le ver solitaire se rencontre très-fréquemment (chez un tiers de la population). Par contre, il résulte des cas publiés il y a longtemps déjà par Sichel, le fait étonnant qu'on observe le cysticerque sous la conjonctive, au moins aussi fréquemment en France que chez nous.

Dans notre pays, le siége primitif le plus fréquent de l'entozoaire est sous la rétine ; cependant, je suis hors d'état d'indiquer une proportion numérique entre ces cas et ceux où le cysticerque débute dans le corps vitré. En effet, beaucoup de malades ne se présentent que lorsque les opacités du corps vitré sont déjà très-épaisses et ne permettent plus de décider si le cysticerque ne s'est pas primitivement développé sous la rétine, et s'il n'y a pas eu plus tard une rupture de cette membrane ; dans ces cas, il devient même parfois impossible de préciser, au moment de l'observation, la localisation du cysticerque par rapport à la rétine. Si je prends en considération les cas où les malades se présentent peu de temps après la période de formation, je suis tenté d'en conclure que le cysticerque débute entre la rétine et la choroïde

---

250 autopsies annuelles, 4 à 5 fois des cysticerques, tandis que Bremser, à Vienne, n'en a pas vu d'exemple pendant dix ans, et Virchow a constaté dernièrement qu'il en a rencontré excessivement peu à Würzbourg pendant les sept ans qu'il y a passés.

au moins deux fois plus fréquemment que dans le corps vitré.

Le sujet le plus jeune atteint de cysticerque avait huit ans ; 90 cas pour 100 se montraient chez des gens âgés de quinze à cinquante-cinq ans ; une fois seulement j'ai observé le cysticerque sous-rétinien chez un vieillard (soixante-dix ans). Les deux tiers à peu près des observations ont été prises sur des hommes.

La coexistence du ver solitaire n'a été constatée que cinq ou six fois; bien plus souvent, par contre, on observait le ver solitaire chez des personnes habitant la même chambre ou le même appartement que le malade.

Je n'ai pas vu une seule fois des cysticerques à la surface du corps en même temps que le cysticerque dans l'œil ; mais dans deux cas on constata des symptômes qui indiquaient la présence de cysticerques dans le cerveau. Dans un de ces cas il s'agissait d'un homme de quarante ans qui avait été atteint huit ans auparavant d'une affection cérébrale, caractérisée par des attaques épileptiformes et par un sentiment permanent de vertige qui avait empêché le malade de sortir seul pendant deux ans. Après ce temps les symptômes disparurent, et le malade s'était tout à fait bien porté pendant cinq ans, lorsque survint le trouble visuel pour lequel il venait me consulter un an plus tard. Le corps vitré était déjà rempli de membranes épaisses, et il existait un commencement d'iritis ; la perception lumineuse quantitative avait presque disparu. Néanmoins le diagnostic d'un cysticerque du corps vitré put être posé avec certitude ; l'entozoaire fut extrait par une incision pratiquée dans la région équatoriale du globe oculaire : c'est un des plus grands exemplaires de ma collection. L'œil s'atrophia incomplétement, et le malade resta délivré de ses souffrances. Je consigne ici ce cas, parce qu'il présente aussi quelque intérêt comme exemple de guérison d'une encéphalopathie causée très-probablement par des cysticerques du cerveau.

Dans l'autre cas, l'affection de l'œil précéda les symptômes de l'affection cérébrale. La malade, âgée aussi d'environ quarante ans, s'était présentée quatre ans auparavant pour une affection de l'œil droit. Un cysticerque avait perforé la rétine, et occupait dans le corps vitré une position très-favorable à l'opération ; mais la malade s'y refusa. Je l'ai revue cet été ; l'œil était atrophié et à peine douloureux au toucher. La malade raconta que, par contre, il avait été très-sensible jusqu'à l'automne de l'année dernière. Depuis un an il était survenu, à des intervalles d'un à trois mois, des attaques épileptiques débutant par une aura dans le bras droit ; entre les attaques la malade éprouvait des accès de vertige et des évanouissements passagers précédés également de l'aura dans le bras droit. La malade s'était représentée à moi dans l'espoir d'être débarrassée par une opération de ces symptômes, qu'elle considérait comme consécutifs à son mal d'yeux.

Je pourrais ajouter ici un troisième cas (1) , mais l'état avancé de la maladie ne permettait pas d'affirmer

---

(1) Jacobson communique une observation de cysticerque, dans les *Archiv für Ophthalmologie,* XI, 2, p. 147, où l'on voit que le malade avait souffert aussi d'attaques épileptiformes suivies chaque fois de perte de connaissance. On pourrait, dans ce cas, soupçonner l'existence de cysticerques dans le cerveau, après avoir exclu la possibilité de toute autre cause pour la maladie cérébrale.

l'existence du cysticerque de l'œil avec une certitude
absolue. Le malade, âgé de vingt ans, éprouvait depuis
un an des attaques épileptiques (à cause desquelles le
professeur Griesinger avait déjà soupçonné l'existence
de cysticerques du cerveau), et s'était aperçu depuis
quatre mois d'un trouble visuel dans l'œil droit, se
manifestant surtout par l'apparition d'une grande boule
noire dans la partie supérieure du champ visuel. Plus
tard l'obscurcissement s'étendit et s'accompagna de symptômes d'irritation. A travers les opacités très-épaisses
du corps vitré et à travers l'humeur aqueuse légèrement
trouble, on apercevait à l'ophthalmoscope un reflet
bleuâtre en bas et en dedans, nettement limité par endroits, qui rappelait le contour d'une vésicule de cysticerque ; cependant il n'était plus possible de poser le diagnostic avec certitude.

Quatre fois seulement j'ai eu l'occasion d'étudier le
premier développement du cysticerque. Dans ces cas, on
observait d'abord dans le fond de l'œil une opacité bleu
grisâtre, d'un diamètre à peu près double de celui de la
papille optique, opacité localisée dans les couches externes
de la rétine ou entre la rétine et la choroïde. L'opacité
augmentait progressivement d'étendue et d'épaisseur, de
sorte que la rétine, dans cet endroit, s'élevait distinctement au-dessus du niveau du fond de l'œil.

En même temps cette opacité paraissait envahir d'arrière en avant la rétine de la même façon que nous voyons
certaines exsudations de la face interne de la choroïde
s'avancer peu à peu à travers la rétine dans le corps vitré. Les vaisseaux rétiniens, d'abord nettement dessinés,
paraissaient de plus en plus voilés, puis devenaient plus

tard imperceptibles ; enfin, l'opacité grisâtre paraissait s'avancer jusqu'à la membrane hyaloïde.

Une fois ces changements survenus dans l'espace de trois ou quatre semaines, la marche ultérieure de la maladie ne présenta plus des phénomènes identiques dans les quatre cas. Deux fois une petite vésicule de cysticerque se détacha du point le plus proéminent de l'opacité et pénétra dans le corps vitré. Dans les deux autres cas, on vit paraître à côté de l'opacité le commencement du contour de la vésicule, qui, en s'avançant latéralement, mit peu à peu à découvert son contour tout entier. Lorsque la vésicule eut quitté de cette manière sa cachette, elle était placée distinctement au-dessous de la rétine ; on la vit même changer de place sous cette membrane pendant plusieurs mois, jusqu'au moment où, dans un des deux cas, elle perfora la rétine décollée pour s'échapper dans le corps vitré.

Dans le second mode de développement, la rétine peut recouvrir intimement la vésicule; ou bien il peut se former un épanchement séreux sous-rétinien qui permet à la vésicule du cysticerque de se mouvoir plus librement. Quel que soit d'ailleurs le mode de développement, l'opacité primitive perd sa proéminence après que l'entozoaire est expulsé, tant par suite de l'affaissement immédiat que par la disparition successive de l'exsudation. Cependant il reste toujours à l'endroit de cette opacité une décoloration de la face interne de la choroïde et une couche de nouvelle formation, plus ou moins atrophiée, qui paraît relier la choroïde à la rétine. C'est à cela qu'on peut reconnaître, même plus tard, lorsque l'animalcule occupe déjà un tout autre siége, l'endroit où il s'est développé ;

c'est une tache arrondie, ayant presque la forme d'un petit entozoaire, d'une coloration bleu grisâtre traversée de stries opaques plus claires. Quelquefois le cysticerque lui-même, lorsqu'il devient plus grand et qu'il ne se déplace pas beaucoup, peut voiler l'endroit de son développement.

Lorsque l'animalcule a pénétré immédiatement dans le corps vitré, la tache décolorée en question paraît tout à fait ronde ; mais lorsque le cysticerque s'est déplacé sous la rétine avant de la perforer, la tache paraît allongée, et cet allongement indique plus ou moins exactement le chemin parcouru par l'entozoaire depuis l'endroit de son développement jusqu'à la place où il a perforé la rétine.

L'endroit du début, qui d'ailleurs peut s'observer dans tous les points, se trouve assez fréquemment sur la partie supérieure du fond de l'œil ; plus tard, l'entozoaire descend généralement au-dessous du diamètre horizontal ; en conséquence, nous trouvons souvent son parcours tracé obliquement de haut en bas. On voit, par exemple, que la vésicule étant située sous la rétine en bas et en dedans, le lieu du début se trouve en haut et en dehors, et la trace du parcours suit cette direction diagonale. Cette trace est surtout très-distincte, lorsque la rétine a été décollée par l'entozoaire sans qu'il y ait eu épanchement considérable de sérosité. Lorsque cet épanchement sous-rétinien a lieu dès le début de la maladie, la vésicule est plus mobile et peut se déplacer sans toucher aussi directement la face interne de la choroïde.

Des opacités isolées peuvent se montrer dans le corps

vitré déjà pendant la période d'évolution ; elles sont analogues aux opacités qui compliquent les diverses affections inflammatoires de la choroïde. Cependant leur apparition, à cette époque, n'est pas constante ; aussi elles ne présentent alors aucun symptôme caractéristique, et disparaissent même quelquefois pendant l'évolution de l'entozoaire ; deux conditions qui les distinguent des opacités survenant pendant les périodes ultérieures de la maladie. D'ailleurs le mode de développement du cysticerque présentera toujours d'assez grandes différences selon le degré d'inflammation qu'il provoque à sa première apparition, différences que nous rencontrons également lorsque les cysticerques se développent dans le tissu conjonctif, où ils sont souvent entourés d'énormes couches de nouvelle formation (voyez plus bas : cysticerque de l'orbite). M. Jacobson a publié l'observation très-intéressante d'un processus analogue dans le fond de l'œil (voyez *Archiv für Ophthalmologie*, XI, 2, page 147-152).

Lorsque les altérations ophthalmoscopiques existaient depuis trois ou quatre semaines, on voyait apparaître des vésicules de cysticerque qui présentaient un diamètre de 3 millimètres à peu près. Quelques semaines plus tard seulement, lorsque le diamètre de la vésicule avait atteint 4 à 5 millimètres, on pouvait distinguer nettement la tête et le col de l'animalcule.

Quelques mots encore au sujet du diagnostic. Il peut présenter quelques difficultés, aussi bien au début, lorsque les symptômes caractéristiques ne sont pas encore développés, que plus tard, lorsque les opacités des milieux réfringents, surtout du corps vitré, masquent déjà le fond de l'œil. L'image ophthalmoscopique que nous rencontrons au début pourrait nous faire croire à une simple choroïdite exsudative (circonscrite), ou bien à une choroïdo-rétinite, ou enfin à une tumeur commençante. En effet, la tache grise-bleuâtre qui fixe notre attention ne nous représente que le résultat d'une prolifération pathologique accompagnant le développement de l'entozoaire, et la proéminence très-appréciable de la rétine se rencontre également dans les affections que nous venons de nommer. Cependant, quoique le diagnostic ne devienne absolument certain qu'au moment où les contours de la vésicule apparaissent, on arrive à le poser déjà à une époque antérieure avec une très-grande probabilité, par voie d'exclusion.

Lorsqu'une exsudation choroïdo-rétinienne produit une opacité proéminente, cette dernière peut également se restreindre à une place circonscrite ; mais, d'autre part, il est assez rare de ne pas rencontrer, au début d'une pareille affection, quelque tendance du processus morbide à se propager plus loin, tendance qui se manifeste par des altérations graduelles des parties avoisinantes, ou bien par d'autres foyers d'exsudations, ou enfin par des troubles fonctionnels plus étendus. Dans les cas de cysticerque, les altérations, pendant la première période, restent exactement et parfaitement limitées ; il en est de même des troubles fonctionnels qui, par conséquent, se localisent dans la partie correspondante du champ visuel. Il semble même que, lorsque l'infiltration a déjà envahi la rétine, la transmission nerveuse dans les couches internes de cette membrane ne soit néanmoins pas entièrement abolie, puisque les par-

ties du champ visuel situées entre le scotome correspondant à l'altération et la périphérie possèdent encore une
perception passable.

Quant à une tumeur, l'aspect opthalmoscopique ne
peut faire songer qu'à un glioma ou à un gliosarcome de
la rétine à son début, car les tumeurs de la choroïde s'accompagnent en général de bonne heure d'un décollement
très-étendu de la rétine (voy. *Archiv für Ophthalmologie*, IV, 2, p. 220, et *Ophthalmic Hospital Reports*, V,
1, p. 89-91), et ne donnent pas lieu à un reflet gris
bleuâtre, comme le fait le cysticerque. J'ai observé en
outre, dans les deux cas de glioma de la rétine que j'ai vus
à la première phase de leur développement, de petits
foyers opaques dispersés autour du foyer principal, auquel ils se réunissaient plus tard pour former une seule
tumeur. La couleur aussi était plutôt d'un blanc jaunâtre
que d'un gris bleuâtre.

Il n'y a qu'une circonstance qui puisse même nous
empêcher de soupçonner l'existence du cysticerque à
cette période, c'est lorsque l'endroit où il se trouve est
situé à la périphérie de la rétine, où l'ophthalmoscope ne
peut l'explorer. Dans ce cas, il peut arriver (voy. *Archiv
für Ophthalmologie*, VII, 2, p. 50) que la vésicule, en
changeant de place, se présente tout d'un coup et en totalité à notre observation.

Lorsque la vésicule du cysticerque a quitté sa cachette,
le diagnostic n'offre plus de difficultés. Si malgré cela
des médecins exercés déjà à l'ophthalmoscope ne voient
ou ne reconnaissent pas quelquefois l'animalcule, c'est
qu'ils n'explorent pas attentivement le pourtour du champ
visuel ophthalmoscopique, ou qu'ils ne réussissent pas à

voir la vésicule en totalité. Cette difficulté se rencontre surtout lorsqu'on examine à l'image droite exclusivement, par la raison peut-être que cet examen est précisément plus commode pour étudier le détail des objets situés en avant du fond de l'œil. Je recommande de porter l'œil observé tout d'abord dans la direction dans laquelle le reflet anormal se manifeste le plus distinctement, et d'employer alors un verre convexe très-fort, 1 1/2 ou 1 1/4, pour observer à l'image renversée. On diminue le grossissement d'une façon absolue par la force de réfringence du verre, et, ce qui est surtout important dans notre cas, l'image de la vésicule devient plus petite relativement au champ visuel, qui peut, par conséquent, la contenir plus facilement. D'ailleurs, lorsque l'entozoaire se trouve déjà à une grande distance du fond de l'œil, il faudrait, pour employer des verres convexes relativement faibles, les tenir trop loin de l'œil examiné, pour qu'il ne devienne pas incommode ou même impossible de s'en servir.

Quand on a vu ainsi les contours arrondis de la vésicule et que l'on a constaté à l'aide des mouvements latéraux du verre convexe qu'il s'agit d'un véritable corps, et non pas d'un dessin plan (comme, par exemple, à l'endroit du début), alors le diagnostic est tout posé, parce qu'en effet il n'y a que le cysticerque qui revête cet aspect.

Toutefois les autres symptômes, tels que 1° le reflet particulier du contour de la vésicule, 2° les mouvements de contraction, et 3° l'apparition de la tête et du col, peuvent servir non-seulement pour contrôler le diagnostic, mais aussi pour y conduire, lorsque dans certaines circon-

stances il est impossible de voir la vésicule en totalité.
Un cysticerque que j'ai observé en 1863 était situé dans
la partie inférieure et au devant de l'équateur du globe
oculaire, de sorte qu'on n'en pouvait voir qu'une portion, même lorsque le malade dirigeait son œil aussi
bas que possible; cependant les contractions caractéristiques étaient tellement évidentes, que je pratiquai à
l'équateur du globe une incision scléroticale qui livra
passage à l'entozoaire. Dans un autre cas, la plus grande
partie des contours de la vésicule était cachée par des
opacités très-épaisses du corps vitré, mais le reflet hydatique de la partie visible permit de poser le diagnostic
avec certitude.

Quant à l'aspect de la tête et du col, qui tantôt s'a-
vancent, tantôt se retirent, et quant à l'observation des
suçoirs, je n'ai rien à ajouter à ce qui a déjà été dit
autre part. Je pense aussi avoir suffisamment décrit les
mouvements de contraction caractéristique de la paroi
de la vésicule, dans mes premières publications sur ce
sujet (*Archiv für Ophthalmologie*, t. I, p. 860). Reve-
nons plutôt en quelques mots sur l'apparence optique
toute spéciale du contour de la vésicule. Cette apparence,
lorsqu'elle a été une seule fois bien saisie, suffit en tout
cas pour décider le diagnostic. On l'observe à l'image
renversée, et mieux encore à l'image droite, en imprimant
au miroir réflecteur de petites rotations autour de son axe
longitudinal. Nous voyons alors que la vésicule, d'ailleurs
transparente et bleu grisâtre, perd à la périphérie sa
transparence et revêt une nuance blanchâtre finalement
teintée de rouge. Ce phénomène du « reflet hydatique »
a plusieurs causes : d'abord la somme de lumière réflé-

chie devient plus grande à la périphérie de la vésicule,
parce que les rayons lumineux la frappent ici dans une
direction plus oblique; de plus, la lumière est plus fortement absorbée à la périphérie, parce que la couche membraneuse s'y présente dans une plus grande épaisseur;
enfin, une dernière cause réside dans la diffraction de la
lumière sur le contour de la vésicule. Le phénomène en
question est plus frappant chez les cysticerques âgés que
chez les jeunes; cette différence s'explique peut-être simplement par l'augmentation du diamètre de la vésicule,
abstraction faite de la plus grande épaisseur (?) de la
membrane. Avec le diamètre du volume de la vésicule, la
profondeur de la couche membraneuse que la lumière
traverse près de la périphérie va aussi en augmentant,
de même que la largeur absolue de la partie dans laquelle
la réflexion lumineuse est plus forte.

Dans les périodes ultérieures, le diagnostic du cysticerque peut devenir difficile à cause des opacités du corps
vitré; cependant ces opacités restent assez transparentes
pour permettre de voir la vésicule pendant longtemps
encore, et il n'est pas rare même que ces opacités, par la
forme toute spéciale qu'elles revêtent, nous mettent sur
la trace de l'affection.

Dans la description que j'ai déjà donnée de ces opacités (voy. *Archiv. für Ophthalmologie*, III, 2, p. 331), je
les ai caractérisées comme des membranes ininterrom-
pues de structure diaphane. Généralement, les opacités
du corps vitré que nous rencontrons dans les cas d'hémorrhagie intra-oculaire, d'inflammation des membranes
profondes de l'œil ou d'affections idiopathiques de l'humeur vitrée, se présentent sous forme de points opaques,

de lambeaux déchirés, de filaments, de petites membranes, ou d'autres dessins irréguliers. Lorsque, par exception, il arrive qu'une opacité du corps vitré causée par une des affections que nous venons de nommer présente la forme d'une membrane continue, sans interruption et attachée par la périphérie au fond de l'œil, cette membrane ne traverse pas le globe oculaire dans ses plus grands diamètres, et n'enserre généralement dans ses mailles que des parties restreintes du corps vitré. C'est ainsi que nous rencontrons, par exemple, des parties membraneuses formées autour de certaines hémorrhagies équatoriales, poches qui, par leur forme, indiquent encore longtemps l'origine de l'affection. Dans d'autres conditions, nous observons, il est vrai, des membranes continues et traversant les grands diamètres de l'œil, mais elles sont alors plus opaques, réfléchissent davantage la lumière que les membranes qui se forment dans les cas de cysticerques : c'est le cas, par exemple, pour les opacités qui se forment dans la choroïdite hyperplastique.

Les opacités qui se produisent dans les périodes ultérieures de développement du cysticerque ont cela de particulier, qu'elles forment pour ainsi dire un système de rideaux diaphanes ou de voiles superposés traversant l'œil, et qui, sans être interrompus nulle part, présentent un grand nombre de replis figurant tout autant de sillons ou de stries foncées dont la forme varie à mesure que les mouvements de l'œil se communiquent à ces membranes. Ces opacités se rencontrent aussi lors même que le cysticerque est demeuré sous la rétine ; par conséquent, elles doivent être expliquées, non-seulement par l'effet direct de l'entozoaire sur la substance vitrée, mais encore par l'inflammation consécutive de la choroïde.

Le diagnostic devient plus difficile lorsque la maladie se complique d'inflammations violentes avec produits purulents. Dans ce cas, les opacités du corps vitré, en devenant très-épaisses, cachent de plus en plus l'entozoaire, en même temps qu'elles échangent leur aspect particulier, que nous venons de décrire, contre l'aspect ordinaire des produits de la choroïdite hyperplastique. Celui qui a observé souvent le cysticerque dans toutes ses phases, aura naturellement plus d'expérience pour reconnaître la présence de l'animalcule, même lorsqu'il n'en existe que des traces indistinctes ; cependant il arrive naturellement une époque où le diagnostic certain du cysticerque devient impossible. Nous ne pouvons plus que maintenir la probabilité de ce diagnostic lorsque le corps vitré est rempli de membranes et qu'il existe un reflet bleu-grisâtre dans une région circonscrite du fond de l'œil; cette probabilité sera d'autant plus grande si les conditions étiologiques qui détermineraient d'autres affections d'aspect semblable, font défaut, et si la marche de la maladie est conforme à la présence d'un entozoaire.

Sous ce dernier rapport, il faut prendre en considération les circonstances suivantes qui peuvent fortement venir à l'appui du diagnostic du cysticerque :

1° Les troubles de la vision existent longtemps avant que les phénomènes d'irritation se manifestent, symptôme que nous rencontrons aussi dans le décollement de la rétine, mais que nous n'observons pas dans l'irido-choroïdite hyperplastique primitive.

2° On constate souvent et dès le début, une interruption

fixe, nettement limitée du champ visuel sous forme d'un globe noir qui se complique plus tard seulement d'un nuage plus étendu ; le contraire a lieu dans les cas ordinaires d'opacités du corps vitré et de décollement rétinien.

3° Quand il existe, au début du mal, de la métamorphopsie, c'est plutôt dans de petites parties circonscrites du champ visuel que dans une grande région, comme cela existe dans le décollement de la rétine.

4° Le cristallin reste longtemps transparent, et la cataracte ne se forme qu'après l'apparition d'iritis, tandis que dans le décollement rétinien l'iritis n'apparaît généralement qu'après la cataracte.

5° La maladie ne se présente que dans un œil, sans qu'il existe aucune circonstance qui explique un décollement rétinien monoculaire.

6° La pression intraoculaire est d'abord variable, mais bientôt elle montre plus de tendance à diminuer qu'à augmenter ; le contraire a lieu dans les cas de tumeurs.

L'iridocyclite, ordinairement purulente, qui résulte de la présence d'un cysticerque dans l'œil, se développe le plus souvent dans l'espace de trois à quinze mois après le début des troubles visuels. Cette inflammation peut alors s'accroître jusqu'à revêtir la forme de panophthalmite purulente avec exophthalmie ; cependant elle suit, dans la règle, une marche chronique avec des exacerbations périodiques, et conduit ainsi à l'atrophie du globe oculaire. J'ai observé, dans quelques cas, que la sensibilité morbide de l'œil ainsi que tout phénomène d'irritation avaient disparu complétement après que la maladie eût duré deux ans et plus ; mais je ne suis pas en état de dire si cette disparition des accidents indique la mort de l'entozoaire, puisque je n'avais plus de raisons d'opérer dans ce cas.

Au point de vue de la vision, tous les yeux sont perdus lorsqu'on abandonne l'affection à sa marche naturelle, à l'exception des cysticerques enkystés dans le corps vitré, dont je n'ai plus vu d'exemple depuis les deux premiers (voy. la communication de Liebreich dans *Archiv für Ophthalmologie*, I, 2, p. 388, et la mienne, *ibid.*, IV, 1, p. 263).

L'âge que peut atteindre le cysticerque intra-oculaire n'a pu être déterminé jusqu'ici. On a constaté des cas où il a vécu deux ans. Dans d'autres cas, on pouvait même lui accorder une existence de trois à quatre ans, à cause de la durée de la période d'irritation violente; cependant cette irritation peut à la rigueur provenir des métamorphoses ultérieures des produits de la maladie, telles que la rétraction cicatricielle des tissus de nouvelle formation, les dépôts calcaires, etc.

Chez le plus âgé (presque deux ans) de ceux dont j'ai pratiqué l'extraction, le diamètre de la vésicule était de 11 millimètres. L'accroissement se fait avec rapidité durant les premières six semaines (jusqu'à 6 millimètres à peu près), et devient alors de plus en plus lent. Des énucléations de l'organe affecté, pratiquées après le début d'une inflammation purulente, même de panophthalmite très-aiguë, ont démontré que ces inflammations ne tuent pas facilement l'entozoaire. Son existence paraît plutôt menacée par l'atrophie du globe, qui l'entoure de liens étroits à l'aide des granulations intraoculaires et par des dépôts calcaires dans les tissus.

Je n'ai jamais observé chez l'homme de cysticerques

multiples d'un œil, lesquels ont été constatés par Nordmann chez le porc, ni de cysticerques dans les deux yeux du même individu. Quoique l'irritation résultant de la présence de cysticerques paraisse de nature à produire l'affection sympathique de l'autre œil, je ne l'ai jamais rencontrée. Des observations ultérieures nous en fourniront apparemment des exemples, parmi lesquels il faut peut-être déjà compter un fait observé par Jacobson (1). Quoi qu'il en soit, la disposition à l'affection sympathique paraît, dans ces cas, moins grande qu'on pourrait le supposer.

La marche spontanée de cette affection ayant toujours été désastreuse, l'extraction du cysticerque me paraît incontestablement indiquée. Si nous étions sûrs que les phénomènes d'irritation disparussent après quelque temps, nous pourrions peut-être changer d'avis, puisque en effet l'opération ne laisse subsister qu'exceptionnellement une partie notable de la force visuelle; de plus, on ne peut nier que l'œil ne courre la chance de s'atrophier après l'incision équatoriale; et enfin, l'expérience journalière prouve que la plupart des malades, malgré toutes les prédictions du médecin, s'attendent toujours à recouvrir la vision si on les soumet à une opération. Mais, d'un autre côté, il est absolument impossible de déterminer quand finiront les irritations causées par le cysticerque; et si nous ne pratiquons pas l'extraction de

(1) L'auteur (voy. *Archiv für Ophthalmologie*, XI, 2, p. 162) mentionne accidentellement qu'il a pratiqué, à cause d'une amblyopie sympathique, l'énucléation d'un œil atrophique, qui renfermait sans que l'on s'en doutât un cysticerque très-volumineux (de 11 millim.). Peut-être apprendrons-nous dans l'occasion quelques détails sur l'état de l'autre œil, principalement si les troubles fonctionnels étaient déjà basés sur des altérations matérielles, et dans ce cas, quelles étaient ces altérations.

l'animal dans la première période de son développement, nous serons obligés assez souvent de faire plus tard l'énucléation du globe oculaire.

En résumé, lorsqu'une opération, dans le cas le moins favorable, obtient *rapidement* le même résultat que la nature, dans le cas le plus favorable, n'obtient que *lentement* (à savoir l'atrophie indolente du globe oculaire), lorsque cette opération produit parfois un résultat bien plus satisfaisant (conservation partielle de la vision), et très-souvent un résultat cosmétique (conservation de la forme de l'œil) ; alors, à mon sens, les scrupules de la politique médicale doivent céder le pas aux indications rationnelles. Je puis assurer jusqu'ici, 1° qu'aucun des opérés n'a souffert plus tard d'un état morbide quelconque qui l'ait empêché de se servir librement de son autre œil ; 2° que dans plusieurs cas où l'incision équatoriale a été pratiquée, la forme de l'œil s'est conservée parfaite ; dans la plupart des autres, le degré d'atrophie consécutive a été modéré, et dans deux cas seulement fortement prononcé ; 3° que la force visuelle partielle, conservée dans deux cas où l'opération avait été pratiquée à travers la cornée, s'est maintenue intacte ; 4° que depuis ma dernière communication (dans l'*Archiv für Ophthalmologie*, IX, 2, p. 80), je n'ai jamais pratiqué l'incision équatoriale recommandée à cette occasion, sans extraire l'entozoaire complétement intact. Par contre, j'ai pratiqué l'opération à travers la cornée deux fois sans succès, par la raison que l'état du corps vitré s'était par trop aggravé pendant l'intervalle entre l'extraction du cristallin et l'extraction de l'entozoaire. Dans ces deux cas, j'ai fait, séance tenante, l'incision équatoriale avec succès.

Le nombre des extractions de cysticerques a été de sept dans les trois dernières années. La plupart des individus atteints de cysticerques n'étaient pas disposés à accepter la proposition d'une opération. Ce n'est que dans le cas où l'entozoaire était situé sous la rétine, près du pôle postérieur du globe oculaire, que de mon côté j'ai déconseillé l'opération.

Bien que l'opération du cysticerque ne compte pas encore un grand nombre de partisans, elle a été pratiquée maintenant depuis ma première tentative heureuse (voyez *Archiv für Ophthalmologie*, IV, 2, p. 171), dans différents pays. Même à l'endroit où j'écris ces lignes, un hameau suisse, il m'a été présenté, il y a deux ans, par le docteur Baenziger, un malade chez lequel ce médecin avait reconnu et observé, depuis quelque temps déjà, un cysticerque dans le corps vitré. A ce moment, le malade ne put se décider à subir l'opération à travers la cornée. Neuf mois plus tard il se décida, lorsque l'infiltration du corps vitré était déjà tellement avancée, que le docteur Baenziger fut obligé de pratiquer l'extraction de l'entozoaire par l'incision équatoriale. Abstraction faite du défaut complet des fonctions visuelles, constaté déjà avant l'opération, l'état de l'œil est extrêmement satisfaisant, sans atrophie aucune, mais avec une opacité du cristallin qui ne date que de cette année.

J'ai déjà précisé antérieurement les indications des deux procédés opératoires. Lorsqu'on veut opérer à travers la cornée, on ne saurait commencer trop tôt. En cas d'opacités épaisses du corps vitré, je me déciderai immédiatement à pratiquer l'incision équatoriale, parce que les chances d'extraire facilement le cysticerque diminuent par trop pendant la période où se pratiquent les opérations préparatoires nécessaires pour l'extraction à travers la cornée.

Le siége tout particulier occupé par le cysticerque, dans les deux cas suivants, m'engage à les rapporter ici :

1° Madame Sophie G...., âgée de quarante-deux ans, se présente à la clinique, en novembre 1864, pour une cécité de l'œil gauche, survenue au mois de juin de la même année, dans l'espace de trois semaines, avec de légers phénomènes d'irritation. Depuis le commencement du mois de juillet, la malade n'éprouvait plus de douleurs, mais ne possédait plus de perception lumineuse quantitative. A l'examen de l'œil, on pouvait constater une cataracte corticale molle complétement formée ; il existait des synéchies postérieures isolées; l'iris était décoloré et un peu rétracté à sa périphérie ; la consistance du globe oculaire était considérablement diminuée ; la perception lumineuse n'était pas trop défectueuse, mais aussi pas tout à fait précise (à 8 pouces de distance, le disque lumineux n° 8 était perçu nettement); la projection et les phosphènes étaient conservés. Je portai le diagnostic « iridocyclite avec affection du corps vitré et cataracte secondaire ». Quoique on eût présenté le résultat d'une opération comme peu important et même douteux, la malade désira être opérée, parce qu'elle avait souffert quelques jours auparavant d'une forte névralgie ciliaire, et de sensibilité douloureuse de l'œil au toucher. Je pratiquai avec un large couteau lancéolaire une grande incision linéaire par en haut, je fis l'excision d'une large portion d'iris, j'ouvris la capsule, et à l'aide d'une légère pression exercée avec la curette sur les bords de la plaie, la cataracte très-ramollie fut facilement expulsée. La quantité normale de [cristallin parut avoir été évacuée, et cependant la pupille restait toujours masquée par un corps blanchâtre dont on ne pouvait bien distinguer les détails à cause d'une petite hémorrhagie. J'employai alors les manœuvres de pression légère dont on se sert ordinairement pour faire sortir les restes de la substance corticale. Immédiatement on vit sortir au milieu de quelques parties floconneuses de substance corticale une vésicule transparente de 6 millimètres de diamètre, portant une petite tache blanche peu élevée. Je supposai que c'était là **un** cysticerque, et en effet le microscope le fit reconnaître comme tel. Après l'expulsion de la vésicule, les masses blanchâtres avaient disparu du champ pupillaire, mais on y voyait de fines membranes jaunâtres en rapport, à ce qu'il me parut, avec la capsule postérieure, ou situées du moins immédiatement en arrière (infiltrations membraneuses du corps vitré). Avec un petit crochet, je déchirai ces membranes (ainsi que la capsule postérieure), et il sortit un peu d'humeur vitrée, liquéfiée et jaunâtre. Il apparut alors un espace relativement libre d'opacités, ce qui confirma la supposition que les couches opaques occupaient principalement la région antérieure du corps vitré.

Le résultat fut aussi favorable que possible dans ces conditions. Les opacités du corps vitré mentionnées s'éclaircirent, mais l'examen ophthalmoscopique démontra plus tard l'existence de fines membranes dans les régions postérieures du corps vitré. La consistance du globe oculaire redevint normale. La malade, lorsqu'elle nous quitta, six semaines après l'opération, comptait les doigts à 5' de distance, et lisait difficilement avec + 2, n° 16 (Jäger) à 3" de distance. On pouvait espérer que cette amélioration ferait encore des progrès.

Quant au siége de ce cysticerque, on pourrait hésiter à le placer, soit dans le cristallin, soit immédiatement en arrière. La dernière opinion ne serait admissible qu'à condition de supposer en même temps la destruction de la capsule postérieure par l'entozoaire ou par le processus morbide; la région antérieure du corps vitré, située en avant des membranes jaunâtres, devait en ce cas communiquer directement avec la cavité du système cristallinien, et l'humeur vitrée occupant normalement cette partie, devait avoir été résorbée. Sans cela le cysticerque n'aurait pu sortir en même temps que les dernières masses corticales, et sans être accompagné d'une trace d'humeur vitrée, d'autant moins que rien pendant l'opération n'indiqua une lésion de la capsule postérieure.

D'ailleurs, que le siége du cysticerque ait été situé dans l'intérieur de la cristalloïde fermée près du pôle postérieur du cristallin, ou qu'il ait été situé primitivement dans la région antérieure du corps vitré, et qu'une perforation de la capsule postérieure ait amené une libre communication avec le cristallin, supposition qui pourrait s'appuyer peut-être sur l'existence d'altérations étendues du corps vitré, toujours est-il qu'au moment de l'opération nous avions affaire à un *cysticerque du cristallin.*

La malade ne pouvait fournir des indications exactes sur le début de la cataracte; cependant elle était sûre que déjà au mois de juillet, peu de temps après la perte de la vision, on s'était aperçu de la tache grise qui masquait la pupille. La formation rapide de la cataracte me paraît d'ailleurs d'autant plus admissible, que la seule affection du corps vitré n'aurait pu abolir dans le temps les fonctions d'une manière aussi complète. En nous appuyant sur le fait que l'iritis ou l'iridocyclite ne conduit que lentement à la formation d'une cataracte, nous serions autorisé, dans notre cas, à conclure que l'entozoaire avait habité le cristallin dès le début de l'affection, ou bien qu'après un court séjour dans le corps vitré, il avait perforé l'hyaloïde et la capsule postérieure, et était entré ainsi en communication avec le cristallin.

2° Charlotte E..., âgée de dix ans, ayant toujours joui d'une bonne santé, vient nous consulter au mois de janvier 1863, à cause d'une petite tuméfaction qui se montre depuis quelques semaines sous la paupière inférieure de l'œil droit. Je constatai vers le centre de la paupière une petite tumeur arrondie de quelques lignes de diamètre, peu proéminente, recouverte par l'orbiculaire et adhérente, à ce qu'il me paraissait, au périoste du bord inférieur de l'orbite. La palpation n'était pas douloureuse, la surface de la tumeur tendue, et je croyais sentir un peu de fluctuation, en sorte que j'inclinais à supposer l'existence d'un kyste. Pendant une observation de six semaines (on faisait des badigeonnages à la teinture d'iode), la tumeur s'accrut continuellement, en sorte qu'au commencement de mars, la surface hémisphérique mesurait 14 millimètres, et soulevait visiblement la paupière inférieure. La tumeur paraissait s'amincir en arrière sous forme d'un cône, dont le sommet aurait un peu dépassé l'équateur du globe oculaire. Elle repoussait le

globe considérablement en haut, et en empêchant la
mobilité normale en bas, produisait une diplopie dans
cette direction. Il n'existait pas d'exophthalmos, circonstance qui prouve que la tumeur ne s'étendait pas en
arrière. Cette tumeur présentait maintenant au doigt une
forte résistance, assez uniforme sur toute sa surface, sauf
au centre de la face antérieure où la fluctuation était manifeste. A cet endroit la peau était devenue, pendant ces
derniers jours, rouge et douloureuse au toucher. La face
antérieure et supérieure de la tumeur me paraissait adhérer intimement au cul-de-sac de la conjonctive, à travers
laquelle on apercevait une coloration jaune-rougeâtre
lorsqu'on écartait la paupière inférieure. La face inférieure de la tumeur paraissait toucher directement, ou
même adhérer au périoste.

J'étais hors d'état de préciser le diagnostic ; seulement
les symptômes développés pendant les derniers jours me
faisaient présumer une suppuration partielle dans la
partie antérieure de la tumeur. L'accroissement continuel indiquait la nécessité d'une opération qui fut pratiquée, en effet, le 2 mars. Je fis une large incision
transversale à travers la paupière inférieure et le muscle
orbiculaire au niveau de la tumeur, que je disséquai
soigneusement jusqu'à son extrémité postérieure. Mon
aide attirant fortement la tumeur en avant, sa paroi
antérieure, très-mince déjà, se rompit en un endroit
circonscrit, et livra issue à quelques gouttes de pus
liquide, et à un petit corpuscule membraneux blanchâtre
que je fis immédiatement examiner au microscope. La
conjonctive fut légèrement perforée, puisque la surface
de la tumeur adhérait intimement à la muqueuse amincie

par la distension. On eut quelque peine à séparer la face
inférieure de la tumeur du périoste, d'ailleurs sain,
auquel elle était fortement adhérente.

La tumeur extirpée mesurait d'avant en arrière 22 millimètres ; elle avait à sa grande extrémité antérieure une
hauteur de 13 millimètres, et une largeur de 15 millimètres. Elle était composée d'un tissu fibroïde très-dense
et uniforme (de Recklinghausen), et présentait, près de sa
paroi antérieure très-mince (rompue), une petite cavité
sphérique d'un diamètre de 6 millimètres, qui avait ren-
fermé le pus et le corpuscule membraneux. Ce dernier
n'était autre qu'un entozoaire ratatiné, avec quelques
dépôts de pus à sa surface ; la tête et le col de l'animal
étaient bien conservés, et avaient tous les caractères spé-
cifiques du *cysticercus cellulosæ*. La face interne de la
cavité présentant, en outre, un foyer hémorrhagique
assez étendu, était revêtue d'une membrane pyogénique
verdâtre. La figure 21 représente les rapports de la
tumeur avec les parties avoisinantes : A, représente la
tumeur ; B, la petite cavité du cysticerque. — L'enfant
guérit parfaitement, et le globe oculaire reprit sa position, ainsi que sa mobilité normales.

Le cas que nous venons de rappeler est remarquable
à deux points de vue : d'abord par le siége du cysticerque
dans l'orbite (derrière l'orbiculaire et l'aponévrose orbi-
to-palpébrale), ce dont je n'ai pu trouver d'autre exemple
dans la littérature (1) ; et puis par la formation d'une

(1) Les cas de Weldone (*Cases and observations on Surgery*, 1806,
p. 104), de Delpech (*Clinique chirurgicale*, vol. II, p. 102), de Garcia
Romeral (*Annales d'oculistique*, vol. XIV, p. 125), de Lawrence (*Medicochirurgical Transactions*, vol. XVII, p. 148), de Goyrand (*Annales de la
chirurgie française*, 1843, et *Bullet. thérap.*, t. XXV, 230), d'Ansiaux

énorme capsule fibroïde, car c'est ainsi qu'il fallait, à mon avis (confirmé par de Recklinghausen), envisager la masse de la tumeur. Cette formation nouvelle s'était produite de bonne heure, tandis que la suppuration de

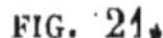

FIG. 21.

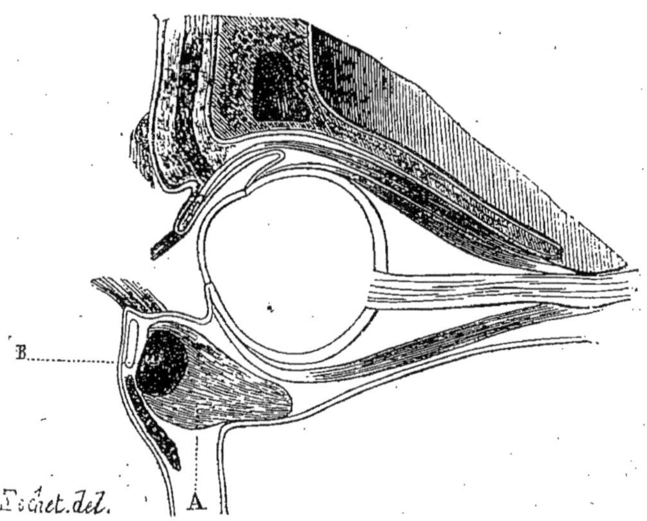

la cavité du cysticerque, caractérisée par la sensibilité et la rougeur de la peau dans les derniers temps, ne constituait qu'un phénomène ultérieur, fréquent dans les cas de cysticerque.

(*Gaz. des hôpit.*, 1854, p. 514), de Guthrie et Travers (cité par Velpeau dans le *Dictionnaire de médecine en 30 volumes*. Paris, 1840, t. XXII, p. 298, article ORBITE), de Cloquet (*Archives générales de médecine*, t. XIII, p. 293), de Waldhauer (Zehender, *Monatsblaetter*, 1865, p. 385), sont en partie de nature indécise (Hydatides), en partie des échinocoques. Mackenzie cite un cas compliqué d'échinocoques situés à la paroi supérieure de l'orbite, communiqué primitivement par Keathe, un autre tiré de la pratique de Bowman, et enfin un cas de cysticerques multiples (voyez la dernière édition française de l'ouvrage de Mackenzie, *Traité pratique des maladies de l'œil*, p. 862), qui cependant n'étaient pas situés dans l'orbite, mais dans le tissu conjonctif de la tempe et de la joue; ils y avaient provoqué une suppuration et la tumeur avait été d'abord ponctionnée par la cavité buccale.

Le *cysticercus cellulosæ* a été rencontré maintenant dans presque toutes les parties de l'œil humain et dans ses annexes; d'après la date chronologique, nous pouvons citer les différentes découvertes dans l'ordre suivant :

D'abord en 1830, dans la chambre antérieure, par Schott et Sœmmerring ; en 1838, dans la conjonctive, par Baum (communiqué par Carl Theod. de Siebold, *Zeitschrift des medicinischen Vereins in Preussen*, 1838, nᵒ 16); en 1841, dans l'épithélium de la cornée, par Cunier (*Annales d'oculistique*, t. VI, p. 271); en 1847, par Sichel, sous la peau des paupières (Sichel, *Mémoire pratique sur le cysticerque observé dans l'œil humain* (*Revue médico-chirurgicale de Paris* de Malgaigne, décembre 1843), p. 401-409; janvier 1844, p. 1-17; février, p. 41-48; *Nouvelles observations sur le cysticerque* (*Ibidem*, avril, 1847, t. I, p. 224; mars 1854, p. 146, 151), et *Iconographie ophthalmologique*. Paris, 1852-1859, p.702, et Atlas, pl. LXXII); en 1853, par moi-même, à l'aide de l'ophthalmoscope dans le fond de l'œil (*Archiv für Ophthalmologie*, t. I, p. 457); en 1863, dans l'orbite; et enfin en 1864, dans le cristallin, comme je viens de le communiquer dans les deux observations précédentes.

TABLE DES MATIÈRES.

Paris. — Imprimerie de E. MARTINET, rue Mignon, 2.

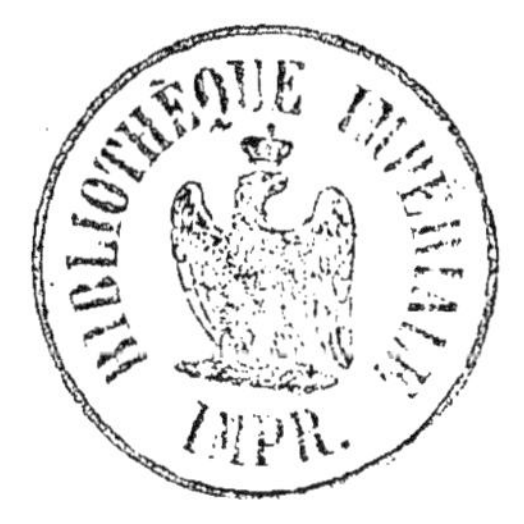

9 782013 559386